Christa van Leeuwen / Bartholomeus Maris

SCHWANGERSCHAFTSSPRECHSTUNDE

SprechStunde
Ratgeber für die Praxis

Die Autoren:

CHRISTA VAN LEEUWEN, 1950 in Bremen geboren, Ausbildung zur Hebamme in Oldenburg, Tätigkeit an verschiedenen Kliniken: In Essen, Uniklinik Münster; dann in Äthiopien. Anschließend sieben Jahre am Gemeinschaftskrankenhaus in Herdecke. Seit 1985 freie Praxis mit Hausgeburten. Verheiratet, zwei Kinder.

BARTHOLOMEUS MARIS, Dr. med., Jahrgang 1956, gebürtiger Niederländer. Seit dem Studium der Medizin in Utrecht Beschäftigung mit der Anthroposophie. Mehrere Jahre im Gemeinschaftskrankenhaus Herdecke tätig. Über das Notärztekomitee Kap Anamur in Namibia und im irakischen Kurdistan gearbeitet. Heute niedergelassener Frauenarzt in Georgsmarienhütte bei Osnabrück. Verheiratet, zwei Kinder.

Christa van Leeuwen / Bartholomeus Maris

Schwangerschafts-SprechStunde

Medizinische, seelische und geistige Aspekte von Schwangerschaft und Geburt

Das Leben vor der Geburt
Die »anderen Umstände« von Leib und Seele
Schwangerschaftsverlauf
Untersuchungsmethoden
Komplikationen und Krankheiten
Geburt und Wochenbett

Urachhaus

Die Deutsche Bibliothek – CIP-Einheitsaufnahme

Leeuwen, Christa van:
Schwangerschafts-SprechStunde: medizinische,
seelische und geistige Aspekte von Schwangerschaft
und Geburt; das Leben vor der Geburt, die »anderen
Umstände« von Leib und Seele, Schwangerschaftsverlauf,
Untersuchungsmethoden, Komplikationen und Krankheiten,
Geburt und Wochenbett /
Christa van Leeuwen / Bartholomeus Maris. –
Stuttgart: Urachhaus, 1995

ISBN 3-8251-7028-4

NE: Maris, Bartholomeus:

© 1995 Verlag Urachhaus GmbH, Stuttgart.
Einbandgestaltung: Rudolf P. Gorbach, Gauting-Buchendorf.
Fotos: Gerhard Bäuerle, Gärtringen, und Manfred Christ, Stuttgart
Druck: Clausen & Bosse, Leck

Inhalt

Vorwort

Ist es sinnvoll, dem schon reichlich vorhandenen Bücherangebot auf dem Gebiet von Schwangerschaft und Geburt noch ein weiteres hinzuzufügen? Diese Frage schlich sich immer wieder während der »Schwangerschaft« dieses Buches ein und machte sie daher nicht ganz komplikationslos. Dennoch wurde zunehmend und immer überzeugender deutlich, was das andere, das Besondere an diesem »Kind« ist.

Als Hebamme und Arzt haben wir täglich Umgang mit Frauen bzw. Paaren während oder nach der Schwangerschaft. Diese Menschen befinden sich in einem Spannungsfeld zwischen ihren persönlichen Vorstellungen, Wünschen und Erfahrungen und den heutigen medizinischen Möglichkeiten. Moderne medizinische Überwachung und Betreuung bieten eine Vielfalt an diagnostischen Verfahren, schwangerschafts- und geburtsbegleitenden Maßnahmen sowie therapeutischen Möglichkeiten bei auftretenden Problemen. Dadurch sind die Frauen während dieser Zeit immer wieder vor weittragende Entscheidungen gestellt. Die Auseinandersetzung mit dem, was möglich ist, und mit dem, was in der individuellen Situation richtig ist, ist aktueller denn je. Frauen und Paare, die sich mit dem Thema Schwangerschaft und Geburt befassen, müssen die Vor- und Nachteile unter Einbeziehung ihrer persönlichen Situation und Lebenseinstellung gegeneinander abwägen, um zu einer eigenen Meinung und einem eigenem Urteil zu kommen.

Um jeder Frau als selbstbewußtem, selbständigen Menschen gerecht zu werden, ist es in unserem Tun unser Anliegen, jeweils auf die individuelle Persönlichkeit einzugehen und die von ihr entwikkelte Meinung und Vorstellung über das Leben zu respektieren und zu berücksichtigen. Die menschliche Begegnung zwischen Frau, Hebamme und Arzt ist wesentlich für eine optimale Begleitung und gegebenenfalls Behandlung. Dabei wollen und können wir unser eigenes Menschenbild und unsere ethischen Vorstellungen nicht ausgrenzen.

Wir möchten mit diesem Buch vor allem Mut machen, selbständig zu denken und auf die eigenen Empfindungen zu lauschen, und so das Vertrauen in die persönliche Urteilskraft stärken. Deshalb sind auch z. B. keine konkreten gymnastischen Übungen oder Medikamente, die von ärztlicher Seite verordnet werden müssen, angegeben. Durch eine detaillierte Beschreibung der Vorgänge und Risiken während der Schwangerschaft sowie der diagnostischen und therapeutischen Möglichkeiten wollen wir die Grundlagen bieten, ein sicheres Gespür zu gewinnen, um zu einem verantwortungsvollen Umgang mit sich selbst, dem Kind und den Angeboten der modernen Medizin zu gelangen. Dies bedeutet natürlich keinesfalls, daß die fachliche Beratung und Kontrolle überflüssig wird. Aber es braucht ihr auch niemand aus blindem Vertrauen zu folgen. Wer die innere Kraft findet, Empfängnis, Schwangerschaft und Geburt verantwortungsvoll nach eigenen Vorstellungen zu gestalten, kann vielleicht am besten ein Kind von ganzem Herzen würdevoll empfangen.

Da es uns darauf ankommt, die Wahrnehmung für Vorgänge zu schulen, die sich von Natur aus im Verborgenen abspielen, wurde bewußt auf jegliches Bildmaterial verzichtet. Auch in manch anderer Hinsicht vertreten wir Ansichten, die vom Üblichen abweichen. Sie wurden durch den Umgang mit der Anthroposophie gewonnen. Hinzu kommen persönliche Erlebnisse und Erfahrungen aus der täglichen Arbeit, die uns in diesen Ansichten bestärkt haben. Da aber auch für uns noch viele Fragen offen sind, sind in diesem Buch nicht alle Antworten zu finden. Gerade in diesem subtilen Bereich, der uns täglich mit Menschen zusammenführt, die sich in Ausnahmesituationen befinden, indem sie höchstem

Glück und tiefstem Schmerz begegnen, können leise angerührte Fragen zu Denkanstößen werden, die für viele ganz neue geistige Dimensionen erahnen lassen. Das mag auch als Anregung für eine weitere Beschäftigung mit der Anthroposophie verstanden werden.

Zum Gebrauch dieses Buches sei noch darauf hingewiesen, daß Teil II, der auf die Komplikationen und Besonderheiten eingeht, primär als Nachschlagewerk gedacht ist. Nacheinander durchzulesen, was alles problematisch werden kann, tut sicher keiner Schwangeren gut und liegt nicht in unserer Absicht. Auf bestimmte konkrete Fragen aber können hier, vor allem auch mit Hilfe des Registers, Erklärungen und Antworten gefunden werden.

Bei den Kollegen und Müttern, die uns beim Zustandekommen dieses Buches geholfen und die uns beraten haben, möchten wir uns herzlich bedanken, wobei vor allem Dr. Thomas Rogalli zu erwähnen ist, der zu der Konzeption dieses Werkes viel beigetragen hat. Mindestens ebensoviel Beratung und Unterstützung erhielten wir von unseren Lebenspartnern, die einen warmen Dank verdienen.

Ohne die konsequente, ermutigende und anregende Begleitung von Frau Roswitha von dem Borne vom Verlag Urachhaus wäre dieses Buch nicht zustande gekommen, auch ihr gilt unser Dank.

Christa van Leeuwen, Bart Maris   Februar 1995

Geburt

Wo kamst Du her? O Kindlein sag es mir!
Aus dem Allüberall kam ich ins Hier.
Wie kam das Blau in deiner Äuglein Bogen?
Vom Himmel, da war ich vorbei gezogen.
Und warum funkelt es in deinem Blick?
Von Sternen blieb ein Strahl in mir zurück
Wer hat die helle Träne dir gebracht?
Ich fand sie, eh ich hier erwacht.
Warum ist deine Stirn so sanft und schön?
Ich ward gestreichelt im Vorübergehn.
Und deine Wangen wie ein Rosenblatt?
Ich schaute, was kein Mensch gesehen hat.
Dein selig Lächeln, sag wie kam's hervor?
Drei Engel küßten mich am Himmelstor.
Sag, wer die schimmernd hellen Ohren schuf?
Gott sprach, da hört ich seinen Ruf.
Und deine Ärmchen, deine zarte Hand?
Die Liebe ward in mir zur Klammer und zum Band.
Und weißt du auch woher die Füßlein stammen?
Vom gleichen Ort, wo Cherubflügel flammen.
Wer gab dies alles dir zum Angebind?
Es dachte Gott an mich; da ward ich Kind.
Allein, – wie kamst du uns so nah?
Es dachte Gott an Euch. Nun bin ich da!

Verfasser unbekannt

I. Die normale Schwangerschaft und Geburt – ein Wunder

Und des Kindes Seele
Sie sei mir gegeben
Nach Eurem Willen
Aus den geistigen Welten

Rudolf Steiner

Zu diesem Buch

Der Verlust des Zauberschleiers?

Schwangerschaft und Geburt sind ein geheimnisvolles, intimes Wunder der Natur. So wird es zumindest von den meisten Menschen erlebt. Die Gefühlswelt der »erwartenden Frau« macht eine schwer zu beschreibende Veränderung durch, die mit Verinnerlichung angedeutet werden kann. Die Ehrfurcht vor der verborgenen oder halb-verborgenen Entwicklung im Mutterleib und die Andacht, die bei Erwachsenen und Kindern erwacht, wenn ein neuer Mensch geboren wird, zeugen von diesem Wunder. Für viele ist hier ein Hauch der »himmlischen Welt« erlebbar.

Die moderne Medizin bietet mit ihren Errungenschaften der Schwangeren und dem Ungeborenen ihre Dienste an, um eventuelle Komplikationen frühzeitig zu entdecken und zu behandeln. Obwohl das Gefühl von Sicherheit hierdurch verstärkt werden könnte, wird dies für viele auch fast als Bedrohung der Intimität des Wunders erlebt. Das geheimnisvoll Verborgene wird mit Ultraschall sichtbar gemacht, die Entwicklung des Ungeborenen wird überwacht und mit Normtabellen verglichen, die Geburt kann eingeleitet und gesteuert werden.

Die Errungenschaften und Vorteile dieser Medizin können nicht genug betont werden, aber ebenso deutlich müssen auch ihre Aufdringlichkeit und ihre Nachteile gesehen werden.

Wie können wir als moderne aufgeklärte Menschen hiermit umgehen?

Ein Zurück zu der Zeit, da der Verlauf und Ausgang einer

Schwangerschaft dem Schicksal überlassen werden mußte, ist nicht möglich und nicht gewollt.

Wie können wir die Möglichkeiten der Medizin wahrnehmen, ohne unsere innere Beziehung zu dem Ungeborenen und unser Erleben vom Zauber einer Schwangerschaft zu verlieren? Es ist die große Herausforderung unserer Zeit, die Möglichkeiten der Medizin kritisch zu nutzen und gleichzeitig den heute nicht mehr selbstverständlichen Zugang zu der inneren Welt des Wunders zu pflegen. So gesehen könnten die Fortschritte der Medizin sogar zu einer Intensivierung der inneren Beziehung zu dem Ungeborenen auffordern.

Wir sehen dieses Buch deshalb als ein Handbuch zur eigenen Urteilsbildung über medizinische und innere Aspekte von Schwangerschaft und Geburt. In den folgenden beiden Kapiteln soll dieses Anliegen erläutert werden.

Ein Handbuch zur eigenen Urteilsbildung

Schwangerschaft und Geburt sind zunehmend zu einem medizinischen Geschehen geworden. Dank dieser Entwicklung sind Mutter und Kind nicht mehr nur dem Willen des Schicksals ausgeliefert. Der Zeitpunkt des Schwangerwerdens, der Verlauf und das Ende der Schwangerschaft werden nicht mehr ausschließlich der Natur überlassen. Durch medizinische Kenntnisse hat der Mensch sich Fähigkeiten erworben, diese Prozesse zu überwachen, zu lenken, ja selbst zu manipulieren.

Mittels der Familienplanung brauchen Paare in ihrer Beziehung nicht mehr durch eine mögliche Schwangerschaft in Abhängigkeit zu geraten; durch die Behandlungsmöglichkeiten der

Unfruchtbarkeit müssen sich andere mit unerfülltem Kinderwunsch nicht mehr dem Schicksal ergeben; durch die pränatale Diagnostik sind Krankheiten schon früh in der Schwangerschaft zu entdecken; durch die Vorsorgeuntersuchungen läßt sich der Schwangerschaftsverlauf überwachen und braucht nicht mehr allein vom spontanen Verlauf bestimmt zu werden; durch eine aufmerksame Betreuung können viele Komplikationen vermieden werden.

Der Mensch hat sich von der Natur emanzipiert. Damit hat sich auch sein Umgang mit Schwangerschaft und Geburt gewandelt. Die »Gott-Ergebenheit« oder »Schicksals-Ergebenheit« in diese Vorgänge hat der Selbstbestimmung des Menschen Platz gemacht.

Hierdurch erlangt er, in diesem Fall vor allem die Frau, ein Stück Freiheit und Macht. Sie kann sich aus den gegebenen Fesseln befreien und selbst mitbestimmen.

Durch diese Entwicklung, die die Menschheit in den letzten Jahrzehnten durchmachte, wird der einzelne in die volle Verantwortung gezogen.

Die medizinische Wissenschaft und die Ärzteschaft bieten zahlreiche Möglichkeiten für Diagnostik und Therapie. In bezug auf die Schwangerschaft ist es die einzelne Frau, die dieses Angebot gegebenenfalls wahrnimmt. Damit kommt sie mit in die Verantwortung für das, was mit ihr und ihrem ungeborenen Kind gemacht wird.

Es gibt Ärztinnen oder Ärzte, die den Schwangeren den Eindruck vermitteln, zu wissen, was gut für sie ist. Dadurch werden diese Frauen, die sich das vielleicht sogar gern gefallen lassen, in eine andere Abhängigkeit gebracht. Sie liefern sich damit jetzt zwar nicht mehr der Natur, wohl aber der medizinischen Wissenschaft oder den Ärzten aus.

Die moderne Medizin ermöglicht den Menschen einen emanzipierten und verantwortungsvollen Umgang mit Gesundheit und Krankheit. Diese Herausforderung und die Chance, tatsächlich zu einer eigenen Urteilsbildung zu kommen, ist ein Vorteil, der aber gewollt und erarbeitet werden muß.

Die Fachexperten, die die Errungenschaften der Medizin beherrschen und anbieten, sind die Ärzte. Die Entscheidung aber darüber, ob sie angewandt werden sollten, braucht nicht nur bei den Medizinern zu liegen, sondern wird auch von den Frauen gefordert. Wer sich nicht die Mühe der eigenen Urteilsbildung macht, läßt das medizinisch Machbare darüber entscheiden, wie z.B. mit den Grenzen des Lebens umgegangen wird.

Was das Thema Schwangerschaft angeht, gibt es viele medizinische Möglichkeiten, über deren Anwendung die verantwortungsbewußte und selbständige Frau entscheiden kann (z.B. Familienplanung, Retortenbefruchtung, pränatale Diagnostik). Der Weg zu dieser Urteilsbildung kann aber schwer sein (und wird nicht immer von den Ärzten unterstützt). Das Anliegen dieses Buches ist es, hierbei eine Hilfe zu leisten.

Medizinische und innere Aspekte von Schwangerschaft und Geburt

Für die medizinische Seite der Schwangerschaft gibt es Fachexperten. Die Handhabung z.B. einer Fruchtwasserpunktion beherrscht der Mediziner. Ob eine schwangere Frau jedoch eine Fruchtwasserpunktion bei sich machen lassen will, entscheidet sie selbst. Die ethischen Aspekte der medizinischen Möglichkeiten müssen von allen Beteiligten erwogen werden, vor allem auch von denjenigen, die die medizinische Hilfe in Anspruch nehmen, in diesem Fall von der Frau und ihrem Partner.

Die Schwangerschaft berührt viele innere und ethische Bereiche. Einige seien hier beispielhaft erwähnt, im weiteren Verlauf des Buches wird darauf näher eingegangen.

Während des Schwangerschaftsverlaufes wird die Frau mit Veränderungen in ihrem Körper und ihrer Seele konfrontiert, die von der rationellen Umwelt oftmals wenig verstanden werden. Sie mag ein Gefühl, eine Ahnung davon haben, was für das Ungeborene oder für sie selbst gut ist, aber sie kann es oft nicht begründen. Wieviel Vertrauen und Selbstvertrauen kann sie in ihr Gefühl haben? Wie überzeugt kann sie zu ihrer inneren Beziehung zu dem Ungeborenen stehen? Der Umgang mit Angst einerseits und medizinischer Absicherung andererseits hängt eng mit dem Selbstverständnis der eigenen Beziehung zu dem Kinde und mit dem Vertrauen zusammen.

Wann fängt das Leben an? Ist das Ungeborene eine Zellansammlung oder ein sich entwickelndes Individuum? Diese Frage hat weitreichende Konsequenzen für den Umgang mit dem Schwangerschaftsabbruch und der pränatalen Diagnostik. Wer in diesem Zusammenhang eine Entscheidung treffen muß, wird sie das weitere Leben mit sich tragen. Eine Antwort auf diese Fragen kann die betroffene Frau nur selbst finden. Sie hat ihre Entscheidung sich selbst gegenüber zu verantworten. Wer sich hinter einer allgemeinen Meinung »verstecken« möchte, kann dadurch später in große Gewissensprobleme kommen.

In bezug auf die Familienplanung und die Behandlung bei Fruchtbarkeitsstörungen werden die betroffenen Eltern mit der Frage nach der Präexistenz des Menschen konfrontiert. Hat das Menschenwesen vor der Konzeption eine Art leibfreie Existenzform, ähnlich wie im Dasein nach dem Sterben? Oder entsteht das Seelisch-Geistige des Menschen während der Schwangerschaft oder sogar erst im Verlauf der ersten Lebensjahre? Es geht hier nicht um freilassende Hypothesen. Hier ist vielmehr ein persönliches Urteil gefordert über eine Lebenseinstellung mit weitreichenden Konsequenzen. Davon hängt es ab, wie wir mit der Planung über ein anderes Menschenleben umgehen.

Für diese inneren und ethischen Aspekte der Schwangerschaft

kann nur die Frau selber zur Expertin werden! Das ist ein langer, manchmal mühsamer Weg.

Im herkömmlichen medizinischen Denkrahmen wird der Mensch oft auf körperliche, manchmal noch psychosomatische Vorgänge reduziert gesehen. Eine Orientierungshilfe über die seelischen und geistigen Aspekte der Schwangerschaft ist nur selten von dieser Seite zu erwarten.

Anregungen durch die Quellen der Kultur, durch Kunst, Religion, Philosophie und Wissenschaft können hilfreich sein, um zu der eigenen Urteilsbildung zu kommen, die verhindern soll, daß die schwangere Frau zu sehr der medizinischen Wissenschaft ausgeliefert ist.

Dieses Buch will dabei eine Hilfe sein, indem es in der Behandlung der genannten und anderen Fragen Gesichtspunkte hinzunimmt, die aus einem Denken über den Menschen stammen, das sich von dem naturwissenschaftlichen Denken deutlich unterscheidet.

Die Autoren dieses Buches haben sich für ihre eigene Orientierung unter anderem von der Anthroposophie Rudolf Steiners inspirieren lassen. In seinen Darstellungen kennzeichnet er den Menschen als Leib-Seele-Geist-Wesen, dessen ewiger Wesenskern, das Ich, nach dem Tod die irdische Welt verläßt und in die geistige Welt eintritt, um sich später wieder erneut zu inkarnieren, d.h. mit einem neuen werdenden Menschenkörper zu verbinden. Durch solche Gedanken können Fragen über Familienplanung, Schwangerschaftsabbruch und pränatale Diagnostik in einer weiten Perspektive gesehen werden. Wer das Seelische und das Geistige des Menschen genau so real nimmt wie das Leibliche, geht anders mit diesen Fragen um.

Durch die Fortschritte in der modernen Medizin wird der Schwangerschaft und Geburt etwas von ihrem »Zauberschleier« genommen. Durch die Pflege der inneren Aspekte dieses Geschehen und durch die Einbeziehung weiterführender Gedanken kann vermieden werden, daß es zu einem rein medizinischen überwachbaren körperlichen Vorgang wird.

So werden in diesem Buch immer wieder Anregungen gegeben, wie neben dem Körperlich-Medizinischen auch das Seelische und Geistige im Menschen gesehen und berücksichtigt werden kann. Da wir aber vom Körperlichen in der Regel mehr wissen und verstehen als von dem Seelisch-Geistigen, werden wir auch viele Fragen stellen, ohne sie beantworten zu können. Wer seine Fragen nicht energisch und wiederholt stellt, wird auch keine Antworten erhalten. Das Leben mit wachgehaltenen Fragen hingegen führt häufig dazu, daß sich im Laufe der Zeit Andeutungen einer Antwort auftun.

In diesem Sinne ist dieses Buch nicht als reiner Ratgeber oder Antwortgeber zu verstehen, sondern als Orientierungshilfe, um selbst neue Fragen zu stellen und zu einer eigenen Meinung und einem selbständigen Urteil zu kommen.

Der Weg zur Schwangerschaft

Der Weg zur Welt

Wenn ein Maler Inspirationen und Ideen hat, aber keine Farbe, Pinsel und Leinwand, kann nichts entstehen. Nur der Wille ist da, die Möglichkeit, ihn in die Tat umzusetzen fehlt. Er sucht sehnsüchtig nach einer Gelegenheit, seine Intentionen auszuführen. Erst wenn er sich äußern und seine Idee realisieren kann, wird er zeigen können, wer er ist, was er kann und daß er tatsächlich Maler ist.

So ähnlich kann man sich vielleicht ein Menschenwesen vor der Empfängnis vorstellen. Der Wille zum Leben mit bestimmten Intentionen ist da, aber das »Instrument«, sein irdischer Körper fehlt noch. Um sich zu realisieren, braucht es den geeigneten Körper sowie die Menschen, mit denen es etwas zu tun haben will. Man kann sich vorstellen, daß das ankommende Kind zu den Eltern hinstrebt, die zu der Verwirklichung seiner vorgeburtlichen Intentionen beitragen sollen. Dieser Gedanke kann einmal ganz unvoreingenommen bewegt werden.

Der Mensch bringt mit seiner Geburt etwas mit. Eine Art Lebensintention kann als Leitfaden durch das ganze Leben hindurch führen. Auch wenn diese einem meistens nicht bewußt ist, rückblickend kann sie als roter Faden des Lebens erkennbar werden. Die heute zunehmend praktizierte Biographie-Arbeit – auch aus therapeutischen Gründen – kann dies deutlich machen. Die Frage: »Was wollte ich eigentlich in meinem Leben; was war die Intention, mit der ich dieses Leben angetreten habe?« kann bei schweren Entscheidungen helfen und einen auf diese Intention zurückführen.

Eine solche Sichtweise erkennt das Geistige des Menschen sowohl vor der Geburt wie nach dem Tode an. Sie sieht in der Lebensintention des vorgeburtlichen Menschen etwas, das nur in Verbindung mit einem irdischen Körper *Wirklichkeit* werden kann. Wo dieser geistige Wille mit der Begegnung und körperlichen Verbindung zweier Menschen zusammentrifft, kann eine Schwangerschaft als Anfang eines neuen Lebens entstehen. In einem irdischen Körper kann der Mensch als Leib-Seele-Geist-Wesen im Laufe seines Lebens, in seiner selbst gelebten Biographie, zu dem werden, was als Intention schon vorgeburtlich vorhanden war. Nach dem Tode nimmt er die Früchte seines Lebens im Geiste mit in das Jenseits. Daraus können wiederum Keime für eine Wiedergeburt, für ein nächstes Leben werden. Neue Vorhaben und Intentionen, die sich aus den Früchten des vorigen Lebens entwickelt haben, bilden den geistigen Impuls für das neue Dasein.

Der Impuls oder die »Initiative« für eine Schwangerschaft geht demnach auch von dem Menschenwesen aus, das sich verkörpern will. So wie werdende Eltern einen Kinderwunsch haben, können »werdende Kinder« einen »Elternwunsch« haben. Die optimalen Voraussetzungen für eine Schwangerschaft sind gegeben, wenn beide zusammentreffen und die körperlichen Voraussetzungen stimmen.

Diese Sichtweise, hier nur sehr skizzenhaft angedeutet, ist von Rudolf Steiner aufgrund seiner geisteswissenschaftlichen Forschungen ausführlich beschrieben worden. Die Idee der Wiedergeburt bildet einen zentralen Bestandteil der Anthroposophie. Sie kann eine Hilfe im Umgang mit wichtigen Lebensfragen sein. (Näheres zu diesem Thema, siehe Literaturhinweise S. 385)

Geburt und Tod, die »Pforten des Lebens«?

Sind Geburt und Tod Anfang und Ende des Lebens und des Seins, oder sind es tatsächlich Pforten, durch die ein Menschenwesen aus dem Jenseits in das Erdenleben eintritt und es wieder verläßt?

Diese Frage ist nicht mit logischen Argumenten oder mit unmittelbaren Erfahrungen zu beantworten, obwohl heute Berichte von Menschen, die vorübergehend klinisch tot oder dem Tod nahe waren, ganz dafür sprechen, daß es ein Weiterleben nach dem Tod gibt. Dennoch sind viele Menschen der Ansicht, daß es kein Jenseits gibt. Andere wiederum sind fest davon überzeugt, daß das Leben nicht mit der Geburt anfängt und nicht beim Sterben aufhört. Für die meisten mag es eine offene Frage sein, deren Antwort im Laufe der Zeit Gestalt und Richtung gewinnt, vor allem, wenn man durch Schicksalsereignisse damit konfrontiert wird.

Familienplanung, Schwangerschaft, Abtreibung oder auch die heute zunehmend bewegten Fragen zur Sterbehilfe könnten uns dazu auffordern oder sogar zwingen, eine eigene Position zu beziehen.

Immer wieder werden im Umkreis von Geburt und Sterben Erfahrungen gemacht, die auf das Jenseits hindeuten.

Nach dem Tod eines Freundes oder Verwandten können, neben Trauer und Schmerz, im Laufe der Zeit innere Erlebnisse mit dem Dahingegangenen entstehen. Bilder des Verstorbenen in einer anderen Gestalt kommen im Traum oder auch am Tage zu uns, wenn wir uns dafür öffnen. Es ist dann, als ob sein Wesen ganz rein und klar gegenwärtig wäre. Das Gefühl der Verlassenheit kann dadurch abnehmen. Manchmal sind es nicht nur Bilder, die vor einem auftauchen, sondern auch Stimmungen oder Eingebungen, die etwas mit dem verstorbenen Menschen zu tun haben.

Solche Erlebnisse oder Ahnungen können leicht im Alltag untergehen, wenig beachtet werden und dann langsam verschwinden. Sie können aber auch mit großer Eindringlichkeit auftreten und gehütet und gepflegt werden. Mittels Gebet oder Meditation ist es möglich, die Beziehung zu den Verstorbenen zu intensivieren. Sie können so in das diesseitige Leben miteinbezogen werden. (Ausführliche Literatur zu diesem Thema, siehe S. 386).

Eine ganz andere Stimmung herrscht bei der »Geburtspforte«. Da sind zunächst die Erlebnisse der Kindesankunft, wobei manche Frauen eine Art Verkündigung einer Schwangerschaft beschreiben oder im Traum Wesenszüge eines Kindes erleben, die im Nachhinein zutreffend sind.

Eine Frau in Erwartung hat oft etwas um sich, was andere Menschen freudig stimmt. Sie kann etwas Unantastbares und Strahlendes haben. Manchmal bekommt man den Eindruck, als ob sie »nicht ganz auf dieser Welt ist«, als ob sie einen Hauch einer anderen Welt um sich trägt. Die schwangere Frau fühlt sich getragen, aber von wem?

Der Anblick eines Neugeborenen erfüllt jeden mit einem Glücksgefühl, mit Rührung, mit Andacht und mit Hoffnung. Unwillkürlich tritt jeder leise und behutsam an ein Neugeborenes heran. Es kann der Eindruck entstehen, als würde das Kind aus dem Jenseits Licht für seine Umwelt mitbringen.

Auch Kleinkinder haben lange noch etwas von diesem Engelhaften. Viele Menschen sprechen von einem Schutzengel, der sich um die ahnungslosen und manchmal wehrlosen Kleinkinder sorgt. Es ist eine Engelnähe, die ganz real empfunden wird.

Diese knappen Hinweise sollen selbstverständlich nicht dazu dienen, zu überzeugen. Sie möchten aber das eigene Denken, Beobachten und Empfinden anregen, um eine Urteilsbildung über diese Fragen zu ermöglichen, da dies in Zusammenhang mit einer Schwangerschaft vonnöten sein kann.

Über die Planbarkeit einer Schwangerschaft

Vor einer Schwangerschaft setzen sich viele zukünftige Eltern mit der Frage auseinander, ob sie *überhaupt* Kinder haben wollen. »Wie würde ein Kind unser Leben verändern? Wie wollen wir unseren eigenen Weg gehen, und wie würden Kinder dahinein passen? Was ist finanziell und in Sachen Wohnung möglich?«, aber auch:»Kann man es den Kindern überhaupt noch zumuten, in so eine Welt wie die heutige hineingeboren zu werden und darin leben zu müssen?«

Für manche Eltern sind diese Fragen ganz real, andere wollen, ohne viel darüber nachzudenken, Kinder auf die Welt bringen und sind bereit, dafür einen Großteil ihres Lebens zu geben.

Andere haben vielleicht gerade beschlossen, keine Kinder (mehr) bekommen zu wollen, als ein unerklärbares Gefühl plötzlich doch für ein Kind spricht oder ungeplant eine Schwangerschaft eintritt.

Die innere Auseinandersetzung mit Fragen dieser Art ist nötig. Ein rationeller Entschluß nach Abwägung von Vor- und Nachteilen ist trotzdem eher die Ausnahme.

Die Möglichkeiten der Verhütung und Familienplanung erlauben allerdings solche rationellen Entschlüsse, laden gerade dazu ein. Die Planbarkeit bietet viele Vorteile, sie kann sich aber auch verselbständigen. Das Paar kann sich an die Bequemlichkeit des Lebens ohne Kinder so gewöhnen, daß es immer schwerer wird, davon wieder Abstand zu nehmen.

Durch die Planbarkeit verliert die Zeit vor dem Eintreten einer Schwangerschaft etwas von ihrem besonderen Charakter. Wieviel Raum läßt diese Eingriffsmöglichkeit für eine Begegnung, eine Vorahnung oder eine Ankündigung des Kindes? Solche Erfahrungen der Ankündigung oder Kindesnähe können ganz real sein für die, die sich dafür öffnen und es nicht rationell übertönen.

Wie mit solchen Erlebnissen umgegangen wird, steht einem frei. Kindesnähe muß nicht unbedingt mit einer Schwangerschaft beantwortet werden. Im sozialen Miteinander haben alle Beteiligen ihre Freiheit.

Die Mitte zwischen Planung einerseits und Offenheit für das, was kommen will, andererseits fordert eine innere Beweglichkeit und Aufmerksamkeit. Das bezieht die »Mitte des Menschen« in die Lebensgestaltung mit ein. Der qualitative Unterschied zwischen den Begriffen Lebensplanung und Lebensgestaltung läßt ahnen, worum es hier geht.

Auch in anderen sozialen Zusammenhängen ist die Kunst gefordert, wahrzunehmen, was die anderen wirklich wollen, und trotzdem sich selbst innerlich treu zu bleiben.

Die Planbarkeit einer Schwangerschaft hat in zwei Richtungen ihre Grenzen: trotz optimaler Verhütung kann es vorkommen, daß ein Kind sich ganz unerwartet und in erster Instanz meistens ungewollt präsentiert; oder das Gegenteil tritt ein, und eine geplante, gewünschte Schwangerschaft bleibt aus.

Familiengestaltung
im Hinblick auf das Alter der Frau

Durch die Möglichkeiten zur Familienplanung und die veränderte gesellschaftliche Situation der Frau nimmt das Alter, in dem eine Frau ihr erstes Kind bekommt, eindeutig zu. Noch 1970 war das Durchschnittsalter der Frau bei der Geburt des ersten Kindes 24 Jahre, 1990 war es schon 27 Jahre.

Der Frau wird es heute ermöglicht, die Gestaltung ihres Lebens mehr in die Hand zu nehmen. Sie kann ihren Wünschen und Vorstellungen nachgehen, bevor sie sich Kindern und Familie widmet. Es sind vor allem die beruflichen Aufgaben, die eine Frau veranlassen, mit dem Schwangerwerden zu warten. Das hängt nicht zuletzt auch damit zusammen, daß die Position für Frauen mit Kindern auf dem Arbeitsmarkt sehr schwierig ist. Durch die geringen Möglichkeiten zur Teilzeitarbeit einerseits und die Probleme bei der Kinderbetreuung bzw. fehlenden Kindergartenplätzen andererseits werden viele Frauen, die im Berufsleben weiterkommen wollen, dazu gebracht, vorerst auf ein Kind zu verzichten.

Das Selbstverständnis der Frau in Hinblick auf ihre außerfamiliären Aufgaben und Möglichkeiten macht sich zunehmend geltend. Die notwendige gesellschaftliche Entwicklung blieb demgegenüber jedoch noch zurück. Dadurch wird manche Schwangerschaft zu sehr hinausgeschoben.

Wenn zu lange gewartet wird, können Probleme mit der Fruchtbarkeit und eventuell auch mit dem Schwangerschaftsverlauf entstehen. Eine gesellschaftliche Veränderung, die es Frauen leichter machte, trotz Kindern beruflich weiterzukommen, würde viele dieser Probleme lösen können.

Im Alter zwischen 18 und 30 ist die Fruchtbarkeit der Frau optimal. Auch sonst ist in dieser Zeit der Körper am besten auf Schwangerschaft und Geburt eingestellt.

Nach dem 30. Lebensjahr – und deutlicher nach dem 35. – nimmt die Fruchtbarkeit langsam ab; entsprechend nehmen die medizinischen Behandlungen wegen unerfülltem Kinderwunsch in dieser Altersgruppe zu. Das Risiko einer Fehlgeburt ist bei über Dreißigjährigen auch höher. Es ist deshalb nicht ganz unberechtigt, daß manche Frauen über 35 eine gewisse »Torschlußpanik« bekommen, ob sie überhaupt noch schwanger werden können.

Ängste entstehen auch wegen des Risikos der Fehlbildung, das nach dem 35. Lebensjahr vor allem für das Down-Syndrom (früher Mongolismus) zunimmt. Aus diesem Grund wird üblicherweise jeder Frau über 35 eine Fruchtwasserpunktion empfohlen. (Mehr über die Hintergründe bzw. Gedanken und Bedenken über diese Form der Diagnostik siehe S. 213.)

Die erwähnten Probleme bei älteren Frauen (verminderte Fruchtbarkeit, erhöhtes Schwangerschaftsrisiko und erhöhtes

Fehlgeburtsrisiko) können beängstigend wirken. Risikozahlen in Prozenten haben aber für die einzelne Frau wenig Bedeutung. Für sie gilt nur, ob sie ein gesundes Kind auf die Welt bringen kann oder nicht. Wieviel Prozent Risiko oder Chance sie hat, hilft ihr im konkreten Fall auch nicht weiter.

Diese Hinweise sollten nur zeigen, wie die Familien-Planbarkeit sich verselbständigen und über das Ziel hinausgehen kann. Die Gegebenheiten der Natur, daß die weibliche Fortpflanzung deutlich altersabhängig ist, können nicht mißachtet werden. Es ist die Kunst, die Mitte zwischen absoluter *Führung* und völliger *Fügung* zu finden. Eine Entfaltung ist nur für den Menschen möglich, der seine Grenzen und Beschränkungen sieht und anerkennt. Ein gutes Gespür für die Natur des Körpers und die Kultur des Geistes kann dazu führen, den richtigen Zeitpunkt für eine Schwangerschaft zu finden.

Vor der Schwangerschaft

Wenn ein Paar sich für eine Schwangerschaft »öffnet«, kann die Zeit zwischen dem Kinderwunsch und dem Eintreten der Schwangerschaft unterschiedlich lang sein. Bei manchen ist sie nur kurz, bei den meisten dauert es einige Monate, und bei anderen wieder kann es sehr lange dauern, bis dieser Wunsch in Erfüllung geht (siehe auch S. 178).

In dieser Zeit stellen sich viele schon etwas auf die Schwangerschaft ein. So kann der Umgang mit Genußmitteln ein anderer werden. Es lohnt sich, schon vor der Konzeption mit Rauchen aufzuhören, Alkoholgebrauch zu einer Ausnahme werden zu lassen und sich auf eine ausgewogene gesunde Ernährung (siehe auch S. 76) einzustellen. Dies hat sowohl auf die Fruchtbarkeit als auch auf die ersten Wochen der Schwangerschaft (noch bevor sie festgestellt werden kann) einen Einfluß.

Ratsam ist es auch, eventuelle größere zahnärztliche Behandlungen vor einer Schwangerschaft durchführen zu lassen. Liegen Erkrankungen vor, wie z.b. Zuckerkrankheit, Epilepsie oder Erkrankungen der Schilddrüse, ist der Kontakt zwischen dem behandelnden Arzt und dem Frauenarzt notwendig. Manchmal wird die Empfehlung lauten, die Schwangerschaft in einer Spezialambulanz überwachen zu lassen. Jede Frau, die regelmäßig Medikamente einnehmen muß und schwanger werden möchte, sollte dies vorher mit dem Arzt besprechen.

Abgesehen von diesen eher äußeren Vorbereitungen, kann auch die innere Vorbereitung gepflegt werden. Ein gedanklicher oder meditativer Umgang mit der Welt der Ungeborenen ist hierbei hilfreich. Die Stimmung der Empfängnis bedeutet, sich zur Verfügung stellen. Empfangen heißt, darauf vertrauen, daß das, was einem gegeben wird, das Richtige für einen ist.

So wie das Kinderzimmer mit der Wiege vor der Geburt fertig gemacht wird, so kann die seelische Umgebung vor der Empfängnis vorbereitet und auf das Kind eingestimmt werden.

Der Schwangerschaftsverlauf

»Du bist zeitlebens für das verantwortlich,
was du dir vertraut gemacht hast.«

Antoine de Saint-Exupéry

Feststellung der Schwangerschaft

Die ersten Anzeichen

Frauen können zu Beginn der Schwangerschaft viele Veränderungen an sich beobachten. Deutlichstes Zeichen ist das Ausbleiben der Periodenblutung zum gewohnten Zeitpunkt, jedoch nur, wenn der Zyklus sonst regelmäßig war.

Aber es gibt noch weitere Hinweise auf die »anderen Umstände«. Bei vielen Frauen tritt in der Frühschwangerschaft ein nicht nachlassendes Spannungsgefühl in den Brüsten und ein leichtes Ziehen im Unterleib auf, wie vor der Menstruation, aber länger anhaltend.

Weitere Veränderungen, die unterschiedlich ausgeprägt hinzukommen können, sind unter anderem Müdigkeit und schnelle Erschöpfung, morgendliche Übelkeit, verstärkte Geruchsempfindlichkeit, Abneigung oder Vorliebe für bestimmte Speisen, Gemüts- und Stimmungsschwankungen oder auch ein ausgeprägtes Wohlgefühl (siehe auch S. 52).

Sehr bald wird das Bedürfnis auftreten, Sicherheit über den Zustand zu bekommen. Ein Schwangerschaftstest kann frühestens ab 14 Tage nach der Befruchtung, also kurz nach Ausbleiben der Regelblutung, im konzentrierten Morgenurin recht zuverlässig eine Antwort auf diese Frage geben. Wenn der Test zu früh angesetzt wird oder der Urin zu stark verdünnt ist, kann das Ergebnis noch negativ sein. Dieser Test reagiert auf das im Urin vorhandene Schwangerschaftshormon (beta-HCG). Im Blut kann dieses Hormon genauer und etwas eher nachgewiesen werden.

Weitere Hinweise für eine Schwangerschaft findet der Arzt bei der gynäkologischen Untersuchung. Der Muttermund ist wegen der Blutfülle bläulich verfärbt, und die Gebärmutter fühlt sich weicher an als sonst. Wer neben dem Test noch eine andere Sicherheit über eine Schwangerschaft haben möchte, kann mit einer Ultraschalluntersuchung einige Tage nach Ausbleiben der Blutung die Fruchthöhle in der Gebärmutter sehen. (Über die Kehrseiten des selbstverständlichen Umgangs mit Ultraschall, siehe S. 204.)

»Anzeichen« der Seele

Ganz andere Hinweise auf eine Schwangerschaft bieten manche seelischen Erlebnisse. Es gibt Frauen, die deutlich das Gefühl haben, »nicht mehr allein zu sein«, oder die beschreiben, daß sie schon während oder kurz nach dem Geschlechtsverkehr mit einer inneren Gewißheit wußten, jetzt schwanger zu werden.

Die Gefühlswelt macht in den ersten Wochen der Schwangerschaft eine Wandlung durch, die geprägt wird durch ein In-sich-gekehrt-Sein. Aufmerksam wird in sich hinein gehorcht, seelisch die Nähe des Kindes zu bemerken. Die Aufmerksamkeit für die Außenwelt wird damit geringer.

Schwangerschaftswoche und Geburtstermin

Errechnet die Schwangere, vom vermuteten Tag der Empfängnis ausgehend, das Schwangerschaftsalter, so kann sie überrascht sein, daß die Berechnung bei der ersten Vorsorgeuntersuchung eine andere Dauer angibt. In der Vorsorge wird gerechnet vom ersten Tag der letzten Regelblutung an, da dieses Datum meist genauer anzugeben ist als der Tag der Empfängnis. Zum Zeitpunkt des Ausbleibens der Blutung ist die Schwangerschaft 2 Wochen alt, man spricht aber schon von der 4. Schwangerschaftswoche. So ist in der 40. Woche die Schwangerschaft eigentlich erst 38 Wochen alt.

Der berechnete Geburtstermin ist 40 Wochen (10 Mondmonate von 28 Tagen) nach dem ersten Tag der letzte Blutung. Die immer genannten 9 Monate (30 bis 31 Tage) beziehen sich auf die eigentliche Entwicklung der Schwangerschaft. Von Hebammen und Ärzten wird selten von Schwangerschaftsmonaten, dafür fast immer von Wochen gesprochen.

Als Berechnungshilfe für den Geburtstermin gilt die sogenannte Nägelsche Regel: 1. Tag der letzten Regel + 7 Tage - 3 Monate + 1 Jahr ergibt den zu erwartenden Entbindungstermin. Als Beispiel: 5.6.1994 + 7 Tage (12.6.) - 3 Monate (12.3.) + 1 Jahr ergibt 12.3.1995. Meistens wird der Geburtstermin aber mittels einer sogenannten Schwangerschaftsscheibe ausgerechnet. Hier wird zunächst das Datum der letzten Regelblutung angegeben, um dann den Geburtstermin ablesen zu können.

Voraussetzung für die Feststellung der Schwangerschaftswoche und des Geburtstermins anhand der letzten Regelblutung ist ein regelmäßiger Zyklus von 28 Tagen. Wenn der Zyklus länger dauert, z.b. 33 Tage, so muß dies mitberücksichtigt werden. Der Termin wäre dann etwa 5 Tage später als das nach Nägele errechnete Datum. Bei einem unregelmäßigen Zyklus (mal 3 Wochen, mal 5 Wochen) ist die Schwangerschaftswoche und damit der Geburtstermin auf diese Weise nicht eindeutig festzustellen. Auf Wunsch läßt er sich aber in der Frühschwangerschaft anhand von Ultraschallmessungen ermitteln. Wenn der eigene Zyklus unregelmäßig war, durch Pilleneinnahme reguliert wurde und direkt nach Absetzen der Pille eine Schwangerschaft eintrat, gilt das gleiche Problem.

Ob eine Berichtigung des errechneten Geburtstermins vorgenommen werden muß, entscheidet die betreuende Ärztin/Arzt oder die Hebamme nach den Zyklusangaben und Untersuchungsergebnissen. Bekanntlich halten die Kinder sich nur selten an diese Termine. Im Umgang mit den Behörden, dem Arbeitgeber und den Krankenkassen ist es für manche Frauen jedoch wichtig, einen genauen Termin festzulegen, da er als Grundlage für die Berechnung der Schutzfristen dient.

Die Entwicklung des Ungeborenen

Das Verborgene

Ganz im Verborgenen wächst etwa 38 Wochen lang ein neues Menschenkind. Die ersten Monate bemerkt die Schwangere zwar viele Veränderungen in ihrem Körper und in ihrem Befinden, von dem aber, was da eigentlich wächst, ist noch kaum direkt etwas zu spüren. Erst im dritten bis vierten Monat wird der Bauch etwas dicker, und das erste Lebenszeichen kommt etwa in der 18. Schwangerschaftswoche. Diese ersten zarten Kindsbewegungen können wie das Perlen von Wasserbläschen empfunden werden. Auch dann läuft die Verbindung, die die Mutter zu dem Ungeborenen hat, nicht über das Sichtbare. Wer da wächst, bleibt im Verborgenen. Sie kann dieses Wesen nicht sehen, sie kann sich keine bildhafte Vorstellung von ihrem Kind machen.

Statt dessen ist sie »in Erwartung«, d.h. sie erwartet jemand, den sie noch nicht kennt und noch nie gesehen hat. Und trotzdem hat sie Kontakt mit dem Kind. Sie fühlt, daß sie nicht mehr allein ist, daß jemand bei ihr ist.

Das zeigt sich auch äußerlich mehr und mehr. Der Bauch wird runder, und im weiteren Verlauf der Schwangerschaft können manchmal sogar andere von außen die Bewegungen des Kindes sehen oder fühlen. Auch merkt die Mutter, daß das Kind auf ihre Stimmung oder Verfassung reagiert. Wenn sie unruhig oder gehetzt ist, sind die Bewegungen des Kindes anders, als wenn sie entspannt ist. (Wenn keine Hilfsmittel hinzugenommen werden, bleibt es bis zur Geburt unsichtbar.)

Nicht nur durch Ultraschall, sondern auch durch die Embryologie (die Wissenschaft, die die Entwicklungsstadien des Ungeborenen untersucht) können wir uns heute detaillierte, bildhafte Vorstellungen über das verborgene Leben in der Gebärmutter machen. Dank eindrucksvoller Farbaufnahmen von ganz jungen Embryos, von einer Hand im 3. Monat oder einem Gesicht im 5. Monat, können wir zunehmend ein Bild von diesen Entwicklungsvorgängen bekommen. Das, was lange verborgen war, wird heute sichtbar oder vorstellbar.

Ultraschallbilder können manchmal hilfreich sein bei dem Versuch, eine intensivere Beziehung zu dem Ungeborenen zu gewinnen. Was unsichtbar, verborgen und unvorstellbar war, bekommt Konturen, bekommt ein Gesicht. Wenn eine Frau sieht, daß ihr Kind z.B. in der 10. Woche Hände mit Fingern und ein Angesicht mit großen Augen hat, kann sie oder auch mancher Mann von staunender Ehrfurcht über das Wunder der Schwangerschaft ergriffen werden. So kann über Farbfotos oder über die Ultraschallbilder aus dem eigenen Leib die Beziehung zu dem Kind durchaus verstärkt werden, es kann aber auch das Gegenteil eintreten. Auch diese Entwicklung hat nämlich ihre Schattenseiten!

Ein Blinder kann nichts sehen und entwickelt dadurch andere Fähigkeiten, in Kontakt mit seiner Umgebung zu kommen, die vielleicht sogar intensiver sind als die, die wir kennen.

Wenn zwei Partner sich einige Monate nicht sehen und sich nur Briefe schreiben, ist das schwer, aber es kann dabei auf bestimmten Ebenen der Beziehung durchaus eine Vertiefung entstehen.

Es ist viel einfacher, über das Sichtbare eine Verbindung aufzubauen, als über das Unsichtbare. Mit den Augen erfassen wir nur das Äußere einer Erscheinung. Dies kann uns davon abhalten, die innere Verbindung zu vertiefen, muß es aber nicht. Wer sich mit dem sichtbaren Bild zufriedengibt, kann im Aufbau der inneren Beziehung gehemmt werden. Auch in bezug auf die Schwangerschaft gilt: Wer diese äußeren Einblicke z.B. durch Ultraschall nicht oder wenig hat, bemüht sich möglicherweise stärker um eine innere Kontaktaufnahme mit dem Kind.

Auch kann man sich fragen, was es für das Kind, das im Verborgenen wächst, bedeutet, wenn immer wieder von außen geguckt wird. Was passiert, wenn es gesehen wird, obwohl die Natur vorgesehen hat, daß es sich verbirgt?

Die bildhafte Anschauung von den Entwicklungsstufen des Embryos kann der Entstehung einer inneren Beziehung zwischen Mutter und Kind (Vater und Kind) im Wege stehen. Für diejenigen, die sich klar darüber sind, daß dies nur eine Seite der Wirklichkeit ist, kann es allerdings durchaus auch als eine Bereicherung empfunden werden. Wie bei allen Errungenschaften von Wissenschaft und Technik hängt auch hier die Bedeutung des Fortschrittes vom Umgang damit ab.

Unter Berücksichtigung dieser Überlegungen folgt jetzt eine Beschreibung des Wunders der Menschwerdung anhand der Entwicklungsstadien des Ungeborenen.

Der Gegensatz

Mit der Befruchtung kommt die Polarität zwischen dem Weiblichen und dem Männlichen sehr deutlich zum Ausdruck:

In den Eierstöcken (Ovar) der Frau sind alle Eizellen für das ganze Leben angelegt. Jeden Monat kommt nur *eine* davon zur Reifung und wird mit dem Eisprung »freigesetzt«. Die Zahl der Eizellen ist also schon von vornherein festgelegt.

In den Hoden des Mannes werden dagegen ständig neue Samenzellen produziert. Bei jedem Orgasmus werden Millionen Spermien »abgegeben«. Die Zahl der Samenzellen, die ein Mann in seinem Leben hervorbringen kann, läßt sich deshalb fast beliebig erhöhen.

Während die Eizelle ein einzelnes, großes, rundes, unbewegliches und wässeriges Gebilde ist, sind die Spermien äußerst zahlreich und im Vergleich zu der Eizelle sehr klein, oval, mit einem Schwanz, beweglich und eher fest als wässerig. In jeder Hinsicht sind sie ein Gegenbild.

Nach dem Eisprung bleibt die Eizelle ungefähr dort, wo sie war, und erwartet die Dinge, die da kommen. Aber sie ist verletzbar und kann nicht länger als drei bis sechs Stunden warten. Wenn in dieser Zeit nichts passiert ist, geht sie zugrunde.

Die Spermien dagegen schwimmen gezielt durch die Gebärmutterhöhle und durch die Eileiter, bis sie da ankommen, wo der Eier-
stock sich befindet und wo möglicherweise eine Eizelle wartet. Die
Spermien sind viel weniger verletzbar und können drei bis sechs
Tage überleben. Wenn bis dahin kein Eisprung stattgefunden hat,
gehen auch sie zugrunde.

Die Befruchtung und die erste Woche

Wenn Eizelle und Spermien zusammenkommen, versuchen Tau-
sende von Spermien in die Eizelle einzudringen. Nur eines wird
zugelassen. Damit ist der Gegensatz überwunden: Aus der pola-
ren Zweiheit entsteht eine neue Einheit. Der Inhalt (unter anderem das sogenannte genetische Material, die Chromosomen) von
Eizelle und Samenzelle kommen zusammen, und es entsteht zunächst eine Art Chaos, ein Durcheinander. Aus diesem Chaos,
entstanden durch das Zusammenkommen zweier entgegengesetz-
ter Elemente, geht ein neuer Lebenskeim mit einer eigenen Ordnung hervor.

Diese Keimzelle beginnt sich zu teilen. Sie wird zweizellig, vier-
zellig, achtzellig usw. (Morula-Stadium), bis ein neues Element da-
zukommt: In der Mitte entsteht eine Höhle, und die Zellen sind fast
nur Umhüllung dieser Flüssigkeitshöhle (Blastozyste). Aus dieser
Umhüllung entwickeln sich die Eihäute und der Mutterkuchen.

Es ist eine bemerkenswerte und rätselhafte Geste, daß die Umhüllung eigentlich zuerst da ist und sich erst danach in ihrer Mitte
die Anlage des neuen Menschenkörpers entwickelt. Was will uns
diese Geste sagen, daß zuerst eine eigene runde abgeschlossene
Welt, wie ein kleiner Kosmos, entstehen muß, bevor der neue
Mensch heranwachsen kann? Nachdem für die Umhüllung gesorgt ist, entsteht aus Gewebsanhäufungen und Einstülpungsbe-
wegungen die erste Anlage des eigentlichen Embryos.

Bis zu diesem Zeitpunkt ist die befruchtete Eizelle, die sich teilende Keimzelle, durch den Eileiter in Richtung Gebärmutterhöhle bewegt worden. Dieser Weg wird ganz langsam zurückgelegt. Was die Spermien in einigen Stunden machen, dafür braucht die Keimzelle einige Tage. Nach sieben Tagen ist sie in der Gebärmutter angelangt und kann sich nun nicht mehr aus eigener Kraft, ohne daß von außen Nahrung zugeführt wird, weiterentwickeln. Bis jetzt hat sie noch keine direkte Verbindung mit dem mütterlichen Organismus gehabt, sie hat alle Teilungs- und Gestaltungsprozesse frei schwimmend, schwebend, aus eigener Kraft geleistet. Dieser »Nahrungsvorschub« kam von der Eizelle, nicht von der Samenzelle!

Erst nach diesen sieben Tagen verbindet der Keim sich endgültig mit dem Körper der Frau. Es kommt zu der sogenannten Einnistung in die Gebärmutter-Schleimhaut. Diese ist nach dem Eisprung zu einem dicken, gut durchbluteten »Boden« für die Keimesfrucht geworden, die nun eindringt und sich völlig von der Schleimhaut umgeben läßt. Das mütterliche Gewebe reagiert auf diesen Vorgang mit einer stärkeren Durchblutung und einer Art Offenheit, so daß die Gewebsfunktion und der Blutstrom voll dem neuen Keim zur Verfügung stehen können. Durch diesen Kontakt mit dem mütterlichen Blut ist die Ernährung für die weitere Entfaltungs-Arbeit gewährleistet.

Es ist bemerkenswert, daß dieses neue Leben zumindest zur Hälfte »körperfremd« ist und doch nicht vom Körper als »fremd« betrachtet und abgewehrt wird.

Zu diesem Zeitpunkt weiß noch niemand (wenn nicht irgendwie geahnt) etwas von der Schwangerschaft, da die Regelblutung noch nicht ausgeblieben ist. Es ist erst 22 bis 24 Tage nach der letzte Blutung. Eine Schwangerschaft ist in dieser Phase noch nicht nachzuweisen, weder mittels Ultraschall, noch mit einem Schwangerschaftstest.

Die ersten drei Monate

Als nächstes entsteht eine Differenzierung der Zellen. Bis dahin waren alle Zellen gleich und hatte jede Zelle die Möglichkeit, noch alles werden zu können. Aber dieses Stadium, daß die Zellen sich noch nicht weiter differenziert haben und noch »omnipotent« sind, dauert nur kurz. Das Prinzip der Differenzierung und damit der Verlust der Möglichkeit, noch alles werden zu können, spielt durch die ganze Schwangerschaft hindurch. Je spezialisierter das Gewebe wird, desto weniger kann es auch noch für andere Funktionen bereitstehen.

An einer Stelle der Hülle – denn mehr gibt es zu diesem Zeitpunkt noch nicht – verdickt sich das Gewebe und differenziert sich in zwei Schichten, wie zwei aufeinanderliegende flache Scheiben. Dieses Gebilde, die zweiblättrige Keimscheibe als embryonale Anlage, löst sich von der Wand und ist dann nur noch durch einen breiten Haftstiel damit verbunden.

Zu diesem Zeitpunkt kann die Frau bemerken, daß die Regelblutung ausbleibt, es ist etwa 15 Tage nach der Befruchtung und etwa 4 Wochen nach dem ersten Tag der letzten Regelblutung. Die Fruchtblase und die erste Embryoanlage messen ungefähr zwei Millimeter in Durchmesser. Jetzt erst wird der Schwangerschaftstest positiv.

Aus den beiden Gewebsschichten entstehen durch einen Einstülpungsprozeß drei Schichten, die sogenannten Keimblätter: das Ektoderm, das Endoderm und dazwischen das Mesoderm. Das Ektoderm ist die Schicht, aus der sich im wesentlichen das Nervensystem, das Gehirn und die oberflächliche Schicht der Haut entwickeln. Das Endoderm ist der Vorläufer von Magen-Darmsystem, Lungen und Drüsen. Aus dem Mesoderm entwickeln sich das Herz mit den Gefäßen, das Blut, Niere und Blase sowie die Muskulatur und das Skelett.

Von diesem Moment der embryonalen Entwicklung an geht es plötzlich sehr schnell. Durch eine Einstülpung des Endoderms wird ein Innenraum, der des Magen-Darmes, geformt. Eine ähnliche Einstülpungsbewegung des Ektoderms läßt die Anlage des Rückenmarks und des Gehirns entstehen.

»Einstülpung« ist eine Geste, durch die sogenannte »Außenwelt« aufgenommen und daraus eine »Innenwelt« gemacht wird. Das Keimblatt stülpt sich um wie ein offener Mantel, der sich vorne schließt und somit einen Innenraum umhüllt und geschaffen hat.

Interessanterweise hängt diese Geste eng mit der Aufgabe der daraus entstehenden Organe des Verdauungstraktes und des Nervensystems zusammen. Was die embryonale Entwicklungsbewegung hier nämlich räumlich »vormacht«, werden diese Organe später in ihre Funktion »nachmachen«: Mit den Verdauungsorganen wird »Außenwelt« in Form von Lebensmitteln materiell aufgenommen, verdaut und der Innenwelt zur Verfügung gestellt; mit den Sinnesorganen und dem Nervensystem wird auf einer nichtmateriellen Ebene die Außenwelt in Form von Sinneseindrücken hereingenommen und in die seelische Innenwelt aufgenommen. Die organbildenden Bewegungen der frühen Schwangerschaft spiegeln im Vorfeld die Aufgaben diesen Organe.

Die eher runde Scheibenform der Keimblätter wird nun zu einer länglich gestreckten und gegliederten Form.

Eine kaum übersehbare komplexe Vielfalt von Wachstums-, Gliederungs-, Einstülpungs- und Umstülpungsbewegungen läßt einen Embryo erkennen, bei dem in der dritten Woche nach der Befruchtung schon Blut strömt und in der vierten – also nachdem das Blut schon strömt! – ein rhythmisch bewegtes Herz nachzuweisen ist. Sieben Wochen nach der Befruchtung, das heißt in der 9. Schwangerschaftswoche, sind schon deutlich die Gliedmaßen mit angedeuteten Fingern und Zehen, der Kopf mit den Augen und die Wirbelsäule zu unterscheiden.

Zehn Wochen nach der Befruchtung sind eigentlich alle Organe und die gesamte Körperform fertig angelegt, und das Kind braucht nur noch zu wachsen und zu reifen. Die ganze Gestaltung und Bildung des Körpers mit allen großen und kleinen Organen wird innerhalb der ersten 70 Tage des embryonalen Daseins voll-

Der Schwangerschaftsverlauf

zogen und abgeschlossen. Danach muß es nur noch im Schutze des Mutterleibes ausgetragen werden, bis es »erdenreif« ist und in gewissem Sinne selbständig leben kann.

Aus dem Dargestellten wird verständlich, warum die ersten drei Monate der Schwangerschaft so wichtig und so prägend sind. Die Bildung und Gestaltung des Embryos fordert von der Mutter sehr viel Energie. Alle Formkraft, die sie hat, wird dafür eingesetzt. Der Impuls geht zwar von dem Kind aus, die Gestaltungskräfte aber werden zum Teil von der Mutter »zur Verfügung« gestellt. Deshalb ist es kein Wunder, daß schwangere Frauen vor allem in dieser Zeit so schnell müde, labil oder leicht gereizt sind. Auch wenn für die Außenwelt noch nichts von einer Schwangerschaft zu sehen ist, leistet die Schwangere in diesen Wochen die meiste Arbeit für ihr Kind. Daß dann nicht viel Kraft für andere Arbeit oder Gestaltung übrigbleibt, ist einleuchtend. Es ist wichtig, daß die Frau sich nicht zu sehr gegen diese Müdigkeit wehrt (»ich bin doch erst kaum schwanger«) und wenn irgend möglich dem Schlafbedürfnis nachgibt. Wenn diese erste Zeit vorbei ist, fühlt sie sich wieder kräftiger, hat wieder mehr Energie und kann sich zunehmend anderen Dingen widmen.

Diese Phase der Schwangerschaft ist auch die sensibelste. Wenn in dieser Zeit, in der die Organe und die Körperform entstehen, störende Einflüsse auf diese Bildungsprozesse einwirken (unter anderem schädliche Stoffe, schädliche Medikamente, bestimmte Infektionskrankheiten, s. S. 246) kann es zu bleibenden Fehlbildungen kommen oder zu einer Fehlgeburt. Nach dieser Zeit ist die Entwicklung des Kindes viel weniger gefährdet und anfällig.

Auch ohne nachweisbare störende Einwirkungen von außen sind diese drei Monate die Zeit, in der es am häufigsten zu einer Fehlgeburt kommt (s. S. 231). In Anbetracht dieser schnellen Entwicklung ist es deshalb eigentlich ein Wunder, daß es meistens gut geht. Wenn die ersten 12 Wochen vorbei sind, wird das Fehlgeburtsrisiko weitaus geringer.

47

Die weitere Entwicklung des Ungeborenen

Zwölf Wochen nach der letzten Regelblutung hat das Ungeborene eine Schädel-Steiß-Länge von etwas mehr als 5 cm, es bewegt Arme, Beine und Kopf, und im Ultraschall sind die meisten Organe gut darstellbar. Die Fruchtblase ist im Verhältnis zum Embryo noch so groß, daß es sich frei bewegen kann, ohne viel anzustoßen.

Die Gebärmutter ist nun meistens schon von außen, kurz über dem Schambein, tastbar, aber Kindsbewegungen spürt die Mutter erst ab der 16. – 20. Woche.

Jetzt muß das Kind nur noch wachsen und reifen. Es wird über die Nabelschnur und den Mutterkuchen gut ernährt. Aber es ist dabei nicht passiv.

Jede Schwangere weiß, daß ihr Kind Schlaf- und Wachphasen hat. Es gibt Zeiten, in denen das Kind sich nicht oder kaum bewegt und die auch im CTG-Verlauf (s. S. 211) auf eine Schlafperiode hinweisen. Abgewechselt werden diese von Perioden mit normalen oder sogar sehr lebhaften Bewegungen. Manchmal können diese Phasen kurz sein und sich schnell abwechseln, länger als 6 bis 8 Stunden hintereinander schläft ein Ungeborenes aber nicht. In der späteren Schwangerschaft kommt es normalerweise nicht vor, daß eine Schwangere 8 Stunden lang ihr Kind nicht spürt. Wenn sie sich aber konzentriert mit anderen Sachen beschäftigt, kann es schon sein, daß sie ihr Kind längere Zeit nicht *bemerkt*. Bei erhöhter Aufmerksamkeit und Ruhe *spürt* sie es dann wieder.

Das Bewegungsmuster ändert sich im Laufe der Monate. Was zuerst eher ruckartige Bewegungen sind, wird später etwas »kontrollierter«. Das Kind kann dann mit seinen Händen spielen, sich die Augen reiben, sich den Daumen in den Mund stecken oder sich auch einmal richtig ausstrecken.

Es macht aber nicht nur Bewegungen mit Armen, Beinen, Kopf und Rücken. Auch die sogenannten »Atembewegungen« sind vorhanden, d.h. Bewegungen des Brustkorbs und des Zwerchfells, so, wie man dies auch bei der Atmung sieht. Natürlich atmet das Kind noch nicht, aber es ist, als ob es die Bewegung schon einmal übt. Manchmal kann es sogar einen Schluckauf haben.

Das Fruchtwasser

Das Ungeborene macht auch Schluck- und Trinkbewegungen. Es trinkt das Fruchtwasser. Dieses wird teilweise über den Darm aufgenommen und über die Niere wieder ausgeschieden.

Fruchtwasser wird ständig neu produziert, zum Teil von den Eihäuten der Fruchtblase, zum Teil auch von den Nieren des Kindes. Ungefähr alle drei Tage wird die Gesamtmenge des Fruchtwassers einmal erneuert. Gegen Ende der Schwangerschaft beträgt die Fruchtwassermenge etwa 1,5 Liter.

Der neue Menschenkörper entsteht im Wässerigen. Auch wenn der Mensch später im Trocknen leben wird, entwickelt er sich vorerst in einer flüssigen Umgebung. Bis zur Geburt ist das Kind ständig in einer Flüssigkeitshülle aufgenommen, wie in einer schönen warmen Badewanne.

Dies bedeutet, daß das Kind sein eigenes Gewicht nicht spürt. Dank dem Archimedischen Gesetz kann es im Wasser »schweben«, es ist sozusagen noch nicht im Bereich der Erden-Schwerkraft. Dadurch werden die Bewegungen anders, auch das Aufliegen oder Aufdrücken gibt es in diesem Zustand nicht. Mit der Fruchtblase hat das Ungeborene eine eigene Umwelt, die es schützt gegen zu frühe Einwirkungen von außen.

Es ist nicht nur die Schwerkraft, die keinen Zugang zu dem Kind hat. Auch laute Geräusche dringen nur sehr gedämpft zu ihm durch. Ruckartige Bewegungen der Mutter oder Stöße wird es nur sehr abgeschwächt mitbekommen.

Die Haut des Kindes hat eine schützende Fettschicht (die sogenannte Käseschmiere oder Vernix) gegen die aufweichende Einwirkung des Fruchtwassers. Kinder, die übertragen werden, haben

kein Vernix mehr und zeigen deshalb sogenannte Waschfrauenhände und -füße (s. auch S. 292).

So wird das Kind neun Monate hindurch von dem Fruchtwasser, das es selber hervorbringt, geschützt und noch von der
Schwerkraft ferngehalten.

Die Beziehung zum Ungeborenen

Durch die Schwangerschaft hindurch besteht eine sich ständig
wandelnde Beziehung zwischen Mutter und Kind. Zu Beginn
merkt die Mutter an den veränderten körperlichen und seelischen
Umständen, daß sie schwanger ist, aber von dem, was körperlich
in ihr wächst, merkt sie noch nichts. Sie kann es sich zwar anhand
von Beschreibungen und Bildern vorstellen, ohne es jedoch selber
erleben zu können. Die Beziehung findet in dieser Phase der
Schwangerschaft hauptsächlich auf der seelisch-geistigen Ebene
statt. So wie manche Frauen oder Eltern schon vor der Befruchtung eine Kindesnähe oder eine bestimmte Art von Begegnung mit
dem Kind erleben können, so beschreiben viele Schwangere dies
noch deutlicher für die Frühschwangerschaft. Die seelische Verfassung der Frau ist dann so, daß sie für solche Kontaktaufnahme
offener ist als vorher. Auf einer eher intuitiven Ebene kann sie die
Anwesenheit dieses Menschenwesen wahrnehmen und erleben. So
entsteht ein erstes Kennenlernen, eine erste Begegnung.

So wie eine Mutter sich Zeit nimmt, um sich mit ihrem Kind zu
beschäftigen, so kann es für die Beziehung zu dem Ungeborenen
auch sinnvoll sein, sich ihm innerlich regelmäßig für einige Zeit
zuzuwenden. Man kann mit dem Kind reden, ihm Lieder vorsin-
gen, ein Gedicht oder ein Gebet sagen und dabei die Hände auf
den Bauch legen. Jede Frau findet ihre eigene Art, diese Begegnun-
gen zu gestalten. Selbstverständlich kann auch der werdende Vater
auf diese oder ähnliche Weise sich dem Kind nähern.

Wenn das Kind größer wird und der schwangere Bauch immer

sichtbarer, wird auch die leibliche Anwesenheit des Kindes zunehmend erlebbar. Sind dann die Kindsbewegungen zu spüren, ist die direkte leibliche Kontaktaufnahme möglich. So wie das Geistige des Ungeborenen sich zunehmend mit dem Körperlichen verbindet, so kommt diese Ebene auch in der Beziehung zwischen Mutter und Kind allmählich dazu.

Wenn die Mutter unterscheiden kann, wann das Kind schläft und wann es wach ist, kommt sie ihm noch näher. Aber sie merkt auch, wie die eigene Verfassung oder Stimmung Einfluß auf das Kind hat: Unruhe der Mutter können mit »Fußtritten« oder unruhigen Bewegungen des Kindes beantwortet werden, andere Schwangere berichten über eine Abnahme der Kindsbewegungen, wenn sie unter großem Streß stehen oder sehr angespannt sind. Die Verbundenheit zwischen den beiden wird direkt fühlbar und faßbar.

Was zuerst leise Bewegungen waren, wird mehr und mehr zu einer körperlichen Begegnung. Gegen Ende der Schwangerschaft ist fast jede Regung des Kindes zu spüren, ob es sich reckt und streckt, ob es einen Schluckauf hat oder einfach mit den Händen spielt. Manchmal ist es, als ob es sich durch die Bewegungen mitteilen möchte.

Durch die Haptonomie ist bekannt geworden, wie konkret die Kontaktaufnahme mit dem Ungeborenen werden kann. Durch bewußtes Hinlenken der Aufmerksamkeit und durch Handkontakt über die Bauchdecke reagiert es mit bestimmten Bewegungen.

Die Pflege dieser Beziehung auf allen Ebenen fördert das gegenseitige Vertrauen. Ängste, Zweifel und Sorgen werden durch diesen Kontakt weniger und machen Platz für freudige Hoffnung und Zuversicht. Das ist eine gute Voraussetzung für den weiteren Verlauf von Schwangerschaft und Geburt.

Die »anderen Umstände« in Leib und Seele

Die Gastgeberin

Die »anderen Umstände«, in die die Schwangere gerät, haben auf vielen Ebenen des körperlich-seelischen Daseins ihre Auswirkungen. Schwanger werden und sein bedeutet, daß die Frau ihren Leib dem Ungeborenen vorübergehend zur Verfügung stellt. Ihr ganzer Körper stellt sich mehr oder weniger darauf ein, daß auch ein anderes als das eigene Leben versorgt und ernährt wird, so daß dieses sich entwickeln, reifen und wachsen kann. Die schwangere Frau macht Platz für dieses neue Leben und betreut es so gut sie kann. Sie selber muß dafür etwas zurücktreten, sie kann nicht mehr alles so tun, wie sie es vorher tat.

Wenn eine Gastgeberin einen Teil ihres Hauses einem Gast zur Verfügung stellt, macht sie Platz, aber ohne sich zurückzuziehen. Aufmerksam geht sie auf seine Bedürfnisse ein und respektiert sein Anderssein. Sie ändert vielleicht ihren Lebensrhythmus und einen Teil ihrer Gewohnheiten und stellt sich damit auf ihren Gast ein. Er ist zwar neu und in gewissem Sinne auch fremd in dem Haus, soll sich aber trotzdem »wie zu Hause« fühlen können. Darum bemüht sich die Gastgeberin. Da sie weiß, daß der Gast (in der Regel) auf ihre Einladung hin gekommen ist und nur für eine begrenzte Zeit bleibt, fällt es ihr nicht schwer, ihre Gewohnheiten etwas zurückzustellen und auf die veränderten Umstände einzugehen.

Die Schwangere hingegen merkt, daß auch ohne ihr bewußtes Zutun ihr Körper sich auf den Gast, das Ungeborene, einstellt. Ihr körperliches Wohlsein, ihr Lebensrhythmus und ihr seelisches Befinden ändern sich, ohne daß sie einen Einfluß darauf hätte oder auch ohne daß sie genau versteht, weshalb diese Veränderungen eintreten. Die Erklärung ist dann meistens, »durch die Hormone«, aber damit kommt sie auch nicht viel weiter.

Sie macht Platz für das Ungeborene und unterstützt es bei der Gestaltung und Bildung des neuen Körpers mit ihrer Ernährung und ihrer eigenen Vitalität. Sie kann sich im Körperlichen nicht mehr so stark selbst behaupten. Wer sich behaupten will, tritt selber in den Vordergrund. Unter diesen geänderten Umständen macht sie Platz, ohne sich zurückzuziehen, sie ist für das werdende Leben da. Diese anderen Umstände haben mehr oder weniger ausgeprägte Folgen für das Leben der Schwangeren. Es gibt keine Schwangere, die sagen könnte, daß das Leben während der Schwangerschaft sich, bis auf den dicker werdenden Bauch, nicht geändert habe. Manche werden vollkommen aus ihrem üblichen Rhythmus und Lebensstil geworfen, andere wieder weniger (s. auch S. 228).

Schlafbedürfnis und Müdigkeit

Viele Schwangere merken vor allem in den ersten Monaten der Schwangerschaft, daß der Bedarf an Schlaf und Ruhe enorm zunimmt. »Dabei tue ich doch gar nicht mehr als sonst!« Oder: »Ich könnte den ganzen Tag schlafen, obwohl ich doch fast gar nichts mache!«

Die Schwangere unterstützt mit ihrer eigenen Vitalität die komplexen Gestaltungsprozesse, die sich vor allem in den ersten Monaten abspielen. Es ist viel Arbeit, einen so »aktiven Gast zu beherbergen«.

Zwei Dinge kommen hier zusammen. Zunächst ist es die Umstellung auf die Schwangerschaft und die innere Auseinandersetzung damit. Sowohl körperlich als auch seelisch bedeutet dies eine tiefgreifende Veränderung.

Des weiteren stellt der Körper in dieser ersten Zeit tatsächlich viel von seiner Vitalität und Energie den Werdungsvorgängen zur Verfügung. So bleibt einfach weniger für andere Sachen übrig. Man kann es mit einer anstrengenden Arbeit vergleichen.

Das Beste für Mutter und Kind wäre, wenn diesem erhöhten Schlafbedürfnis nachgegeben werden könnte. Bei manchen Frauen ist das machbar, aber sicher nicht bei allen. Dennoch ist eine gewisse Änderung der Schlafgewohnheiten empfehlenswert.

Die Einstellung, »ich bin doch nicht krank«, oder »wenn ich jetzt schon damit anfangen würde« zeugen von einer teilweisen Fehleinschätzung der Lage. Natürlich ist eine Schwangere nicht krank, aber wenn eine berufstätige Frau in der frühen Schwangerschaft ständig müde ist, kann es trotzdem sinnvoll sein, sich einige Tage krankschreiben zu lassen. Wer sich in der gleichen Art wie vor der Schwangerschaft im Berufsleben behaupten möchte, verkennt die Arbeit, die der Körper 24 Stunden pro Tag vor allem in den ersten drei Monaten für die Schwangerschaft leistet.

Die allerwichtigste Voraussetzung für einen ausgeglichenen Schwangerschaftsverlauf ist, die Sprache des Körpers zu verstehen und darauf einzugehen. Wenn der Körper einem vermittelt, daß er mehr Schlaf oder Ruhe braucht, kann man zwar versuchen, diese Signale wegzurationalisieren (»ich tue doch nicht mehr als sonst«), aber das nützt der Schwangerschaft wenig. Die eigenen Vorstellungen darüber, was man leisten müßte oder mit wieviel Schlaf man auskommen müßte, bringen einen da nicht viel weiter. Nur ein aufmerksames Hören auf die Sprache des Körpers kann da weiterhelfen.

Dabei geht es natürlich nicht nur um das Eingehen auf den Ruhe- oder Schlafbedarf, sondern auch auf den Bedarf nach Bewegung, frischer Luft, Spaziergängen, Sport oder Schwimmen.

In der Regel bleibt der erhöhte Schlafbedarf nicht während der ganzen Schwangerschaft bestehen. Nach dem 3. Monat wird es häufig wieder anders.

Die anderen Umstände der Seele

Natürlich reagiert jede Frau wieder anders in der Schwangerschaft, und auch jede Schwangerschaft hat wieder eine andere Färbung. Trotzdem ist es möglich, einige allgemeine Tendenzen im Seelenleben einer schwangeren Frau anzudeuten.

Die meisten Frauen werden merken, daß das sich entwickelnde Kind nicht nur körperliche, sondern auch seelische Zuwendung fordert. Seelische Zuwendung kann hier bedeuten, daß die Frau vielleicht nicht mehr so nach außen gerichtet ist wie vorher. Die Interessen für die Geschehnisse um sie herum werden oft geringer, und es kann sogar eine verträumte Stimmung entstehen. Bei der einen kann das bedeuten, daß sie z. B. etwas Mühe hat, sich im Straßenverkehr zu konzentrieren und sich sogar gefährdet fühlt. Bei der anderen äußert es sich vielleicht in dem Bedürfnis nach schönen Büchern oder Märchen. Konzentrierte, hellwache Aufmerksamkeit für die Außenwelt ist häufig schwierig aufzubringen.

Wie bei dem Schlafbedarf kann es auch hier schwer sein, diese Veränderung zu akzeptieren und einzusehen, daß sie zu der Schwangerschaft dazugehört. Es nützt nicht viel, sich mit großer Energie dagegen zu wehren, das kann eher anstrengend werden. Der Vergleich mit anderen Schwangeren, die anscheinend zu mehr imstande sind, bringt ebensowenig.

Auch hierbei ist es wichtig, die Signale wahrzunehmen und ernst zu nehmen und zu versuchen, einen Weg zu finden, wie damit umgegangen werden kann.

Paradoxerweise kann neben dieser geringeren Aufmerksamkeit für die Umwelt die Schwierigkeit auftreten, sich für Einflüsse von außen abzuschließen. Es kann zu einer Art Offenheit für Umgebungseinflüsse kommen, die von der Frau als unangenehm empfunden werden. Laute Streitereien von Kindern, schlecht gelaunter Partner, Unruhe und Unordnung waren vielleicht vorher Dinge, vor denen sie sich gut verschließen konnte, jetzt kann sie alles schlechter abwehren. Sie ist verletzbarer, schneller gereizt und hat oft auch näher am Wasser gebaut. Dies kann zu einem erhöhten Bedürfnis nach Harmonie führen, sowohl äußerer Harmonie z.B. in der Wohnung, als auch innerer seelischer Harmonie. Wenn sowohl sie selber als auch der Partner diese Veränderungen im Seelenleben erkennen und als Herausforderung betrachten, kann daraus sogar eine Intensivierung der Beziehung entstehen.

Über die Wertigkeit der Veränderungen

»Eine Schwangere ist seelisch und körperlich weniger belastbar, schnell müde, leicht verträumt, empfindlich und mit Vorsicht zu behandeln.«

Dieser Satz ist nicht unwahr, es entsteht daraus aber leicht eine Wertung, wenn nicht gar Abwertung. Diese Wertung kommt meistens aus der auf äußere Leistung eingestellten, eher männlichen Arbeitswelt.

Natürlich genießt eine schwangere Frau eine Sonderposition in unserer Gesellschaft. Die gesetzlichen Bestimmungen für berufstätige Schwangere sprechen auch dafür. Trotzdem leidet das Selbstwertgefühl mancher Frauen unter der Schwangerschaft. Mit dem Verstand weiß jede Frau, daß sie durch ihr Schwangersein eigentlich schon genug tut, aber das schlechte Gewissen, wenn sie schon wieder bei der Arbeit fehlen muß oder wenn es ihr schon wieder schlecht geht oder sie müde ist, ist leider trotzdem oft vorhanden. Anlaß für das schlechte Gewissen können sowohl die Reaktionen der Umgebung sein wie auch die eigenen Vorstellungen darüber, wie eine moderne schwangere Frau eigentlich sein müßte.

Eine schwangere Computerprogrammier-Fachfrau, die außerdem viel Auto fuhr, erzählte, daß sie sich in der Schwangerschaft kaum noch zu diesem Programmierdenken in der Lage fühlte, auch im Auto auf der Straße fühle sie sich unsicher. Während ihrer ersten Schwangerschaft habe sie das auch gehabt und versucht, trotzdem stur weiter zu arbeiten. Jetzt aber konnte sie mehr zu ihrer Verfassung stehen und bat vorerst um eine Krankschreibung. Sie wollte sich jetzt keine Gewalt antun und in erster Linie für das Kind dasein.

Das Selbstverständnis, während der Schwangerschaft anders im Leben und in der Welt zu stehen, ist bei vielen Frauen – und Männern – noch ungenügend entwickelt. Manche Schwangerschaftsverläufe würden problemloser sein, wenn das Selbstvertrauen, das Selbstwertgefühl und vor allem auch die der Frau von außen entgegengebrachte Wertschätzung besser entwickelt wären.

Neigungen und Abneigungen

Erhöhte Empfindlichkeit besteht nicht nur im seelischen Bereich. Die »anderen Umstände« können sich auch in einer gesteigerten Abneigung gegen Gerüche oder Geschmäcke äußern. Was der Frau vorher höchstens als unangenehm aufgefallen wäre, kann in der Frühschwangerschaft plötzlich unerträglich werden. Wie mit einer Art Überempfindlichkeit reagiert sie dann darauf.

Die Pufferzone zwischen Außenwelt und Innenwelt, die einem die Möglichkeit gibt, gemäßigt zu reagieren, scheint ganz dünn geworden zu sein. Unangenehmes kommt unvermittelter herein, so daß die Reaktionen heftiger werden.

Auch das Umgekehrte kommt vor: ein unstillbares Verlangen nach ganz bestimmten Lebensmitteln. Ob es immer gut ist, diesen Bedürfnissen nachzugeben, hängt natürlich von der Art der Lebensmittel ab.

Die Abneigung gegen manche Speisen kann unter Umständen zu ausgeprägter Übelkeit und zum Schwangerschaftserbrechen führen (siehe S. 238).

Gewichtszunahme

Eine schwangere Frau wird dicker, runder und »wässeriger«. Wässerig hat zu Unrecht oft einen negativen Klang. In der Schwangerschaft spielt das Wasser – Lebenselement für fast alle Lebens- und Wachstumsprozesse – eine zentrale Rolle. Überall in der Natur gibt es ohne Wasser kein oder kaum Wachstum. Der Embryo schwimmt im Fruchtwasser, und sein Körper besteht fast nur aus wässerigen Substanzen. Auch die schwangere Frau hat anteilmäßig viel mehr Wasser in ihrem Körper als eine nichtschwangere Frau.

Selbst von der Seele kann man sagen, daß sie im Sinne der oben beschriebenen verträumten Stimmung ein wenig »wässeriger« wird und Schwierigkeit mit dem »trocknen Denken« hat.

Der Körper einer schwangeren Frau braucht für die zusätzliche Aufgabe die entsprechende Nahrung. Das bedeutet nicht, daß sie jetzt »für zwei« essen soll. Eine Gewichtszunahme von 10 - 12 kg in der gesamten Schwangerschaft wird als ideal gewertet. Die größte Gewichtszunahme erfolgt in der zweiten Schwangerschaftshälfte. Für manche Frauen, z.b. bei denen, die vor der Schwangerschaft eher untergewichtig waren, können 15 - 20 kg durchaus noch normal sein. Nur anhand der individuellen Umstände kann beurteilt werden, ob die Gewichtszunahme zuviel oder zuwenig beträgt.

Die gesamte Gewichtszunahme am Ende der Schwangerschaft wird verursacht durch das Kind (etwa 3.5 kg), das Fruchtwasser (etwa 1 kg), den Mutterkuchen (etwa 0.5 kg) und durch eine Zunahme der Körperflüssigkeit von etwa 5-6 Litern und eine Zunahme des Körperfettes.

Wassereinlagerungen, Ödeme (s. S. 242), verursachen eine rasche Gewichtszunahme. Es ist also nicht nur Fettgewebe, was die Waage zeigt. Entsprechend schnell geht das Gewicht nach der Entbindung wieder herunter.

Da der Appetit und die Eßgewohnheiten während der

Schwangerschaft sich ändern können, kann es hierdurch zu übermäßiger Gewichtszunahme kommen. Es kommt zwar nicht auf ein paar Kilo an, aber Übergewicht kann für den Schwangerschaftsverlauf und für die Entbindung erschwerend sein. Hinweise auf eine ausgewogene Ernährung in der Schwangerschaft siehe S. 76.

Die Haut

Die Haut ist ein großes und sehr wichtiges Organ. Sie ist Sinnesorgan, Stoffwechsel- und Ausscheidungsorgan und Schutzorgan gleichzeitig. Sie ist eine bedeutende Vermittlerin zwischen Innen- und Außenwelt, sie ermöglicht sogar die Existenz der Innenwelt. Daß die Körpertemperatur konstant bleiben kann, verdanken wir zum Teil der Haut; daß wir in unserer Innenwelt nicht abgeschlossen sind, sondern in regem Austausch mit der Umwelt stehen können, ebenso.

Die Haut ist manchmal auch ein Spiegel von dem Verhältnis zwischen innen und außen, wobei es nicht nur um körperliche Aspekte geht, sondern auch um seelische. So kennen wir die blasse Haut des Erschrockenen, die schamrote Haut, die feucht verschwitzte Haut, aber natürlich auch die Haut mit ihren Erkrankungen wie Ekzem, Schuppenflechte oder Akne. Daß auch diese von der seelischen Verfassung beeinflußt werden, ist inzwischen allgemein bekannt.

Selbstverständlich haben die veränderten Umstände auch ihre Auswirkung auf die Haut. Da auch hier das Seelische eine Rolle spielt, kann man über die schwangerschaftsbedingten Veränderungen der Haut kaum allgemein etwas aussagen. Es gibt Frauen, die eine viel reinere, zarte und blühende Haut bekommen als vor der Schwangerschaft, bei anderen kann genau das Gegenteil der Fall sein. In jedem Fall wird die Haut sensibler für Einflüsse von außen und innen. So gibt es Frauen, die vermehrt unter Akne leiden, bei anderen wird die Haut trockner und anfälliger. Ein Ekzem, das schon vor der Schwangerschaft vorhanden war, wird manchmal etwas schlimmer. Das gleiche gilt für die Schuppenflechte. Woher diese unterschiedlichen Reaktionsweisen kommen, ist unklar.

Schwangerschaftsjuckreiz kann für manche Frauen in der späteren Schwangerschaft ein großes Problem werden. Über Ursachen ist nichts genaues bekannt.

Zur Behandlung von trockener Haut ist es ratsam, sich regelmäßig mit einem Hautöl (z. B. mit Lavendel- und/oder Schlehenöl) einzureiben (einreiben lassen ist natürlich schöner). Bei einer eher feuchten Haut hilft Wecesin-Puder®. Juckreizlindernd sind auch Kalziumpräparate. Zu häufiges und zu langes Duschen und Baden verschlimmert den Juckreiz, ebenso Wärme.

Eine vermehrte Neigung zu *Akne* kann auch auftreten. Hier ist nur die sorgfältige Haut- und Gesichtspflege (siehe auch S. 79) zu empfehlen sowie eine ausgewogene, vitaminreiche Ernährung.

Sodbrennen

In der zweiten Schwangerschaftshälfte tritt häufig ein Sodbrennen auf. Dies hat teilweise mit dem Druck der Gebärmutter auf den Magen zu tun, ausschlaggebender aber ist, daß die Muskelspannung von Magen und Darm während der Schwangerschaft geringer ist. Die Folge davon ist, daß der Darm träger arbeitet und der Muskel am Mageneingang schlechter abschließt. Dadurch kann Magensäure wieder in die Speiseröhre hochkommen und so das Sodbrennen auslösen.

Um dem vorzubeugen, wird empfohlen, sich nach den Mahlzeiten nicht flach, sondern mit etwas erhöhtem Oberkörper hinzulegen. Auch nachts kann es ratsam sein, das Bett etwas hochzustellen oder einige Kissen mehr zu nehmen.

Ernährungsmäßig sind saure Milchprodukte (Buttermilch, Yoghurt, Kefir) zu empfehlen. Günstig sind auch mehrere kleinere Mahlzeiten statt drei große. Zudem ist es besser, während der Mahlzeiten wenig zu trinken, zwischendurch aber reichlich. Wenn dies nicht genügend hilft, gibt es Medikamente (Beutelchen gegen Sodbrennen), die ohne Bedenken genommen werden können.

Die Verdauung und die Blase

Viele Schwangere neigen vor allem in der zweiten Schwangerschaftshälfte zu einer trägen Verdauung. Das ist nichts Außergewöhnliches und wird primär durch die herabgesetzte Muskelspannung und Beweglichkeit des Darmes verursacht. Es entstehen dabei auch eher Blähungen. Wenn in der Frühschwangerschaft der Bauch schon dicker wird, ist das meistens noch nicht die Gebärmutter, sondern die Folge des trägeren und vielleicht etwas geblähten Darms. Durch viel trinken (mindestens 2 l – Kräutertee, Wasser, Säfte – täglich) und eine ballaststoffreiche Ernährung ist einer Verstopfung vorzubeugen. Die meisten Eisentabletten haben auch eine stopfende Nebenwirkung. Abführmittel und Klistiere können Wehen anregen und sind deshalb nicht ohne Beratung mit Hebamme oder Arzt zu benützen.

Auch das Verhalten der Blase ändert sich. Es ist nicht nur der Druck der wachsenden Gebärmutter, die dafür sorgt, daß eine schwangere Frau häufiger zur Toilette gehen muß, ohne daß viel Urin in der Blase ist. Auch in der Frühschwangerschaft, wenn die Gebärmutter kaum vergrößert ist, tritt dieser häufige Harndrang schon auf. Obwohl das vermehrte Wasserlassen auch auf eine beginnende Blasenentzündung hinweisen kann (s. S. 278), ist es meistens ein ganz normales Schwangerschaftszeichen. Trotzdem ist im Zweifelsfall, vor allem wenn es beim Wasserlassen brennt oder schmerzhaft ist, eine Urinuntersuchung sinnvoll.

Der Blutdruck und der Kreislauf

Selbstverständlich haben die veränderten Umstände einen direkten Einfluß auf den Kreislauf. Der Kreislauf und der Blutdruck hängen eng mit der Herztätigkeit zusammen. Das ganze rhythmische Geschehen rund um Lungen, Herz und Kreislauf ist als verbindendes, ausgleichendes und regulierendes Element aufzufassen. Über die Lunge wird die Außenwelt rhythmisch mit der Innenwelt verbunden. Über den Kreislauf mit dem Herzen werden alle Körperteile miteinander verbunden. Aber auch die Verbindung zwischen dem Seelischen und dem Leiblichen hat mit dem Herzen zu tun. Seelische Aufregung wirkt sich direkt auf die Herzfrequenz aus. Eine körperlich bedingte Kreislaufschwäche hat direkte Folgen für das seelische Befinden.

Aus diesen Andeutungen kann schon klar werden, daß eine Schwangerschaft besondere Anforderungen an Herz und Kreislauf stellt. Das Blut ändert sich in seiner Zusammensetzung, die Gebärmutter fordert eine intensivere Durchblutung, und die seelische Verfassung unterliegt Schwankungen.

Über den Blutdruck kann viel über den Kreislauf erfahren werden. Was Ärzte in früheren Zeiten durch Pulsfühlen ablesen konnten, war nicht nur die Herzfrequenz. Sie erkannten auch andere Veränderungen von Herz und Kreislauf. Diese Fähigkeiten sind uns heute verlorengegangen. Was übriggeblieben ist, sind Erkenntnisse über die Herzfrequenz und den Blutdruck.

Während der Schwangerschaft kann der Blutdruck in beiden Richtungen schwanken.

Bei zu niedrigen Blutdruckwerten (Hypotonus) hat die Frau Beschwerden nicht nur wie Schwindel und Müdigkeit. Auch die Durchblutung des Mutterkuchens kann bei länger andauerndem, zu niedrigem Blutdruck gestört werden. Dadurch wird z.B. auch die Versorgung des Kindes beeinträchtigt. Aus diesem Grunde wird auch der zu niedrige Blutdruck behandelt.

Häufiger und problematischer ist der zu hohe Blutdruck mit

Werten über 140/90. Im Rahmen einer Gestose (s. S. 245) kann es auch hierdurch zu einer Unterversorgung des Kindes oder zu anderen Komplikationen kommen.

Krampfadern, Hämorrhoiden und Wadenkrämpfe

In den letzten Monaten der Schwangerschaft neigen viele Frauen, vor allem die mit hauptsächlich sitzenden und stehenden Tätigkeiten (Sekretärinnen oder Verkäuferinnen), zu Krampfadern. Dies verursacht häufig das Gefühl von müden, schweren Beinen. Das Flüssige im unteren Körperbereich ist schwerer im Fluß zu halten und unterliegt eher der Schwerkraft. Dazu kommt eine geringere Spannung in den großen Adern oder eine Bindegewebsschwäche und die Tatsache, daß der Blutrückfluß aus den Beinen durch den Druck der Gebärmutter erschwert sein kann. So können aus Gefäßschwäche und Stauneigung Krampfadern (= Varizen) entstehen. Hämorrhoiden sind Krampfadern im Anusbereich.

Es wirkt vorbeugend oder lindernd, viel in Bewegung zu sein, möglichst wenig still zu stehen (wie beim Bügeln oder Spülen) und immer wieder die Beine hoch zu legen (hoch bedeutet in diesem Fall, daß die Füße über Bauchhöhe sind). Zusätzlich können durchblutungsfördernde Übungen gemacht werden, wie Füße kreisen, Zehen strecken, Beinmuskeln an- und entspannen. Selten ist es nötig, Stützstrümpfe zu tragen. Wenn doch, werden diese auf Rezept nach Maß verschrieben.

Sehr wohltuend ist eine sanfte abendliche Massage mit einem Hauttonikum, z.b. Lotio pruni comp.®, zart, von unten nach oben. Frauen, die sich und ihren immer mehr belasteten Füßen etwas besonders Gutes gönnen, gehen gelegentlich zur Fußmassage und -pflege.

Bei Hämorrhoiden ist es wichtig, für eine regelmäßige, weiche Verdauung zu sorgen. Ein Salbenläppchen mit Hamamelis comp. Salbe® wirkt lindernd und hilft zur Stärkung des Gewebes.

Vor allem nachts können bei Schwangeren plötzlich Waden-
krämpfe auftreten. Um den Krampf wegzubekommen, soll der
Fuß bei gestrecktem Bein nach oben gedrückt werden. Herumlaufen auf Zehenspitzen hilft auch. Vorbeugend hilft auch hier eine
abendliche Massage mit Lotio Pruni comp. cum Cupro®. Hierdurch wird häufig die gängige Behandlung mit Magnesiumtablet-
ten (s. S. 281) überflüssig.

Ausfluß

Bei den meisten Schwangeren wird auch der Scheidenausfluß wässeriger und nimmt zu. In der Regel hat dies nichts mit einer Infektion zu tun und bereitet keine Beschwerden wie Juckreiz oder
Brennen. Die normalen Absonderungen im Scheidenbereich sind
einfach verstärkt. Das ist als Ausdruck der erhöhten Vitalität im
Unterleib aufzufassen und wird durch eine Zunahme des schei-
denhaut-aufbauenden Hormons Östrogen verursacht. Das Tragen
von Slipeinlagen bei verstärktem Ausfluß ist nicht empfehlenswert, da es die Entstehung von Pilzinfektionen begünstigt. Wenn
nötig, sind baumwollene oder seidene Einlagen zu bevorzugen.

Da schwangere Frauen anfällig für Scheideninfektionen sind, (s.
S. 246), wird der Ausfluß bei der Vorsorgeuntersuchung mikroskopisch untersucht. Wenn eine Infektion besteht, ist es sinnvoll,
diese zu behandeln, da sie unter Umständen Konsequenzen für
das Ungeborene haben oder vorzeitige Wehen auslösen kann.
Meistens aber ist der verstärkte Ausfluß eine normale »Begleiter-
scheinung« der Schwangerschaft.

Rückenschmerzen

Aus zweierlei körperlichen Gründen ist der Rücken während der Schwangerschaft besonders belastet:

– Durch das zunehmende Wachstum der Gebärmutter und die so entstehende Gewichtsverlagerung nach vorne verändern sich die Druckverhältnisse im Rücken. Die Belastung der Rückenmuskeln wird verlagert und die Haltung der Frau geht oft in Richtung eines Hohlkreuzes.

– Außerdem lockern sich in der zweiten Schwangerschaftshälfte die sehnigen Knochenverbindungen. Wo sonst die einzelnen Wirbelkörper und Knochenteile des Beckenringes relativ straff und fest miteinander verbunden sind, entsteht gegen Ende der Schwangerschaft eine zunehmende Beweglichkeit. Bei der Geburt, wenn das Kind durch das Becken hindurch muß, ist das von größter Wichtigkeit. Da aber auch die festen Verbindungen der Wirbelkörper etwas lockerer werden, müssen die Rückenmuskeln mehr tun, um die Stabilität zu gewährleisten. Dies wiederum kann die Entstehung von Rückenschmerzen begünstigen.

Durch diese beiden Faktoren entstehen bei vielen Schwangeren Rückenschmerzen, die in der Regel kaum zu behandeln sind. Das Wichtigste ist eine gute Haltung und eine gute Entspannung (z.B. ein warmes Bad und anschließend eine Einreibung oder Massage). Unter fachlicher Anleitung können auch gymnastische Übungen zur Stärkung der Muskulatur hilfreich sein, wie dies bei der Rückenschulung gezeigt werden kann.

Das Verhältnis zwischen Bewegung und Ruhe ist in der Schwangerschaft ein anderes als sonst und muß von der Frau selber herausgefunden werden. Die Wahrnehmung der Körpersignale ist hierbei das Wichtigste.

In der Schwangerschaft wird das »Rückgrat« besonders belastet:

die eigene Selbstbehauptung ist weniger ausgeprägt, da, wie bereits angeführt wurde, die Schwangere Platz macht für das neue Kind; die Anforderungen an sie können, vor allem wenn noch andere Kinder zu versorgen sind, leicht zu Überforderungen werden. In dieser Situation ist es schwierig, das Gefühl des Rückgrats als inneren Halt und Stütze zu bekommen. Neben den erwähnten äußeren Gründen spielt dieser Umstand bei der Entstehung und Behandlung von Rückenschmerzen eine gewiß nicht zu unterschätzende Rolle.

Die falsche Frage: »Was darf ich jetzt noch machen?«

Die Frage »Was darf ich während der Schwangerschaft noch machen?« ist aus zwei Gründen nicht richtig gestellt.

– erstens ist eine Schwangerschaft keine Krankheit, die bestimmte Aktivitäten nicht zuläßt;.
– zweitens: Wer soll das eine oder andere erlauben? Wer soll wissen und beurteilen können, was für diese schwangere Frau gut oder was zuviel ist?

Wer seinen Körper kennt und auf dessen Signale hört und sie versteht, weiß in der Regel, daß er sich darauf verlassen kann. Wird die »Kommunikation« mit dem eigenen Körper gepflegt, ist klar, wer die Antwort auf die Frage »Was darf ich?« gibt.

Im Grunde genommen sind die hier zu besprechenden Punkte Selbstverständlichkeiten. Trotzdem kann durch Verunsicherung das eigene Selbstverständnis schwinden. Es braucht dann nur eine neue Bestätigung.

Sport

Es gibt kaum Sportarten, die in der Schwangerschaft gemieden werden sollten. Wenn eine Schwangere sich ehrlich fragt, ob ihr nach diesem oder jenem Sport zumute ist, oder ob sie sich vielleicht zu fest vorgenommen hat, eine bestimmte Aktivität so lange wie möglich weiter zu machen, dann wird ihr klar sein, was für sie und ihre Schwangerschaft gut ist. Sportliche Bewegung und Anstrengung tut den meisten Schwangeren gut. Es fördert das körperliche und seelische Wohlbefinden wie auch die Durchblutung, die Verdauung, die Gelenkigkeit und die Ausdauer. Voraussetzung ist natürlich, daß der Schwangerschaftsverlauf unkompliziert ist und es keine vorzeitigen Wehen, Blutungen oder andere Risiken gibt.

Eine weitere Einschränkung ist der Leistungssport. Dabei geht man mit dem körperlichen Einsatz und der Anstrengung bis an seine Grenzen und wenn möglich noch etwas darüber. Während der Schwangerschaft ist es aber wichtig, immer noch eine Reserve (für das Kind) übrigzulassen. Wer bis an die Grenze seiner Kräfte geht, verbraucht zu viel und beachtet die Bedürfnisse des »Zweiten« in dem Moment nicht genug. Die Reserven des Körpers werden dann nämlich aufgebraucht.

Außerdem gibt es Sportarten, die wegen Unfallgefahren »nicht gerade so passend« für schwangere Frauen sind. Hierzu zählen unter anderem Reiten, Abfahrtskifahren und Bergsteigen. Trotzdem werden manche Frauen problemlos hochschwanger reiten und erfahrene Skifahrerinnen noch skilaufen können.

Schwangere können also bis in den 9. Monat, unter Berücksichtigung des oben Gesagten, Fahrrad fahren, Schwimmen (sehr angenehm vor allem bei Rückenbeschwerden!), Tennis spielen, Laufen, Turnen, usw. Auch gegen Saunabesuche ist für die, die es gewohnt sind, nichts einzuwenden

Im Zweifelsfall oder bei bestimmten Schwangerschaftsrisiken können die Einzelheiten mit der Hebamme oder dem Arzt/Ärztin besprochen werden.

Reisen

Urlaubsreisen können sehr erholsam und aufbauend sein. Wer allein Urlaub macht, braucht sich nur nach seinen eigenen Wünschen zu richten. Wer einen Säugling hat, wird diesen allerdings nicht überall mit hinnehmen. Die Gestaltung des Urlaubs wird eine andere sein. Man nimmt Rücksicht auf seinen Reise-Partner, unabhängig davon, ob er jung oder alt ist. Auch eine schwangere Frau reist nicht mehr allein, sie trägt das Ungeborene mit sich. Sie sollte sich bei der Wahl des Urlaubs auch nach den »Bedürfnissen des Ungeborenen« richten. Dies klingt etwas abstrakt, aber im Grunde kann jede Schwangere, die ehrlich in sich hinein horcht, ahnen oder wissen, was nicht nur für sie selber, sondern auch für das Kind erholsam und aufbauend ist. In diesem Sinne gilt hier das gleiche wie beim Sport.

Umgebungs-, Höhen- und Klimawechsel können für eine Schwangere anstrengender sein als sonst. Zu große Umstellungen dienen deshalb nicht der Erholung. Hitze und viel Sonne werden oft schlechter vertragen.

Wenn in der Ferne plötzlich ein Arzt- oder Klinikbesuch nötig wird, können einen natürlich ganz andere Verhältnisse erwarten als zu Hause. Deshalb ist es sinnvoll, in jedem Fall bei der Krankenkasse vorher einen Behandlungsschein für das Ausland zu besorgen. Bei Reiserückholversicherungen sind Schwangerschaftskomplikationen meisten von der Leistungspflicht ausgeschlossen!

Bei Flugreisen gilt, daß die Fluggesellschaften Schwangere bis zur 28. Woche akzeptieren. Darüber hinaus sind nur selten Ausnahmen möglich.

Reisen muß nicht unbedingt mit Urlaub in Verbindung stehen. Bei Geschäftsreisen oder Besuchsreisen ist ein Abwägen von Belangen oder Vor- und Nachteilen anzuraten. Natürlich braucht eine Schwangere nicht nur vorsichtig zu sein und ist einer Schwangerschaft schon einiges zuzumuten. Wenn keine Komplikationen vorliegen, ist gegen Auto, Bus, Zug oder Flugzeug nichts einzuwenden. Wer die eigenen Körpersignale gut beobachtet und ernst nimmt, kann selber einschätzen, wann es zuviel wird. Die meisten Frauen haben während der Schwangerschaft eine undefinierbare Abneigung gegen Flugreisen oder lange Autofahrten. Es bedarf aber eines starken Selbstbewußtseins, dieses »vage Gefühl« anderen gegenüber zu vertreten.

Viele Schwangere werden aber merken, daß Reisen deutlich anstrengender ist als vor der Schwangerschaft. Vor allem lange Autofahrten werden häufig nicht so gut vertragen. Die etwas offenere, verträumtere Verfassung, mit der eine Schwangere sich schlechter gegen die vielen Eindrücke schützen kann, hängt damit zusammen. Der Zug, der mehr Umhüllung bietet, weniger offen ist und mehr Bewegungsfreiheit erlaubt, wird oft wesentlich besser vertragen. Wie jemand auf diese oder jene Art des Reisens reagiert, ist individuell sehr unterschiedlich. Deshalb sind allgemeine Empfehlungen nicht sinnvoll. Rücksicht auf das Ungeborene, das immer mitreist, und aufmerksames Achten auf die Reaktionen des Körpers sind eine bessere Richtlinie als Empfehlungen von außen.

Berufstätigkeit und die gesetzlichen Bestimmungen

Eine schwangere Frau stellt ihren Organismus der Entwicklung eines Kindes zur Verfügung und leistet damit viel und anstrengende Arbeit. Wenn sie außerdem noch berufstätig ist, arbeitet sie eigentlich doppelt. Wie sehr sie von der »Schwangerschaftsarbeit« beansprucht wird, ist konstitutionell sehr unterschiedlich. Manche Frauen sind von Anfang an wenig belastbar und schnell müde, andere können bis zum Schluß noch gut durcharbeiten. Dies hängt nicht so sehr davon ab, was der Kopf will oder was man sich vorgenommen hat! Manche Frauen haben sich fest vorgenommen, während der Schwangerschaft noch viel zu tun, vielleicht sogar einige Prüfungen zu machen oder die Wohnung zu renovieren. Was das Kind sich »vorgenommen« hat, während der Schwangerschaft mit der werdenden Mutter zu tun, ist ein anderes Kapitel und kann manche Pläne umwerfen. Man kann sich viel vornehmen. Wenn es darauf ankommt, ist es wichtig, die Signale des Körpers und der Schwangerschaft ernst zu nehmen. Nur dann kann ein Gefühl dafür entwickelt werden, ob man sich eventuell überfordert. Wer merkt, viele Reservekräfte zu haben und ohne Erschöpfung arbeiten zu können, kann dies problemlos bis zum Beginn des Mutterschutzes tun. Wenn es vorher an die Substanz geht, muß mit dem behandelnden Arzt nach einer Lösung gesucht werden. In solchen Situationen treten meistens auch Komplikationen auf wie vorzeitige Wehen oder Wachstumsverzögerung (s. S. 276, 287). Manchmal reicht es aus, für einige Zeit krankgeschrieben zu werden, oder es kann eine Haushaltshilfe beantragt werden. In anderen Situationen wäre es besser, nur halbtags zu arbeiten (wenn das medizinisch notwendig ist, sind hierzu Regelungen mit der Krankenkasse und dem Arbeitgeber zu treffen), selten wird es nötig sein, ganz mit der Arbeit aufzuhören, d.h. unter Umständen eine lange Krankschreibung in Anspruch zu nehmen.

Mutterschutzgesetz

Vom Gesetzgeber gibt es eine Reihe Schutzmaßnahmen für schwangere Arbeitnehmerinnen. Die Schwangere soll möglichst früh in der Schwangerschaft dem Arbeitgeber den voraussichtlichen Entbindungstermin mitteilen. Verlangt dieser eine schriftliche ärztliche Bescheinigung, so muß er die Kosten dafür übernehmen. Leider kann es vorkommen, daß die Schwangere ihren Arbeitgeber auf diese Bestimmungen hinweisen muß, um ihre Rechte zu bekommen. Wenn nötig, sollte das zuständige Gewerbeaufsichtsamt eingeschaltet werden. Diese Behörde ist zuständig für

die Einhaltung der Mutterschutzfristen. Im Zweifelsfall kann dies
vorher mit dem Arzt/Ärztin besprochen werden. Wir geben hier eine Zusammenfassung von den Bestimmungen
des Mutterschutzgesetzes.

Für eine Schwangere ist es *nicht* erlaubt:

– Arbeiten zu verrichten, bei denen sie gesundheitsgefährdenden
  Stoffen, Gasen oder Strahlen, Staub, Kälte, Hitze, Lärm oder
  Erschütterungen ausgesetzt ist;
– in den letzten 6 Wochen der Schwangerschaft zu arbeiten, außer
  auf ausdrücklichen Wunsch der Mutter;
– in den ersten 8 Wochen nach der Entbindung (bei Frühgeburt
  und bei Zwillingen 12 Wochen) zu arbeiten, auch nicht auf
  Wunsch der Mutter;
– nach 20 Uhr, vor 6 Uhr sowie an Sonn- und Feiertagen zu arbeiten (Ausnahmen sind erlaubt);
– Überstunden zu machen;
– Arbeiten zu machen, die ein regelmäßiges Stehen erfordern.
  Nach dem 5. Monat dürfen Schwangere nicht länger als 4 Stunden stehend beschäftigt werden. Pausen mit Sitzgelegenheit
  müssen eingeräumt werden;
– Arbeiten zu machen, die ein regelmäßiges Heben von Lasten über
  5 kg, bzw. gelegentliches Heben von Lasten über 10 kg erfordern;
– Akkordarbeit oder Fließbandarbeit mit vorgeschriebenem Ar-
  beitstempo zu leisten;
– ab dem 3. Monat auf Beförderungsmitteln zu arbeiten;

Außerdem darf eine Frau während der ganzen Schwangerschaft
und innerhalb der ersten 4 Monate nach der Entbindung oder für
die Dauer des Erziehungsurlaubes nicht gekündigt werden (dies
gilt nicht für zeitlich befristete Arbeitsverträge).
  Der normale Urlaubsanspruch darf durch die Mutterschutzfristen nicht gekürzt werden.
  Aus den genannten Verboten dürfen der Schwangeren keine fi-

nanziellen Nachteile entstehen. Der Arbeitgeber ist verpflichtet, den Durchschnittsverdienst aus der Zeit vor der Schwangerschaft (Durchschnittsgehalt der letzten drei Monate vor der Schwangerschaft) weiter zu bezahlen.

Für stillende Mütter, die ihre Arbeit wieder aufgenommen haben, gelten im wesentlichen die gleichen Arbeitsverbote wie für werdende Mütter. Ihnen stehen zusätzlich »Stillpausen« während der Arbeitszeit zu (max. 1 Stunde bei einer Arbeitszeit von 8 Stunden). Hierdurch darf kein Verdienstausfall entstehen, und die Stillzeit darf nicht nachgearbeitet werden.

Erziehungsurlaub

Dieser beginnt nach der Mutterschutzfrist (8 Wochen nach der Geburt) und dauert 36 Monate. Er kann zwischen den Partnern aufgeteilt und bis zu dreimal zwischen ihnen gewechselt werden. Die Partner müssen dazu nicht verheiratet sein. Während dieser Zeit ist Teilzeitarbeit bis zu 19 Stunden pro Woche erlaubt.

Mehr Informationen über Mutterschutz, Erziehungsurlaub, Mutterschaftsgeld und Erziehungsgeld siehe Info-Broschüren erhältlich bei dem zuständigen Bundesministerium (siehe Adressenanhang).

Partnerschaft und Schwangerschaft

Die Partnerschaft und »der Mann in anderen Umständen«

Nicht nur die Frau kommt in andere Umstände, auch der Mann und damit die Partnerschaft!

Die Frau kann nicht anders, als sich auf die neue Welt der Schwangerschaft einzulassen, mit »Naturgewalt« wird sie davon erfaßt. Der Mann muß etwas dafür tun. Er könnte es auch sein lassen. Keine Naturgewalt würde ihn dabei unaufhaltsam überrollen. Für ihn verändert sich körperlich nichts, aber er sollte sich auf die Vaterschaft vorbereiten. Das Beziehungsleben mit seiner schwangeren Frau ändert sich deutlich. Aus der Zweierbeziehung wird eine Dreierbeziehung. Er muß versuchen, einen neuen Zugang zu seiner Partnerin zu finden, der die Veränderungen ihres Körpers und ihrer Seele berücksichtigt.

Das Bedürfnis der Frau, mit ihrem ungeborenen Kind allein zu sein, kann von dem Partner als Abweisung oder Ausgrenzung empfunden werden. Sowohl für den werdenden Vater wie für die Mutter gilt, sich und den anderen in dieser Lebensphase der Erwartung neu kennenzulernen.

Mancher Mann fühlt sich von dem eindrucksvollen Schwangerschaftserlebnis ausgeschlossen und kommt sich fast überflüssig vor. Manche Schwangere fühlt sich wiederum in dieser Zeit von ihrem Mann alleingelassen, da »er sich zurückzieht und so wenig Verständnis zeigt«.

In gewohnter Weise miteinander umzugehen, funktioniert nicht mehr. Die Schwangerschaft stellt an beide neue Anforderungen und bietet eine große Chance, zu einer Vertiefung der Partnerschaft und der Liebe zu kommen. Beide müssen versuchen, einen neuen Zugang zum anderen und zu sich selbst zu finden. Wenn die Chance nicht wahrgenommen wird, kann die Situation eintreten, daß die Frau sich über fehlendes Verständnis beklagt und sich alleingelassen fühlt, während der Mann sich überflüssig wähnt und sich in seine gewohnte Welt zurückzieht.

Die Schwangerschaft kann eine blühende innige Zeit in der Partnerschaft bedeuten, wenn es ihm gelingt, ihre veränderte Verfassung zu verstehen, und wenn es ihr gelingt, ihre erlebnisreiche Welt des Schwangerseins mit ihm zu teilen. Die Empfindsamkeit, Müdigkeit und Verletzbarkeit der Schwangeren verlangen von dem Partner die Fähigkeit, zu horchen und zu lauschen, wie er sich ihr nähern kann. Er muß ihre Stimmungsschwankungen ernst, aber nicht persönlich nehmen.

Der Körper

Viele Frauen in der Schwangerschaft haben ein erhöhtes Bedürfnis nach Zärtlichkeit, Intimität, Nähe und Umhüllung. Dies kann mit dem veränderten Körpergefühl zu tun haben. Die Aufmerksamkeit für das, was im Körper vor sich geht, für die Empfindungen und Veränderungen nimmt zu. Die Haut fühlt sich anders an, die Empfindungen in der Brust ändern sich, ebenso auch die Erregbarkeit. Diese körperlichen Empfindungen werden häufig mit Freude und Genuß erlebt. Auch das Auge kann mit Wohlgefallen die Veränderungen am Körper begleiten, es kann der Eindruck entstehen, daß der Körper anfängt, wollustig zu blühen. Der voller werdende Bauch, die praller werdende Brust und die weiche zarte Haut vermitteln den Eindruck von Fruchtbarkeit. Die schwangere Frau freut sich über dieses Gefühl. Es ist eine andere Freude als die, die sonst bei körperlicher Intimität und Sexualität entsteht. Das Zusammensein kann verträumter, verschleierter, voller oder getragener sein.

Die veränderte Seelenverfassung trägt dazu bei, daß diese Empfindungen eine größere Intensität bekommen. Die Seele kann im gewissen Sinne ebenfalls »runder und weicher« werden. Das Bedürfnis nach Nähe, Geborgenheit und Vertrautheit und das Glück darüber nehmen häufig zu. Auch bei dem Partner können, wenn er sich darauf einläßt, seelische Veränderungen vor sich gehen, die denen seiner Partnerin sehr nahekommen. Die Freude über die Schwangerschaft, aber auch über die Veränderungen ihres Körpers und ihrer Seele können bei ihm das Bedürfnis nach Nähe, Zärtlichkeit und Intimität ebenfalls verstärken. Gefühle, wie Umhüllung und rücksichtsvolle Unterstützung bieten zu wollen, können aufkommen.

Sexualität

Wenn Frau und Mann sich in dem schwangeren Dasein finden und auf die veränderten Umstände und Bedürfnisse eingehen können, kann es auch im sexuellen Leben zu einem neuen, intensiven Erleben kommen. Wie schon erwähnt, wird dieser Umgang häufig von Rücksichtnahme und Zärtlichkeit geprägt sein. Körperliche Nähe und Intimität können das gegenseitige Verständnis und den Umgang mit der neuen Situation fördern. Die Frau kann sich durch massageähnliche Berührungen optimal entspannen und loslassen. Die Vertrautheit mit den Empfindungen des schwangeren Körpers kann außerdem für beide eine gute Vorbereitung auf die Geburt sein.

Medizinisch gesehen bestehen keine Bedenken gegen Sexualität in der Schwangerschaft, wenn diese ohne Komplikationen verläuft. Im Falle von vorzeitigen Wehen ist Vorsicht geboten. Durch den Geschlechtsverkehr kann manchmal die Wehentätigkeit vorübergehend angeregt werden. Die Bewegung am Muttermund ist wehenfördernd, im Ejakulat des Mannes sind Prostaglandine, die in viel höherer Dosierung zur Geburtseinleitung angewandt werden, und schließlich wird der Orgasmus der Frau von einer Kontraktion der Gebärmutter begleitet. Dies bedeutet aber nicht, daß bei der Neigung zu vorzeitigen Wehen auf Geschlechtsverkehr verzichtet werden muß, sondern daß die Frau in sich horchen soll, wie ihr Körper darauf reagiert und ggf. Zurückhaltung angebracht ist. Bei Blutungen, meist in der Frühschwangerschaft, wird empfohlen, zumindest vorübergehend auf Geschlechtsverkehr zu verzichten. Das gleiche gilt bei einem Blasensprung mit Fruchtwasserabgang (s. S. 350), wenn der Termin noch nicht erreicht ist. Die Frau kann am besten an der Reaktion des eigenen Körpers ablesen, was gut für sie ist und wann es etwas zu viel war. Im Zweifelsfall kann der Arzt/Ärztin oder die Hebamme zu Rate gezogen werden.

Ernährung während der Schwangerschaft

Wer mit seinen Eßgewohnheiten schon immer Rücksicht auf seine Gesunderhaltung genommen hat, braucht in der Schwangerschaft nicht viel zu ändern. Für manche Frauen aber ist die Schwangerschaft ein Anlaß, sich grundlegende Gedanken zu ihrer Ernährung zu machen. Denn die Grundlagen für die gesunde Entwicklung des Kindes werden schon im Mutterleib gelegt. Eine ausgewogene Ernährung ist für die Gesundheit von Mutter und Kind von entscheidender Bedeutung. Das Kind erhält über das Blut der Mutter Nährstoffe, die es für sein Wachstum dringend benötigt. In der Plazenta (Mutterkuchen) treffen mütterlicher und kindlicher Blutkreislauf aufeinander. Sie sind nur durch eine feine Membran voneinander getrennt und gehen nicht ineinander über. Dort findet ein Austausch statt, einerseits versorgt die Mutter das Kind mit den nötigen Nährstoffen, andererseits gibt das Kind seine Stoffwechselprodukte ab.

Der Satz »Du mußt nun für zwei essen« ist heute jedoch nicht mehr zu vertreten. Der Kalorienbedarf steigt im Laufe der Schwangerschaft nur wenig: in den ersten 3 Monaten etwa 5% des Normalbedarfs von 2000 - 2200 Kalorien pro Tag (entspricht 100 Kalorien mehr am Tag), in den folgenden 3 Monaten etwa 14%

(=300 Kalorien/Tag) und 18% (=400 Kalorien/Tag) in den letzten drei Monaten. Eine Gewichtszunahme von zehn bis zwölf Kilo ist normal (s. S. 58).

Zu einer gesunden Ernährung während der Schwangerschaft gehört eine abwechslungsreiche Mischkost, die reichlich pflanzliche und wenig tierische Lebensmittel enthalten sollte. Bei einer streng vegetarischen Kost kann es allerdings zu einer Unterversorgung mit wichtigen Vitaminen, Kalzium und Eisen kommen. Schwangere Frauen haben aber teilweise einen extrem gesteigerten Mehrbedarf an diesen Stoffen. So braucht eine Schwangere ein Drittel mehr Kalzium, doppelt so viel Eisen, 15% mehr Jod und 40% mehr Vitamin A. Um einem Mangel vorzubeugen, muß die Vegetarierin deshalb nach entsprechenden Alternativen greifen. So haben z.B. frische Weizenkeime einen hohen Eiweißanteil, Vitamin E und Vitamin B-Komplex. Sonnenblumenkerne sowie Sesamsamen enthalten viel Eisen. Letztere haben zusätzlich einen sehr hohen Kalziumanteil. Zu empfehlen ist weiterhin fast alles rohe Gemüse, besonders dunkles Blattgemüse, Salat, Kresse, Spargel, Hirse, Mandeln, Walnüsse sowie reichlich Vollkornprodukte, viel Hefe, Reis, rote Beete, Alfalfa, Sojabohnen, Buchweizen, Grünkern und getrocknete Aprikosen. Zur besseren Eisenaufnahme empfiehlt es sich, reichlich Vitamin C in jeder Form von Obst zu sich zu nehmen. Kaffee und schwarzer Tee wirken sich dagegen negativ auf die Verwertbarkeit aus.

Mit einer fleischfreien Ernährung, die aber Milch, Milchprodukte und Eier enthält, ist eine bedarfsgerechte Ernährung während der Schwangerschaft durchaus gegeben. Dies stellt jedoch besondere Anforderungen an die Auswahl der Lebensmittel und die Zusammensetzung der Mahlzeiten. Auch die Anbauqualität der Lebensmittel sollte mit Aufmerksamkeit bedacht werden. Gerade in dieser Zeit, in der die Frau nicht nur für sich Sorge trägt, sondern auch für ein neues Leben in sich verantwortlich ist, ist es wichtig, daß die Lebensmittel weitgehend frei von chemischen Rückständen wie Pestiziden oder Kunstdünger sind. Es ist ein wenig teurer, Gemüse hoher Qualität zu kaufen (z.B. Demeter oder Bioland). Das Geld dafür läßt sich einsparen bei äußerlichen Dingen wie Kinderkleidung, Spielzeug, Kinderwagen, etc. Einem Kind macht es sicher nichts aus, in einem preiswerten, gebrauchten Kinderwagen zu liegen, wenn dafür mehr Wert auf eine gesunde Ernährung gelegt wird, die nicht nur ihm, sondern auch der Mutter zugute kommt. Darmträgheit ist eine häufige Erscheinung in der Schwangerschaft. Hilfreich dagegen ist eine ballaststoffreiche Ernährung. Ballaststoffe sind unverdauliche Bestandteile, die vor allem in pflanzlichen Nahrungsmitteln vorkommen. Gemüse und Obst roh gegessen enthalten sehr viel davon, Hülsenfrüchte, Beerenfrüchte und Getreidekleie am meisten. Der Verzicht auf Weißmehlprodukte im Austausch gegen Vollkorn, reichlich Salat und Obst, Müsli, Sauermilch-Produkte und genügend Flüssigkeit wirken vorbeugend.

Die tägliche Trinkmenge darf nicht zu gering sein: sie sollte mindestens eins bis 1,5 Liter betragen. Zu empfehlen sind natriumarmes Mineralwasser, ungesüßter Tee oder Säfte ohne Zucker (Fruchtsaftgetränke oder Fruchtnektare enthalten zu viel Zucker; mehr über Zucker in der Schwangerschaft, siehe S. 305). Zu beachten ist, daß Milch in erster Linie ein Nahrungsmittel und kein Durstlöscher ist. Es wird empfohlen, täglich einen halben Liter zu trinken. Von Limonaden und Erfrischungsgetränken wie Cola sollte Abstand genommen werden, da sie zu viele »leere« Kohlenhydrate enthalten.

Früher bestand häufig die Auffassung, daß Frauen, die in der Schwangerschaft zu Wassereinlagerung neigen, wenig trinken und auf Salz verzichten sollten. Dies ist inzwischen widerlegt (zu Wassereinlagerung s. auch S. 242). Sich salzarm oder gar salzlos zu ernähren ist nicht sinnvoll. Allerdings gibt es in unseren alltäglichen Lebensmitteln wie Brot, Käse und Wurst viele versteckte Salze. Übermäßig viel Salz, wie es z.B. beim Verzehr von Tütensuppen, Fertignahrung oder Kartoffelchips aufgenommen wird, sollte vermieden werden.

Während der Schwangerschaft steigt auch der Jodbedarf. Eine ausreichende Jodversorgung ist für Mutter und Kind sehr wichtig. Sie kann leicht über den Gebrauch von Jodsalz und durch den regelmäßigen Verzehr von Fisch (zweimal wöchentlich Seelachs, Schellfisch oder Kabeljau) und täglich Milch abgedeckt werden.

Körperpflege während der Schwangerschaft

Allgemeine Körperpflege

In der Zeit der körperlichen Veränderungen ist es wichtig, daß die Frau sich in ihrem Körper wohlfühlt. Damit sie ihren Zustand auch akzeptieren kann, sollte sie sich immer mal wieder beschäftigen mit dem, was sich innerlich und äußerlich in und an ihrem Körper verändert. Wichtig ist die tägliche Körperpflege. Ein Duschbad ist heute in fast allen Haushalten möglich, wobei das tägliche Duschen aus hygienischen Gründen übertrieben ist, viel Wasser verschwendet und für die Haut eine unnötige Belastung bedeutet. Bei der Auswahl an Pflegepräparaten, speziell für die Zeit der Schwangerschaft, sollte unbedingt auf Qualität geachtet werden. Das Angebot an Pflegepräparaten ist nahezu unermeßlich. Die Grundlage vieler Pflegemittel ist Paraffin, welches aus dem Erdöl gewonnen wird. Es fragt sich, ob wir Menschen diese Stoffe, die aus dem dunklen, mineralischen Reich der Erde kommen, wirklich zu unserer Körperpflege verwenden wollen. Sind Präparate, deren Grundlage das Öl sonnengereifter Pflanzen ist, nicht besser? Kein anderer Stoff ist in der Lage, die natürliche Schutz- und Hüllenfunktion der menschlichen Haut so wirkungsvoll zu unterstützen. Da dieses Öl in hohem Maße ein Licht- und Wärmeträger ist, vermittelt es auch dem menschlichen Organismus eine wärmende Schutzhülle. Das ist gerade in unserer heutigen stressigen Zeit für Schwangere sehr wichtig, denn viele von ihnen haben nicht genügend »Hülle«. Sie sind noch dünnhäutiger und empfindlicher als im nicht schwangeren Zustand. Auch wenn solche Pflegemittel etwas teurer sind: Die besondere Zeit »des anderen Umstandes« sollte einem auch etwas Besonderes wert sein.

Es ist ratsam, wenn es der Alltag erlaubt, sich nach dem Waschen oder Duschen die Zeit zu nehmen, sich zu massieren, zu bürsten, wobei dem Bauch, den Oberschenkeln und der Brust besondere Aufmerksamkeit geschenkt wird. Hierbei kann eine Massagebürste oder ein Luffahandschuh gute Dienste leisten. Kleine, sanfte, kreisende Massagen von den Hüften hoch über das Gesäß zum Bauch regen den Kreislauf an, sorgen für eine gute Durchblutung und festigen somit das Bindegewebe. Dieses wird aufgrund von Wassereinlagerung und Gewichtszunahme im Laufe der Schwangerschaft stark beansprucht. Eine anschließende Massage mit Hauttonikum, Massage- oder Zitronenöl tut noch ein Gutes hinterher. Frauen, die zu Striae neigen (Risse im Bindegewebe durch oben erwähnte Ursachen), können am Bauch und an den Oberschenkeln eine leichte Zupfmassage durchführen. Dabei wird die Haut zwischen Daumen und Zeigefinger genommen und so weit hochgehoben, wie es angenehm ist. Diese Massage ist nicht so oberflächlich, sie geht mehr in die Tiefe. Einölen bzw. Cremen so weit wie nötig, so wenig wie möglich.

Pflege der Brust

In der Brust sind die anderen Umstände häufig am deutlichsten spürbar. Für viele Frauen ist es das erste Zeichen einer Schwangerschaft. Die Brust fühlt sich voller, größer und schwerer an und ist deutlich empfindlicher. Sie sollte in die Pflege mit einbezogen werden. Nach dem Waschen kalt abspülen. Mit den Fingern und ein wenig Öl von der Achsel zur Brustwarze hin massieren, mit beiden Händen sanft die Brustdrüsen streichen. Es ist aber darauf zu achten, daß nicht zu viel Pflegemittel auf die Brustwarze kommt, weil sie dadurch zu sehr aufgeweicht wird. Für Warze und Warzenhof gilt: je heller, desto empfindlicher! Hiervon sind meistens blonde und rothaarige Frauen betroffen. Wer schon einmal einem hungrigen Neugeborenen zum Beruhigen seinen kleinen sauberen Finger in den Mund gesteckt hat, kann gut merken, mit welcher immensen Kraft die Kinder saugen: Schon nach wenigen Minuten hat man das Gefühl, keine Durchblutung mehr im Finger zu haben. Und mit dieser Kraft saugen sie an dem Nippel, der im allgemeinen nicht soviel Berührung gewohnt ist. Es ist also wichtig, die Brustwarze schon während der Schwangerschaft abzuhärten, da sie beim Stillen sehr stark in Anspruch genommen wird. Hier hilft Kontakt mit Luft, Sonne, kaltem Wasser und Reiben an der Kleidung, wobei zwischendurch auf den Büstenhalter verzichtet wird. Ist ein Büstenhalter notwendig, z.B. bei großen, schweren Brüsten, ist darauf zu achten, daß er gut sitzt. Häufig werden die Brüste durch zu kleine Büstenhalter eingeengt und sind daher erschlafft, und die Warzen bekommen zu wenig Luft. Es sollte daher immer wieder der Umfang gemessen und die entsprechende Größe getragen werden.

Die Brustwarzen werden in die Massage miteinbezogen. Mit Zeigefinger und Daumen werden sie sachte gezwirbelt, eingedrückt und wieder herausgezogen. Mit sanften, kreisenden Massagebewegungen kann auch der Luffahandschuh benützt werden. Um die obere Haut zu gerben wird empfohlen, Salbeitinktur auf die Brustwarze zu tupfen. Läßt sich der Nippel nicht nach vorne ziehen (Hohl- oder Flachwarzen), empfiehlt es sich, beizeiten mit einer Hebamme Kontakt aufzunehmen, um dieses zu besprechen und eventuell notwendige Maßnahmen zu treffen. Es ist sicherlich am Anfang der Schwangerschaft nicht erforderlich, all dieses täglich zu tun, aber ein bis zwei Mal wöchentlich wäre schon empfehlenswert, zum Ende der Zeit häufiger bis täglich.

Bei der Brustmassage kann gelegentlich schon etwas Milch

kommen. Es gibt manche Frauen, bei denen unabhängig von der Massage auch schon früher in der Schwangerschaft immer wieder etwas Milch tröpfelt. Dies kann auch vorübergehend sein und hat nichts Unnormales zu bedeuten.

Pflege des Dammes

Zu der Pflege kann auch eine Dammvorbereitung gehören, ganz besonders bei vorangegangenen Dammschnitten oder -rissen. In der heutigen Zeit ist aufgrund der allgemeinen veränderten Lebensweise mit weniger Bewegung und vielem Sitzen die Beckenbodenmuskulatur meist verhärtet und weniger dehnbar. Während der Geburt wird aber gerade dieses Gewebe durch den kindlichen Kopf extrem ausgedehnt. Der Sinn einer Dammpflege liegt darin, das (Narben-)Gewebe weicher und geschmeidiger zu machen. Verletzungen durch Riß oder Schnitt kann durch gezielte Maßnahmen möglicherweise vorgebeugt werden. Beim Massieren des Dammes kann die Frau ein Gespür dafür entwickeln, ob sie verkrampft oder entspannt ist. Wie soll sie in der Geburtssituation An- und Entspannung beherrschen, wenn sie sich vorher nie damit befaßt hat?

Eine gute, aber etwas aufwendige Dammvorbereitung kann folgendermaßen aussehen: Etwa sechs Wochen vor dem errechneten Geburtstermin kann mit einem warmen, nicht zu heißen Lindenblütendampfbad über einer Schüssel oder dem Bidet begonnen werden, ca. 5-7 Minuten lang. Dann mit sauberen Händen den Damm mit einem guten Öl, z.B. Weizenkeimöl (viel Vitamin E) oder Kupfersalbe (Wärme) massieren. Mit dem Daumen wird das Öl mit kreisenden Bewegungen einmassiert. Es empfiehlt sich, diese Vorbereitung abends durchzuführen. Am nächsten Morgen muß das überflüssige Öl abgewaschen werden, damit sich keine Bakterien ansiedeln können. Zum Schluß der Schwangerschaft, wenn der Bauch im Weg ist, kann die Massage natürlich auch vom Partner übernommen werden. Unterstützend wirkt zudem eine gesunde Ernährung mit genügend Vitaminen (C und E) und ein entsprechendes körperliches Training, welches den Frauen in der Geburtsvorbereitung vermittelt werden sollte.

Die Zähne

Den Zähnen sollte auch Beachtung geschenkt werden. Der wesentlich erhöhte Kalziumbedarf in der Schwangerschaft und Stillzeit kann sich zum Nachteil der Zähne der Mutter auswirken. Ein altes Sprichwort besagt: Jedes Kind – ein Zahn. Daher sollte auf eine gute Ernährung mit ausreichend Milchprodukten geachtet werden (s. S. 76). Tägliche, regelmäßige Zahnpflege, einschließlich Zahnfleischmassagen mit Zahnbürste oder Finger sowie reichlich Vitamin C beugen Zahnfleischbluten vor.

Genußmittel während der Schwangerschaft

Genußmittel tun kurzfristig dem körperlichen und seelischen Befinden wohl. Es sind Hilfsmittel, das Lebensgefühl auf eine mehr oder weniger eingreifende Art zu verändern.

Genußmittel haben zwei Nachteile:

– Sie können zu einer seelischen und oder körperlichen Abhängigkeit führen. Um die gewünschten Veränderungen, z.B. erhöhte Wachheit oder gemütliche Entspannung, zu erreichen, kann dann die eigene innere Aktivität immer weniger mobilisiert werden, dafür wird die äußere Stimulation durch Kaffee, Alkohol oder Nikotin immer notwendiger. Sowohl die Seele als

auch der Körper gewöhnen sich an den Einfluß dieser Substanzen und brauchen sie für ihr Wohlsein.
– gleichzeitig wird dieses »Wohlsein« aber auf Kosten des Körpers zustande kommen. Alle diese Hilfsmittel haben einen negativen oder schädlichen Einfluß auf die Organe und im gewissen Sinne auch auf die Seele.

Eine schwangere Frau hat nicht nur mit sich zu tun, sie ist »zu zweit«, das muß sie sich immer wieder klarmachen. Sie ist jetzt stärker als später für das Wohl des Kindes verantwortlich!

Alle Genußmittel haben eine ungünstige Wirkung auf die Schwangerschaft. Bei manchen Mitteln ist diese Wirkung sogar gefährlich.

Eltern wissen in der Regel, was gut und was schlecht für ihre Kinder ist. Kinder dürfen nicht Rauchen, nicht Trinken und bekommen keinen Kaffee. Wenn sie das nach der Geburt nicht dürfen, sollte es eine Selbstverständlichkeit sein, ihnen das auch vor der Geburt (über den Mutterkuchen) nicht zukommen zu lassen!

Rauchen

Eine der schädlichen Wirkungen von Nikotin ist die Verengung der kleinen Blutgefäße, so daß die Durchblutung der meisten Organe vermindert wird.

Unter anderem hat das Rauchen aus diesem Grund einen negativen Einfluß auf die Fruchtbarkeit, sowohl bei der Frau als auch beim Mann.

Ungefähr jede vierte bis fünfte schwangere Frau in Deutschland raucht (1)[*]. Dies, obwohl die Folgen des Zigarettenkonsums für das Ungeborene allgemein bekannt sind.

[*] Die in Klammern gestellten Ziffern beziehen sich auf Quellenangaben, s. Anhang S. 383.

Zusammengefaßt sind die Rauchrisiken in der Schwangerschaft:

- verdoppeltes Fehlgeburtsrisiko;
- Wachstumsverzögerung und Mangelversorgung durch den Mutterkuchen;
- erhöhte kindliche Sterblichkeit während der Geburt und im ersten Lebensjahr (plötzlicher Kindstod);
- Verzögerung der kindlichen Entwicklung;
- negative Auswirkung auf die spätere Fruchtbarkeit der weiblichen Ungeborenen (2).

Wichtig ist zu bemerken, daß der Einfluß des passiven Rauchens, z.b. des Partners, fast ebenso so groß ist, als wenn selbst geraucht wird.

Die Auffassung, daß es nicht gut sei, abrupt mit dem Rauchen aufzuhören, ist ein Märchen. Auch wenige Zigaretten täglich sind schädlich.

Rauchen ist eine der wenigen schwangerschaftsschädigenden Einwirkungen, die vermeidbar sind.

Manchen Frauen kann es extrem schwerfallen, mit dem Rauchen aufzuhören. Weder die Versuche der Umgebung, noch eventuelle Schuldgefühle können manche Schwangere vom Rauchen abhalten. Es kann sogar zu Trotzreaktionen kommen, die den Zigarettenkonsum noch steigen lassen. In solchen Fällen kann eine fachkundige Entwöhnungskur, wenn möglich gemeinsam mit dem Partner (auch wenn er nicht raucht), sinnvoll sein.

Alkohol

Alkohol in Form von Bier, Wein, Sekt etc. hat einen eindeutig nachgewiesenen negativen Einfluß auf das Ungeborene.

Bei ausgeprägtem Alkoholkonsum kann es zu schweren Fehlbildungen des Kindes kommen. Diese sogenannte Alkohol-Embryopathie ist in unterschiedlicher Ausprägung gekennzeichnet durch Wachstumsverzögerung, Fehlbildungen im Gesicht, an Gehirn und Schädel und durch Minderbegabung. Dieses Risiko besteht bei täglichem Konsum von mehreren Gläsern eines alkoholischen Getränks. Wenn weniger getrunken wird, ist das Risiko für so schwere Folgen geringer und kann sich auf Wachstumsverzögerung und gegebenenfalls auf eine Mangelversorgung des Ungeborenen beschränken.

Auch das Fehlgeburtsrisiko nimmt bei regelmäßigem Alkoholgenuß deutlich zu.

Sporadisch oder bei besonderen Gelegenheiten, braucht ein Glas Bier, Wein oder Sekt kein schlechtes Gewissen zu verursachen. Alles, was jedoch über die Ausnahme hinausgeht – also auch, wenn täglich »nur« ein Glas getrunken wird – hat eine eindeutig negative Einwirkung auf das Ungeborene.

Wenn die Schwangere nicht auf Alkohol verzichten kann, ist es in Hinblick auf das Ungeborene sehr wichtig, dieses Problem so offen wie möglich mit dem behandelnden Arzt zu besprechen, um gemeinsam eine fachkundige Behandlung in die Wege zu leiten.

Kaffee und Tee

Auch Kaffee und Tee würde man einem kleinen Kind nicht geben. Aus den gleichen Gründen ist es einzusehen, in der Schwangerschaft zumindest zurückhaltend damit umzugehen.

Wer für das »Ingangkommen« des Kreislaufs oder zur Überwindung von Müdigkeit sehr von Kaffee abhängig ist, wird ein schlechtes Wahrnehmungsvermögen für die Warnsignale des Körpers haben. Vor allem in der Schwangerschaft aber ist diese unverschleierte »Kommunikation« mit dem Körper wichtig.

Kaffee und Tee in größeren Mengen (mehr als vier Tassen täglich) können eine Mangelversorgung und damit eine Wachstumsverzögerung des Kindes verursachen.

Wer gelegentlich mal eine Tasse trinken möchte, braucht dabei aber sicher kein schlechtes Gewissen zu haben. Im übrigen schmecken entkoffeeinisierter Kaffee, Getreide-Kaffee, Früchte- oder Kräutertee auch gut.

Andere Drogen

Der Gebrauch aller anderen Drogen während der Schwangerschaft ist mit erheblichen Gefahren für das Ungeborene verbunden.

Die Einnahme von *Kokain* in der Schwangerschaft führt zu einem zwei- bis dreifach erhöhten Fehlbildungsrisiko. Nach der Geburt kann das Neugeborene, abhängig von der Dosierung, Entzugserscheinungen zeigen.

Marihuana und *LSD* führen zwar nicht zu Fehlbildungen, wohl aber zu einer Wachstumsverzögerung und einer deutlichen Beeinträchtigung der Entwicklung des Kindes in den ersten vier Jahren.

Bei *Opiaten* (u. a. Heroin) stellt sowohl die Einnahme als auch der Entzug während der Schwangerschaft ein Risiko dar. Intensive ärztliche Begleitung und gegebenenfalls Umstellung auf Methadon ist notwendig.

Die Schwangerenvorsorge und der Mutterpaß

Die Rolle der Hebamme heute

Während der Schwangerschaft, bei der Geburt und im Wochenbett brauchen Frauen und Kinder Unterstützung, Hilfe, Rat und Pflege. Auf ihre Bedürfnisse ist im Laufe der Zeit und in den verschiedenen Gesellschaftsschichten ganz unterschiedlich eingegangen worden. Allerdings sind die werdenden Mütter immer von anderen Frauen begleitet worden. Heute ist in den industrialisierten Ländern die Rolle der Geburtshelferin zugunsten der Mediziner (oft Männer) und der technisierten Medizin zunehmend reduziert worden. Wo einst »weise Frauen«, Mütter, Großmütter, Tanten mit ihren Erfahrungen und ihrem Wissen den schwangeren und gebärenden Frauen zur Seite standen, beschränkt sich die Tätigkeit der Hebamme heute in den meisten westlichen Ländern auf die Betreuung der Frau während der Geburt im Krankenhaus. In manchen Kliniken werden Hebammen auf der Wochenstation und im Kinderzimmer eingesetzt. Einige führen auch Vorbereitungskurse in den Krankenhäusern durch.

Seit einiger Zeit jedoch ist die positive Entwicklung zu beobachten, daß Hebammen sich wieder mehr auf ihre ursprünglichen Tätigkeiten und Fähigkeiten besinnen. Sie betreiben eine umfassende, fürsorgliche familienorientierte Schwangerschafts- und Geburtsbetreuung und arbeiten heute zunehmend in der freien Praxis. Hier können sie die unterschiedlichsten Aufgaben während der Schwangerschaft, bei der Geburt und in der Nachsorge übernehmen. Sie führen Schwangerschaftsvorsorgeuntersuchungen durch, begleiten Risikoschwangere (z.B. bei vorzeitigen Wehen), geben Geburtsvorbereitungskurse und leisten Hilfe bei Schwangerschaftsbeschwerden körperlicher und seelischer Art. Diese Leistungen werden von den Krankenkassen bezahlt. Des weiteren gibt es freipraktizierende Hebammen, die Frauen bei der Geburt betreuen, sei es bei der Hausgeburt, bei Geburten in Geburtshäusern oder Arztpraxen oder als Beleghebamme in der Klinik. Auch in der Nachsorge betätigen sie sich zunehmend. Wochenbettbetreuung wird von ihnen selbstverständlich nach der Hausgeburt sowie bei ambulanten Geburten durchgeführt. Frauen nehmen nach sechstägigem Krankenhausaufenthalt gern die Hilfe von Hebammen in Anspruch. Es steht ihnen eine Wochenbettbetreuung bis zum zehnten Tag zu, und die Kosten werden von der Krankenkasse übernommen. Wochenbettbeschwerden bis zur achten Woche nach der Geburt können von Hebammen betreut werden. Freipraktizierende Hebammen arbeiten entweder allein oder mit mehreren in einer Praxis oder zusammen mit anderen medizinischen / pädagogischen / soziologischen Berufsgruppen in Zentren für Elternschaft und Geburt.

Sorge und Vorsorge

Selbst wenn es sich nicht um die erste Schwangerschaft handelt, fühlen sich die meisten Schwangeren hin und wieder unsicher. Sie wissen zwar, daß die Schwangerschaft meistens gut und ohne Probleme verläuft, aber Komplikationen auch vorkommen können. Ein wenig Angst um das Kind oder vor der Entbindung ist häufig da, obwohl meistens ein gesundes Vertrauen überwiegt.

»Wie kann ich am besten für das Ungeborene sorgen? Was kann ich selber dafür tun, daß es meinem Kind gut geht, daß die Schwangerschaft normal verläuft und daß bei der Geburt keine Komplikationen eintreten? Wer gibt mir das notwendige Vertrauen zurück, wenn einmal Ängste aufkommen?«

Eine Schwangerschaft braucht Begleitung. Eine Schwangere hat viele Fragen, die sie nicht allein beantworten kann. Das natürliche Vertrauen, eine Schwangerschaft sei etwas Selbstverständliches und Normales, ist bei den meisten modernen Frauen verschwunden. Statt dessen gibt es Verunsicherungen und zugleich das Bedürfnis, sich bewußt mit der Schwangerschaft auseinanderzusetzen. Für beides braucht die Frau die Begleitung eines kompetenten Ansprechpartners und eine fachliche Überwachung der Schwangerschaft.

Echte Ängste und Zweifel sind aber weder durch Gespräche, noch durch Untersuchungen allein zu überwinden. Wenn es nicht gelingt, einen inneren Bezug zu dem ungeborenen Kind zu bekommen und ihm mit wärmendem Vertrauen zu begegnen, kann von außen nur kurzfristig Sicherheit geboten werden. Nur durch eigene innere Anstrengung und Konzentration kann es gelingen das unmittelbare Vertrauen in das Wesen des Kindes und in die eigenen Kräfte zu bewahren oder wieder zu bekommen. So kann den immer wieder zurückkehrenden Zweifeln ein »Halt« zugerufen werden. Die tägliche Pflege der Beziehung mit dem Ungeborenen, die innere Zuwendung und aktive Kontaktaufnahme ist die Voraussetzung für echtes Vertrauen.

Die äußeren Voraussetzungen dafür, daß alles gutgeht, wie sorgfältige Untersuchungen und kompetente Begleitung gehören selbstverständlich genauso dazu; das eine kann das andere nicht ersetzen.

Hiermit ist ein Dilemma der Schwangerenvorsorge angesprochen: Die Vorsorge findet fast ausschließlich im medizinischen, fachärztlichen Rahmen statt, wodurch vieles auf medizinische Probleme reduziert wird.

Obwohl dies heute noch sehr selten vorkommt, kann eine fachlich kompetente Vorsorge auch von einer Hebamme – oder in Zusammenarbeit mit einer Frauenärztin/-arzt – durchgeführt werden. Nur bestimmte Fragen und Untersuchungen müssen fachärztlich behandelt werden. Die begleitende Hebamme kann in ganz anderer Weise, als dies in einer frauenärztlichen Praxis möglich ist, auf bestimmte Fragen und Veränderungen eingehen. Dieses Modell der Vorsorge wird erst in wenigen Praxen angeboten, hätte aber aus unserer Sicht viele Vorteile.

Was früher im Familienkreis mit Mutter und Großmutter über die Schwangerschaft besprochen werden konnte, ist heute durch die veränderte Gesellschaft und die selbständigere Position der Frau nicht mehr gegeben. Diese Aufgabe kann nun von professionellen, kompetenten Fachfrauen (Hebammen) übernommen werden. Außerdem sind sie in der Lage und dazu befugt, die sicher genauso wichtigen Schwangerschaftskontrollen durchzuführen.

Der Gewinn der modernen Geburtsmedizin liegt darin, daß viele Komplikationen während der Schwangerschaft oder Geburt frühzeitig festgestellt und behandelt werden können, so daß die kindliche und mütterliche Sterblichkeit in den letzten Jahrzehnten enorm gesunken ist.

Diese »objektive Medizin der Geräte« verführt aber auch dazu, daß man allzugern die Frage nach dem Wohlergehen des Kindes von außen, am liebsten sichtbar im Ultraschall, beantwortet haben möchte. Dabei weiß eigentlich jede Frau, daß dies nur einen Teil der Sicherheit geben kann, die ohne das innere Vertrauen nicht ausreicht.

Selbst eine intensive Vorsorge kann nicht die Garantie für ein gesundes Kind sein. Sicherheit kann nie versprochen werden, da das Leben für jeden immer ein gewisses Risiko beinhaltet.

Es gibt aber einige Schwangerschaftskomplikationen wie Wachstumsverzögerung des Kindes, Blutarmut, Blutdruckprobleme, vorzeitige Wehen usw., die durch einfache Methoden rechtzeitig zu entdecken sind.

Die regelmäßigen Vorsorgeuntersuchungen bieten der Schwangeren die Möglichkeit, solchen Problemen vorzubeugen oder sie zu behandeln. Die erste Untersuchung sollte in den ersten vier bis sechs Wochen nach Ausbleiben der Regelblutung vorgenommen werden.

Wenn alles in Ordnung ist, werden die Vorsorgetermine bis zu der 30. Woche ungefähr alle vier Wochen sein, dann alle zwei bis drei Wochen und zum Schluß wöchentlich.

Bei jeder Untersuchung wird zuerst gefragt, wie es geht, ob Beschwerden eingetreten sind und ob spezielle Fragen oder Anliegen zu besprechen sind. Dann wird untersucht, wie es dem Kind und der Mutter geht.

Das Wohlbefinden des Kindes drückt sich während der Schwangerschaft hauptsächlich im Wachstum aus. Wenn irgend etwas mit dem Kind nicht in Ordnung ist, wird es oft mit weniger Wachstum darauf reagieren. Ab der 18. Woche etwa kommen die Kindsbewegungen als Äußerung des kindlichen Befindens dazu. Als direktes Lebenszeichen dient natürlich auch der Herzschlag: Mit dem Herztöne-Rohr ist dieser ca. ab der 20. Woche zu hören; mit dem Ultraschall ab der 6. Woche nachweisbar, mit dem Herztöne-Doppler etwa ab der 14. Woche; CTGs werden in der Regel nicht vor der 28. Woche geschrieben (s. S. 211).

Nach der 28. Woche wird auch die Lage des Kindes beurteilt. Dies kann für den Geburtsverlauf Konsequenzen haben (s. S. 328).

Bei der Mutter wird neben Gewicht, Urin, Blutdruck und Blutgehalt häufig eine gynäkologische Untersuchung zur Beurteilung des Muttermundes und eine mikroskopische Untersuchung des Scheidensekrets durchgeführt. Der Sinn der vielen vaginalen Untersuchungen ist nicht nachgewiesen und wird zu Recht in diesem Ausmaß angezweifelt (3).

Im Mutterpaß werden die Ergebnisse festgehalten.

Der Mutterpaß

Absicht und Sinn dieses Büchleins ist es, alle schwangerschaftsbezogenen Informationen und Daten übersichtlich dokumentiert zur Verfügung zu haben. Deshalb bekommt jede Schwangere zur ersten Vorsorgeuntersuchung diesen Mutterpaß, ausgefüllt mit ihren medizinisch wichtigen Daten – beispielsweise die Vorgeschichte bei eventuellen früheren Schwangerschaften – und dem aktuellen Stand. Alle weiteren Vorsorge-Ergebnisse sowie eventuelle Behandlungen werden ergänzend dokumentiert.

Diese persönlichen Daten dienen in erster Linie dazu, in Notfällen, bei Vertretungen oder bei der Geburt den behandelnden Ärzten oder Hebammen einen schnellen Überblick über die geburtshilflich wichtigen Gegebenheiten zu ermöglichen. Der Mutterpaß gehört der Frau, und sie verfügt selber darüber, wem sie Einsicht verschafft. Auf der Umschlagseite steht zu lesen: »Sie selbst entscheiden darüber, wem dieses persönliche Dokument zugänglich gemacht werden soll.« Arbeitgeber, Krankenkassen oder andere Institutionen haben somit keinen Anspruch auf Einsicht in den Mutterpaß, wenn die Frau dies nicht möchte.

Natürlich kann die Schwangere sich mit dem Paß auch selbst einen Eindruck über den Schwangerschaftsverlauf und eventuelle Risiken verschaffen. Sie sollte den Stand der Dinge eigentlich durch Gespräche und Erläuterungen bei den Vorsorgeuntersuchungen vermittelt bekommen, aber manchmal wird doch nicht alles verstanden, oder die Ärztin/Arzt nahm sich nicht die Zeit, Unklarheiten zu beseitigen.

Hinderlich am Mutterpaß ist allerdings, daß die Informationen kaum für Laien verständlich sind. Die Eintragungen sind oft Abkürzungen (in schwer lesbarer Ärztehandschrift) von Fachausdrücken, die zum Teil auch unterschiedlich gehandhabt werden, und bedürfen deshalb einer genaueren Erklärung durch den Arzt oder die Hebamme. Eine so informierte Schwangere kann die notwendige Mitverantwortung für die Vorsorge mittragen.

Um das Verständnis des Mutterpasses zu erleichtern, werden im folgenden die einzelnen Seiten besprochen.

• *Seite 1*: Wenn von jeder Institution (Arztpraxis, Hebammenpraxis, Geburtshaus, Krankenhaus), die an der Vorsorge oder Entbindung beteiligt ist oder sein soll, Adresse und Telephonnummer vorhanden sind, stehen diese im Notfall schnell zur Verfügung.

• *Seite 2 und 3*: Das Adressenfeld ist im Zusammenhang mit den Ergebnissen der serologischen Untersuchungen deshalb wichtig, damit das Risiko der Verwechslung so gering wie möglich gehalten wird.

Serologische Untersuchungen sind Untersuchungen am Blutserum. Bei der ersten Vorsorge wird dazu etwa 10 ml. Blut aus der Armvene entnommen.

Blutgruppenzugehörigkeit und Antikörpersuchtest

Aus zwei Gründen ist diese Untersuchung von Bedeutung:

a) Es kann unter Umständen eine Bluttransfusion bei der Mutter notwendig sein,

b) Es kann bei bestimmten Blutgruppenkonstellationen zu Unverträglichkeitsreaktionen zwischen dem mütterlichen und dem kindlichen Blut kommen (s. S. 299).

Beim Antikörpersuchtest wird untersucht, ob sich Antikörper gegen Blutgruppen-Antigenen gebildet haben, z.B. bei einer Rhesus-negativen Mutter Antikörper gegen das Rhesus-Antigen. Ein negativer Antikörpersuchtest ist der Normalfall, es sei denn, der Rhesus-negativen Mutter wurde eine Anti-D-Prophylaxe verabreicht (Näheres dazu auch S. 302).

Dieser Antikörpersuchtest wird bei jeder Schwangeren mit Rhesus-negativer Blutgruppe noch ein- bis zweimal im Laufe der Schwangerschaft wiederholt.

Röteln-HAH-Test

Dieser Test dient zur Feststellung, ob die Schwangere einen Schutz gegen Röteln besitzt, sei es durch Impfung oder durch eine durchgemachte Rötelninfektion. Ab einer Titerstufe von 1:16 wird eine Röteln-Immunität angenommen, die Schwangere kann nicht mehr an Röteln erkranken. Über Röteln in der Schwangerschaft und das Fehlbildungsrisiko siehe S. 265.

Weitere serologische Untersuchungen: Hier können die Ergebnisse von verschiedenen anderen Tests erwähnt werden. Suchtests für Lues und Hepatitis werden routinemäßig bei allen Schwangeren vorgenommen. HIV und Toxoplasmose werden von vielen Frauenärzten in der Regel in Absprache mit der Frau bestimmt, sind aber noch nicht im Vorsorgeprogramm aufgenommen.

Bei der LSR, Lues-Such-Reaktion, handelt es sich um einen allgemeinen Suchtest, d.h. ohne das Vorhandensein von individuellen Krankheitszeichen, zum Ausschluß einer Lues-Erkrankung (Syphilis), s. Näheres dazu S. 268. Merkwürdigerweise wird bei dieser Untersuchung kein Testergebnis im Paß eingetragen, nur ob der Test durchgeführt wurde. Wenn Lues festgestellt wird, wird die Frau natürlich informiert und behandelt. Als Schutz für die Schwangere wird das Ergebnis nicht so offen in den Mutterpaß geschrieben. Seit kurzem wird Hepatitis B Serologie bei jeder Schwangeren gegen Ende der Schwangerschaft abgenommen. Näheres zu Hepatitis in der Schwangerschaft s. S. 252.

Der HIV-Test. Dieser Test wird jeder Schwangeren angeboten, es ist ihr freigestellt ihn durchführen zu lassen.

Näheres über HIV und AIDS in der Schwangerschaft, siehe S. 255.

Zur Toxoplasmose in der Schwangerschaft siehe S. 269.

• *Seite 4:* Die Angaben zu vorangegangenen Schwangerschaften (auch Fehlgeburten und Abbrüche) können für die jetzige Schwangerschaft und Entbindung von Bedeutung sein.

• *Seite 5*: Neben Alter und Größe stehen die Begriffe Gravida und Para. Gravida bedeutet, die wievielte Schwangerschaft es ist, Para bedeutet wie viele Entbindungen schon gewesen sind. Wer jetzt zum vierten Mal schwanger ist und vorher eine Fehlgeburt, einen Abbruch und eine ausgetragene Schwangerschaft hatte, ist Gravida IV und Para I.

Die Liste zur allgemeinen Anamnese und zu Befunden dient der Einschätzung des individuellen Schwangerschaftsrisikos. Wenn in der rosa unterlegten Spalte bei »Schwangerschaftsrisiko« ein Kreuz eingetragen wird, kann das natürlich beunruhigend wirken. Im Gespräch mit dem behandelnden Arzt kann aber geklärt werden, wie schwerwiegend das Risiko ist, und ob es vermeidbar oder behandelbar ist. Dies ist die spezielle Risikoberatung. Die weitere aufgeführte Beratung ist die genetische Beratung. In manchen Situationen – z.b. bei vorliegenden Erbkrankheiten bei einem der Eltern oder bei bestimmten Krankheiten oder Fehlbildungen während vorangegangener Schwangerschaften – kann eine solche Beratung in einem Humangenetischen Institut sinnvoll sein.

In der Regel findet bei der ersten oder zweiten Vorsorgeuntersuchung ein allgemeines Gespräch über Schwangerschaft, Umgang mit Arbeit, Sport, Ernährung usw. statt. Das ist die allgemeine Beratung.

Die Krebsfrüherkennungsuntersuchung ist der Abstrich vom Gebärmutterhals, der meist routinemäßig bei der ersten Vorsorge mitgemacht wird.

• *Seite 6*: Abschnitt Terminbestimmung spricht für sich (s. auch S. 38).

Der Katalog B mit besonderen Befunden im Schwangerschaftsverlauf erfaßt Besonderheiten oder Komplikationen, die während der Schwangerschaft eintreten. Wenn da etwas angekreuzt wird, wird das vom Arzt oder von der Hebamme erklärt und besprochen. Die meisten Komplikationen sind S. 227 ff. beschrieben. Aufklärung über eventuelle Risiken oder Komplikationen kann einen günstigen Einfluß auf das eigene Verhalten und den Umgang mit der Schwangerschaft und ihren Besonderheiten haben.

• *Seite 7 und 8:* In dem Gravidogramm werden die Kürzel der Befunde der jeweilige Vorsorgeuntersuchungen dokumentiert.

Datum: Tag der Vorsorgeuntersuchung

Schwangerschaftswoche: errechnet vom ersten Tag der letzten Periode. z.B. 20 + 3, d.h. 20 Wochen und 3 Tage der 21. Woche.

SSW gegebenenfalls Korr.: Schwangerschaftswoche, die ggf. durch abweichende Befunde zur errechneten Woche korrigiert werden muß. Bei einem 5-Wochenzyklus ist die Schwangerschaft z.B. um eine Woche jünger, als üblicherweise berechnet. In dieser Spalte steht dann 19 + 3 statt 20 + 3.

Fundusstand, Symph.Fundusabst.: In dieser Spalte geht es um die Größe der Gebärmutter. Es gibt zwei Methoden, dies anzugeben. Der Fundusstand gibt an, wie hoch der oberen Rand der Gebärmutter (Fundus) steht im Vergleich zum Schambein (Symphyse), zum Nabel oder zum Rippenbogen, jeweils angegeben in Fingerbreiten. S+2 bedeutet z.B.: Die Gebärmutter reicht bis zwei Querfinger über das Schambein, oder N-1 bedeutet, daß sie bis zu einem Querfinger unterhalb des Nabels reicht. Die zweite Methode drückt die Größe der Gebärmutter durch den Abstand zwischen Schambein und Gebärmutter-Oberrand in Zentimetern aus. Diese letzte Methode wird weniger oft benützt als die erste.

Kindslage: bis zum Anfang der 20. Woche ändert die Lage sich häufig. Bis zur etwa 35. Woche kann sie sich noch ändern, danach ist das eher eine Ausnahme. Man unterscheidet die Schädellage (SL), die Steißlage oder Beckenendlage (BEL) und die Querlage (QL). Die Schädellage kommt am häufigsten vor, die Querlage am seltensten. Der Zusatz I bedeutet, daß der Rücken links liegt (von der Mutter aus gesehen), bei II ist er rechts. Die Lage des Rückens hat für die Geburt kaum eine Bedeutung.

Herztöne: in dieser Spalte wird mit einem + angegeben, ob mittels Ultraschall, Hörrohr oder CTG Herztöne gesehen oder gehört wurden. Mit Ultraschall ist dies ab der 6. Woche möglich.

Kindsbewegungen: Erstschwangere können in der Regel ab der 18. - 20. Woche selber die Bewegungen des Kindes spüren. Das ist für die werdende Mutter das erste und einzige direkt spürbare Lebenszeichen.

Ödeme: Wassereinlagerungen, meist in den Beinen, werden Ödeme genannt. Bei ausgeprägten Ödemen sind auch die Hände und das Gesicht geschwollen. Mit + oder ++ wird angegeben, ob und wie viele Ödeme vorhanden sind. Die Kombination von Ödemen, erhöhtem Blutdruck und Eiweiß im Urin heißt Gestose (s. S. 242).

Varikosis: Krampfadern sind meist an den Beinen, aber auch im Schamlippenbereich möglich. Schwangere sind anfällig für die Entwicklung von Krampfadern. Nach der Entbindung verschwinden sie zum Teil wieder. Bei ausgeprägten Krampfadern werden Stützstrümpfe empfohlen. Krampfadern im Afterbereich sind Hämorrhoiden.

Gewicht: eine Gewichtszunahme von 10 - 12 kg für die gesamte Schwangerschaft gilt als normal. Die größte Gewichtszunahme fällt in der 2. Schwangerschaftshälfte an (s. auch S. 58). Zuviel Gewichtszunahme kann mit veränderten Eßgewohnheiten zusammenhängen, kann aber auch ein Hinweis auf Wassereinlagerung oder Schwangerschaftszucker sein (s. S. 305).

RR syst./diast.: Hier werden die systolischen und diastolischen Blutdruckwerte, gemessen nach der Methode von Riva/Rocei (RR), eingetragen. Der systolische Wert liegt normalerweise zwischen 100 und 140, der diastolische Wert zwischen 60 und 90. Sowohl ein zu hoher als auch ein zu niedriger Blutdruck kann negative Auswirkungen auf die Entwicklung der Schwangerschaft haben (s. S. 62, 244).

Hb (Ery): Hämoglobin ist der rote Blutfarbstoff. Es befindet sich in den Erythrozyten, den roten Blutkörperchen. Das Hämoglobin wird als Maß für den sogenannten Blutgehalt genommen, um eine Blutarmut entdecken zu können.

Einen Hb-Wert unterhalb von 12 g% nennt man eine leichte Blutarmut, unter 11 g% mittelschwer und unter 10g% schwer (s. auch S. 240).

Urin: Ob Eiweiß, Zucker, Nitrit oder Blut im Urin vorkommt, kann mit einem Teststreifen einfach nachgewiesen werden.

Eiweiß oder Zucker können mal positiv sein, ohne einen wesentlichen Krankheitswert zu bedeuten. Bei ausgeprägtem oder wiederholtem Vorkommen kann es ein Hinweis auf eine beginnende Gestose (s. S. 245) oder eine Zuckerkrankheit (s. S. 305) sein.

Wenn Nitrit und oder Blut im Urin nachgewiesen wird, bedeutet dies meistens eine Blasen- oder Nierenentzündung. In einem solchen Fall wird der Urin zentrifugiert und der Satz (*Sediment*) mikroskopisch beurteilt. Bei nachgewiesener Infektion kann der Urin auch noch bakteriologisch untersucht werden, um den Erreger zu erkennen und gezielt antibiotisch zu behandeln.

Eine Blasenentzündung während der Schwangerschaft kann vorzeitige Wehen verursachen oder auch leicht eine Nierenbekkenentzündung zur Folge haben.

Vaginale Untersuchung: Bei der vaginalen Untersuchung wird der Gebärmutterhals beurteilt, um festzustellen, ob er noch fest geschlossen und voll erhalten ist. Gegen Ende der Schwangerschaft, bei vorzeitigen Wehen oder bei einer Muttermundschwäche wird er kürzer, weicher und öffnet sich allmählich. Die meisten Frauenärzte machen bei jeder Vorsorge eine vaginale Untersuchung, obwohl dies auch viel weniger sein könnte. Es hat sich gezeigt, daß regelmäßige vaginale Untersuchungen die Häufigkeit von Frühgeburten nicht senken (3).

Es gibt eine Fülle von Kürzeln, mit denen der Zustand des Gebärmutterhalses beschrieben wird. Fast jeder Arzt hat seine eigene Dokumentation, die er erklären kann.

Sonstige Befunde: Hier können z.b. Befunde von Hormonbestimmungen eingetragen werden. Bei vermindertem Wachstum des Kindes kann es sinnvoll sein, die Hormone vom Mutterkuchen zu bestimmen (HPL, Oestriol).

Risiko-Nr.: Wenn während der Schwangerschaft besondere Risiken aus der Liste auf Seite 6 aufgetreten sind, können diese in dieser Spalte nochmals erwähnt werden.

Sonstiges/Therapie/Maßnahmen: Hier werden besondere Untersuchungsergebnisse wie z.B. Infektionsnachweise, Zuckerbelastungstest, bakteriologischer Urinbefund eingetragen. Auch Therapien wie Antibiotika, Mittel zur Wehenhemmung, Pilzbehandlung können hier dokumentiert werden.

• *Seite 9:* Die Ergebnisse der Ultraschalluntersuchungen werden in diesem Kasten eingetragen. Es sei hier erwähnt, daß die Schwangerschaftsvorsorge im Normalfall drei Ultraschalluntersuchungen vorsieht, zwischen der 9. - 12., 19. - 22., und 29. - 32. Woche.

Zuerst zu einigen der Spalten eine Erklärung:

rechn. SSW: die rechnerische Schwangerschaftswoche, gerechnet nach dem ersten Tag der letzte Regelblutung.

korrigierte SSW nach US-Verlauf: Wenn die Größenmessungen des Ungeborenen vom Anfang an für eine andere Woche sprechen und dies bei jeder neuen Untersuchung in der gleichen Art bestätigt wird, muß die Schwangerschaftswoche korrigiert werden. Auch wenn das Datum der letzten Regelblutung unbekannt ist oder ein sehr unregelmäßiger Zyklus vorlag, kann die genaue Schwangerschaftswoche und damit der erwartete Geburtstermin anhand von frühen Ultraschalluntersuchungen bestimmt werden.

Wenn erst im späteren Verlauf der Schwangerschaft eine Differenz zwischen der Größe und der errechneten Woche auftritt, darf nicht mehr korrigiert werden, das Kind ist dann (zu) klein oder (zu) groß (siehe hierzu auch S. 288).

SSL/FS: die Schädel-Steiß-Länge wird vor allem in den ersten drei Monate gemessen.

BIP: der *Bip*arietaler Durchmesser mißt den Abstand zwischen den beiden Schläfen am Kopf.

ATD: der Abdomen-Transversaler-Durchmesser mißt den Querdurchmesser des Bauches auf der Leberebene.
Die Kombination vom BIP, ATD und die Länge des Oberschenkelknochens (Femur-Länge) vermitteln einen guten Eindruck von der Größe des Kindes. Wenn das Kind nach diesen Messungen größer oder kleiner ist, als in der Woche erwartet wird, kommt in der letzten Spalte ein Vermerk bei »nein, weil:«.

FW-Menge: Die Fruchtwassermenge kann normal, vermehrt oder vermindert sein. In seltenen Fällen kann zuviel oder zuwenig Fruchtwasser ein Hinweis auf Fehlbildungen sein.
Die übrigen Spalten sprechen für sich.

Die *CardioTokoGraphischen (CTG) Befunde* werden in dem unteren Kasten dokumentiert. Meistens werden schon ab der 28. Woche CTG-Kontrollen bei den Vorsorgeuntersuchungen gemacht. Sinnvoll ist es eigentlich erst später, es sei, es bestehen vorzeitige Wehen oder andere Komplikationen. Wenn bei Befund oB steht, bedeutet das »ohne Besonderheiten«. Näheres zum CTG s. S. 211.

• *Seite 10:* In dieser Grafik sind die Normwerte mit den entsprechenden »Spielräumen« für den biparietalen Kopfdurchmesser und den Querdurchmesser des Bauches in Abhängigkeit von der Schwangerschaftswoche wiedergegeben. Hier können die gemessenen Werte eingetragen werden, um den Verlauf des Wachstums anschaulich darzustellen. Nur die wenigsten Frauenärzte führen diese Eintragungen durch.

• *Seite 11:* Auf dieser Seite werden die wichtigsten Daten von Schwangerschaft, Geburt und Wochenbett zusammengefaßt. Die Spalte Schwangerschaft spricht für sich.

Bei der Geburt bedeutet *Geburtsmodus* wie die Geburt verlief: sp = Spontangeburt; S = Sectio (Kaiserschnitt); vag. Op. = vaginale Operation, d.h. Saugglocke oder Zange.

Der *APGAR-Wert* ist die Beurteilung des Kindes eine, fünf und zehn Minuten nach der Geburt. Mit dieser Beurteilung wird festgehalten, wie schnell sich das Kind den Lebensverhältnissen auf der Erde angepaßt hat. Am häufigsten wird hier der Wert 9-10-10 zu lesen sein, wenn das Kind ohne Probleme geboren wurde. Über die Bedeutung und die Interpretation dieser Werte s. S. 133.

Der *pH-Wert* aus dem Blut der Nabelschnurarterie sagt etwas aus über den Säuregrad und damit indirekt über den Sauerstoffgehalt des kindlichen Blutes. Direkt nach der Geburt wird dazu Blut aus der Nabelschnurarterie abgenommen und sofort untersucht. Mehr über die Bedeutung dieser Untersuchung, s. S. 134.

Die weiteren Eintragungen in der Spalte Geburt sprechen für sich.

Bei den Eintragungen bezüglich des Wochenbetts sei hier nur die *Anti-D-Prophylaxe* erwähnt. Dies betrifft die Problematik rund um die Rhesus-Blutgruppe, siehe dazu S. 299. Bei Rhesus-negativen Müttern wird die Blutgruppe der Kinder nach der Geburt bestimmt. Wenn das Kind Rhesus-positiv ist, wird die Mutter eine Anti-D-Prophylaxe, d.h. eine Spritze mit Antikörpern gegen den Rhesus-Faktor, bekommen, um vorzubeugen, daß sie selber Antikörper bildet und damit bei einer nächsten Schwangerschaft Probleme haben könnte.

• *Seite 14:* Auf dieser Seite werden die Ergebnisse der Nachsorge-untersuchung 6 bis 8 Wochen nach der Entbindung eingetragen. Um diese Zeit ist der Wochenfluß normalerweise vorbei, möglicherweise hat sich die Regelblutung schon wieder eingestellt (vor allem bei Frauen, die nicht stillen) und eine Dammnaht ist gut abgeheilt.

Soweit der erläuternde Durchgang durch den Mutterpaß, in der Hoffnung, daß jede Schwangere versteht, was in *ihrem* Heft eingetragen wird.

Geburtsvorbereitung

Geburtsvorbereitungskurse

Geburtsvorbereitung ist eine Begleitung während der Schwangerschaft, die helfen soll, die körperlichen, emotionalen, psychischen und die sozialen Veränderungen anzunehmen und zu verarbeiten. Sie vermittelt nicht nur eine bestimmte Methode, die wie ein Rezept zu benutzen ist. Neben dem Erlernen und Üben verschiedener Körper- und Atemwahrnehmungen dient die Vorbereitung auch dazu, Informationen auszutauschen, Gespräche zu führen und Fragen zu stellen. Dadurch und durch intensive Körperwahrnehmung soll sie helfen, Ängste zu reduzieren und Selbstvertrauen zu stabilisieren. So können die Eltern leichter zu einem positiven Geburtserlebnis kommen.

Ziel aller werdenden Eltern ist eine natürliche und sanfte Geburt. Aber auch das bedeutet Arbeit. Eine Geburt läßt sich durchaus mit Hochleistungssport oder Bergsteigen vergleichen: eine anstrengende, aber befriedigende Aufgabe, auf die sich niemand ohne Vorbereitung einlassen würde. Es ist sinnvoll, seine Kräfte einzuteilen und seinen Atem zu schulen, um nicht unnötige Energien zu verschwenden. Es gibt Frauen, die so viel Vertrauen zu sich selbst haben und so in sich ruhen, daß sie ganz gelassen an die Geburt herangehen und teilweise mit erstaunlicher Leichtigkeit »mal eben« ein Kind bekommen. Dies trifft allerdings nur auf eine kleinere Anzahl der Schwangeren zu. Gebären ist an sich ein völlig natürlicher Vorgang, den der Körper im Grunde allein macht. Doch wenn die Geburtsarbeit sich über Stunden hinzieht (was *auch* völlig normal ist) und die Frau auf die Heftigkeit der Arbeit nicht vorbereitet ist, kommt häufig Angst dazu. Angst aber führt zu Verspannungen, die letztendlich in Schmerz münden.

Dieses »Angst-Spannung-Schmerz«-Syndrom hat schon vor sechzig Jahren Dick Read erkannt und beschrieben. Nach seinem Konzept ist der Schmerz bei dem physiologischen Vorgang der Geburt in erster Linie psychisch bedingt. Durch intensive Vorbereitung der Frauen in der Schwangerschaft mit dem Ziel einer natürlichen, angstfreien Geburt sollte diese Reaktionskette durchbrochen werden. Andererseits geht die Methode von Lamaze von einem neurophysiologischen Ansatz aus. Grundtenor dabei ist die positive Geburtsmotivation. Freude auf das Kind, statt Angst vor der Geburt. Beide Methoden verfolgen dasselbe Ziel. Dieses Ziel zu erreichen ist der Sinn der Geburtsvorbereitung. Allerdings wird bei diesen beiden Methoden der werdende Vater nicht sonderlich mit einbezogen.

Geburtsvorbereitung wird von unterschiedlichen Institutionen angeboten: in Kliniken und Familienbildungsstätten, von pro familia oder Mütterzentren. Die Kursleiter kommen aus verschiedenen Berufsgruppen, haben unterschiedliche Schwerpunkte und Inhalte. Manche, wie z.B. Psychologen oder Pädagogen, werden einen anderen Bezug zu den Inhalten haben als mehr praktisch orientiert arbeitende Menschen wie Hebammen und Geburtsvorbereiterinnen. Auf dem Hintergrund des Gesagten ist klar, daß reine Gymnastikkurse die Aufgabe der Geburtsvorbereitung nicht erfüllen. Es ist daher ratsam, sich beizeiten zu informieren, sich aber auch vorher schon zu überlegen, evtl. mit dem Partner, was von einem Kurs erwartet wird. Will ich ein rein körperliches Training, oder ist mir die seelisch-geistige Begleitung für den Aufbau einer inneren Beziehung zur Schwangerschaft wichtig?

Ein Teil des Kurses beschäftigt sich mit der Wahrnehmung und dem Trainieren des Körpers. Durch Entspannungs- und Auflockerungsarbeit wird ein Bewußtsein für Spannungen im Körper, besonders im Beckenbodenbereich geschaffen. Konditionsstärkung wird durch Kreislaufanregung und Muskelaufbau gefördert. Atemübungen erleichtern die Entspannung und bereiten auf den Umgang mit den Wehen vor. Es sollte auch unbedingt ein Wissen über Körperfunktionen, Beckenaufbau, Schwangerschaftsverlauf, psychische Veränderungen vermittelt werden. Darüber hinaus werden Gespräche über Sinn und Zweck der Wehentätigkeit, die Bedeutung einer positiven Einstellung und über Veränderungen in der Partnerschaft zu dritt geführt. Auch praktische Hinweise für den Alltag der werdenden Eltern sind angebracht. Gute sachliche Informationen sind wichtig, um mutig und voller Zuversicht und Selbstvertrauen in die Geburt zu gehen und aus eigener Kraft mit eigenem Wollen das Kind zu gebären.

Schwangerschaft bedeutet nicht nur, daß Frauen Mütter werden. Männer werden auch zu Vätern. Aufgrund fehlender Vorbilder ist es für sie nicht immer einfach, sich in ihrer neuen Rolle zurechtzufinden. Es ist daher sinnvoll, daß die Partner zumindest einen Teil der Geburtsvorbereitung mitmachen. Es ermöglicht ihnen, während dieser Zeit nicht außen vor zu stehen, sondern zeigt, wie sie mit Verständnis das Geschehen begleiten können. Es ist wichtig zu wissen, wann, wie und womit man sinnvolle Hilfe leisten kann. Der werdende Vater soll verstehen, um was es sich bei Schwangerschaft und Geburt handelt. So kann er Bedürfnisse und Veränderungen nachvollziehen. Bei der Geburt kann er auch tätig sein, sei es im Verändern und Unterstützen der verschiedenen Geburtspositionen als auch bei der Atmung. Für die Frauen ist es wichtig, sich dabei auf ihn verlassen zu können. Der Partner sollte deshalb den Atemrhythmus der Frau gut kennen. Er soll ihr helfen, in den Pausen zu entspannen, damit Pause wirklich Pause ist. Gemeinsames Üben im Kurs kann Unsicherheit im »Ernstfall« verringern.

Die Anwesenheit der Männer beim Vorbereitungskurs ist nicht immer nötig, manchmal auch gar nicht sinnvoll. Manche Gespräche werden leichter und offener unter Frauen ohne Männer geführt. Außerdem wird nicht jede Frau in ihrer Schwangerschaft von einem Mann begleitet. Dies ist nicht immer so gewollt, und solche Frauen müssen nicht ständig mit dieser Tatsache konfrontiert werden. Bei der Geburt kann die Rolle des Partners durchaus von einer anderen Frau übernommen werden.

Wahl des Geburtsortes

Jedes Elternpaar muß sich darüber Gedanken machen, wo das Kind auf die Welt kommen soll. Noch bis zur Jahrhundertmitte war es selbstverständlich, daß die Kinder zu Hause geboren wurden. Im Laufe der fünfziger Jahre entwickelte sich der Trend dahin, daß die Frauen zunehmend von ihren Ärzten zur Entbindung in die Klinik geschickt wurden. Aus praktischen Gründen wurde dabei die nächstliegende Entbindungsklinik gewählt. Dort wurde die Geburt als Routinevorgang im klinischen Betrieb betrachtet, das Kind als »Geburtsobjekt«. Es gab keine verschiedenen Geburtsmöglichkeiten oder -methoden. Es wurde aber auch nicht danach gefragt. Die Frauen kamen allein ins Krankenhaus oder wurden von ihren Männern bis an die Tür gebracht. Sie waren dem Geschehen allein überlassen. Die Betreuung beschränkte sich meistens auf die üblichen Routinevorbereitungen wie Fragen zur Person, Einlauf, Bad, Rasur, etc. Zur seelischen Begleitung machte man sich kaum Gedanken. Dafür war das Angebot an starken Schmerzmitteln groß und wurde von den Frauen aufgrund ihres Alleinseins, ihrer Ängste und Schmerzen auch gern angenommen. Die Überwachung durch die Hebammen unter der Geburt bestand aus regelmäßiger Herztonkontrolle mit dem Stethoskop und vaginalen oder rektalen Untersuchungen. In den siebziger Jahren wurde die Cardiotokographie (CTG) eingeführt, zur kontinuierlichen technischen Überwachung der kindlichen Herzfrequenz und der Wehentätigkeit. War die Geburt dann so weit fortgeschritten, daß das Kind geboren werden sollte, bekamen die Frauen einen sogenannten Übergangsrausch. Entweder wurde ihnen Aether zum einatmen vor die Nase gehalten, was sie kurzfristig benommen machte, oder sie bekamen eine Spritze mit einem Kurzzeitnarkosemittel, zusammen mit einem künstlichen Wehenmittel. Daraufhin schliefen sie augenblicklich ein und wurden nach ungefähr 20 Minuten langsam wieder wach. Häufig wurde ihnen im Halbbewußtsein mitgeteilt, daß sie ihr Kind geboren hatten. Richtig ansprechbar und klar von Bewußtsein, waren sie erst nach 1-2 Stunden. Durch diese Art von Geburtshilfe wurden die Mütter und Väter um vieles am Geburtserlebnis betrogen. Aber auch die Neugeborenen müssen gelitten haben: statt als Menschen liebevoll und mit Freude in Empfang genommen zu werden, wurden sie meistens, getrennt von ihren Müttern, routinemäßig versorgt.

Es haben sich die Zeiten und auch das Bewußtsein geändert, so daß eine Geburtshilfe, wie sie zu Anfang der siebziger Jahre noch praktiziert wurde, heute kaum mehr denkbar ist. Die grundsätzlichen politischen und sozialen Unruhen in dieser Zeit haben viele Veränderungen mit sich gebracht. Das Wirtschaftswunder in Deutschland hatte einerseits zu einer Selbstzufriedenheit, andererseits aber auch zu einer kritischen Haltung gegenüber dem materiell Erreichten geführt. Unter anderem hatte die Frauenbewegung in dieser Zeit einen Höhepunkt erreicht. Es wurde vieles in Frage gestellt, insbesondere in bezug auf Familie und Erziehung. Es blieb dabei nicht aus, daß auch über die Art und Weise, wie wir unsere Kinder bekommen, nachgedacht und diskutiert wurde.

Einer, der im Bereich der Menschwerdung vielen Eltern und Geburtshelfern völlig neue Wege gezeigt hat, ist Frederik Leboyer. In seinen Büchern tritt er für Ehrfurcht und Respekt vor dem kommenden Menschen ein. Kerngedanke bei Leboyer ist, daß wir es in der Schwangerschaft und während der Geburt mit einem vollwertigen Menschen zu tun haben, einem Menschen, der Freude und Leid, Glück und Schmerz erlebt. Insofern müssen wir mit entsprechendem Verständnis, entsprechender Rücksicht und Fürsorge diesen Menschen bei seinem oft schwierigen Weg der Geburt begleiten.

Mit seinen Gedanken hat Frederik Leboyer das Bewußtsein vieler Menschen erreicht und hat einiges getan, damit Veränderungen stattfinden konnten. Zusammen mit anderen hat er ein Umdenken

sowohl bei Eltern als auch bei Ärzten und Hebammen miteinge-
leitet. Es gibt keine Geburtsmethode nach Leboyer, es ist eine Frage des Bewußtseins. Es geht um das Schaffen eines Klimas und
einer Atmosphäre, in der das Ereignis Geburt stattfinden kann.
Geburtsarbeit leisten Mutter und Kind, Hebammen und Ärzte
sind ihre Helfer, nicht die Hauptpersonen. Diese Ideen sind innerhalb der Anthroposophie schon immer zu finden gewesen. Die
Geburt eines Kindes wird nicht als isoliertes Ereignis betrachtet,
sondern als Schlüsselerlebnis innerhalb einer Biographie. Dabei
spielen die vorgeburtliche Entwicklung und die familiäre Umgebung, in die das Kind hineingeboren wird, eine wesentliche Rolle.
Das spiegelt sich unter anderem in der Geburtshilfe, wie sie in den
anthroposophischen Kliniken in Deutschland praktiziert wird,
wider. Gerade in der Zeit des Umdenkens waren diese Kliniken
Vorreiter einer familien-orientierten, natürlichen Geburtshilfe.

Entsprechend steht das Kind im Mittelpunkt des Geschehens
und wird von Mutter und Vater in Empfang genommen. Die Mutter wird, ohne auf die Sicherheit einer modernen medizinischen
Überwachung zu verzichten, mit einer warmen Umgebung, seelischer Betreuung und keinerlei Überfluß an bewußtseinsbetäuben-
den Medikamenten versorgt. Die Gegenwart des Partners als wer-
dender Vater so wie als Unterstützung für die Mutter ist immer
erwünscht gewesen. Im Vordergrund steht das Kind, sein Wohlsein und seine Gesundheit. Dies ist nicht nur in der Zeit unter der
Geburt, sondern auch in den Stunden und Tagen danach wichtig.
Mutter und Kind werden weitgehend im gleichen Raum untergebracht, und das Stillen ist selbstverständlich. Besuch von Ge-
schwistern, Familie und Freunden ist nicht reglementiert. Die Betonung auf einer warmen, familiären Geburtsumgebung hat es in
anthroposophischen Kreisen immer gegeben. Es ist daher nicht
verwunderlich, daß viele dieser Familien lange Zeit fast die einzi-
gen gewesen sind, die ihre Kinder mit großer Selbstverständlichkeit zu Hause bekommen haben.

Klinikgeburt

Obwohl die Menschen in den anthroposophischen Kliniken sicherlich für lange Zeit unter den wenigen gewesen sind, die, über eine sichere, medizinische Versorgung hinaus, die Geburt in einen größeren Zusammenhang eingebettet gesehen haben, sind heute die Möglichkeiten groß, mit einer guten menschenwürdigen Geburtshilfe betreut zu werden. Im Laufe der letzten Jahre haben sich viele Menschen, die in Kliniken arbeiten, Gedanken zur Art der Geburtshilfe gemacht und wesentliche Änderungen, zusammen mit neuen medizinischen und technischen Errungenschaften, eingeführt. Viele Kritiker haben ihre Ansichten geändert. Es sind Geburtskliniken und -häuser nach neuen Gesichtspunkten aufgebaut worden. So ist Rooming-in heute in fast allen Kliniken möglich. Dieser Wandel ist auch darauf zurückzuführen, daß viele Eltern verstärkt ihre Bedürfnisse äußern und kritisch nachfragen. Die werdenden Eltern können sich informieren anhand eines enormen Angebots an Büchern, Zeitschriften, Broschüren und Kursen in verschiedenen Einrichtungen. Zudem bieten fast alle Kliniken ein- bis zweimal im Monat Info-Abende an.

Es ist wichtig, daß die Eltern sich ein Bild über die Kliniken in ihrer Nähe machen. Es geht schließlich um ein ganz wesentliches Ereignis im Leben von Vater und Mutter, um Stunden und Minuten, die einmalig und unwiederbringlich sind. Da ist es schon angesagt, sich zu informieren und sich nicht aus Bequemlichkeit das Krankenhaus mit dem kürzesten Fahrtweg auszusuchen. Die Info-Abende und Selbstdarstellungen der Kliniken sollten dazu benutzt werden, um seine persönlichen Fragen zu stellen. Inhalte, auf die geachtet werden kann, sind z.B.

– Welche Geburtspositionen sind möglich?
– Muß die Frau im Bett liegend entbinden oder gibt es noch andere Möglichkeiten?

- Was wird zur Schmerzlinderung angeboten, allopathische oder homöopathische Mittel, Akupunktur?
- Wie oft wird Periduralanästhesie (PDA) (s. S. 346) eingesetzt?
- Wie hoch ist die Kaiserschnitt-Rate? usw.

Bewährt hat es sich, *alle* Fragen, die einem wichtig sind, vorher zu sammeln und aufzuschreiben. Es ist auch keine Frage zu dumm, als daß sie nicht gestellt werden könnte, wenn es darum geht, aufgeklärter, mutiger, ruhiger dem Geburtserlebnis entgegengehen zu können.

Es wird meistens die Möglichkeit angeboten, Entbindungsräume und Wochenstation zu besichtigen. Dieses geht natürlich nicht an einem festen Termin, weil vorher nie klar ist, ob die Entbindungsräume frei sind. Man kann sich aber spontan telefonisch erkundigen und anmelden. Werdende Eltern sollten sich auf jeden Fall die Zeit nehmen, mehrere Kliniken zu besuchen, solange sie das Gefühl haben, das Richtige noch nicht gefunden zu haben. Erst wenn sie sicher sind, daß das, was in einer Klinik gesagt oder getan wird, dem entspricht, was ihnen wichtig ist, können sie diese auch bejahen. Einigen Menschen ist es wichtiger, daß es eine durchgehende technische Überwachung gibt mit Anästhesisten im Haus und angeschlossener Kinderklinik. Anderen ist es wichtig, daß der Geburtsraum nicht zu steril, sondern in warmen Tönen gehalten ist (keine Kacheln, dafür Tapeten, Gardinen, weiches Bett, usw.).

Obwohl solche Äußerlichkeiten im ersten Moment vielleicht mehr Eindruck machen, ist die innere Einstellung des Personals von größerer Bedeutung. Wesentlich ist, daß die Menschen, die den werdenden Eltern in dieser Ausnahmesituation zur Seite stehen, fähig sind, sie sowohl seelisch als auch fachlich kompetent zu begleiten. Ungünstig ist es, wenn einem der Eindruck von starren Verhältnissen oder mangelnder Offenheit für Veränderungen entgegenkommt. Eltern müssen hinterfragen dürfen und können. Äußerungen wie: »Das haben wir schon immer so gemacht!« lassen auf keine Offenheit schließen. Auch ist es kein Zeichen für eine gegenseitige Wahrnehmung, wenn in herablassender oder bevormundender Weise auf manche Fragen nicht eingegangen wird. Dagegen wirkt es positiv, wenn die Bereitschaft, voneinander zu lernen, oder der Mut, auch etwas Neues auszuprobieren, spürbar ist. Ideal ist es, wenn auf beiden Seiten nicht zu starre Vorstellungen vorhanden sind, wenn die Bereitschaft da ist, sich auf den anderen Menschen einzulassen, sich die Zeit zu nehmen, wahrzunehmen, wer ist mein Gegenüber. Nur so kann Vertrauen wachsen. Vertrauen ist wichtig, weil die persönliche Vorstellung, die ein jeder von dem Geburtsverlauf hat, sich in Wirklichkeit nicht immer so ergibt. Was letztendlich passiert, ist nicht allein unsere Entscheidung. Es wirken wesentliche Kräfte mit, auf die wir keinen Einfluß haben. Wenn sich die Geburtssituation nicht so positiv entwickelt, ist es gut, wenn die Eltern das Vertrauen haben, daß das, was nun entschieden wird, richtig ist.

Ambulante Geburt

Seit einigen Jahren gibt es die Möglichkeit der ambulanten Geburt. Hierbei entbindet die Frau entweder im Krankenhaus, in der Hebammen- oder Arztpraxis oder im Geburtshaus, geht aber zwei bis sechs Stunden später wieder nach Hause. Das bietet auf der einen Seite eine klinische Umgebung für die Geburt, auf der anderen Seite ist sie mit einer persönlicheren Betreuung verbunden. Die verschiedenen Möglichkeiten unterscheiden sich in diesen beiden Punkten graduell. Die Eltern, deren Kind im Krankenhaus geboren wurde, genießen den dort üblichen Standard an Technik und fachlichem Hintergrund (z.B. Kinderklinik). In der Praxis oder im Geburtshaus ist dies weniger ausgeprägt, und im Notfall muß eventuell auf das Krankenhaus zurückgegriffen werden. In der Praxis oder im Geburtshaus kennen sich die Eltern und die Hebamme bzw. der Arzt in der Regel schon vorher, während im Krankenhaus die Geburt von den dort Diensthabenden begleitet wird.

In beiden Fällen wird aber das Wochenbett zu Hause von der bekannten Hebamme betreut. Dies ermöglicht eine persönliche Gestaltung nach eigenen Vorstellungen, auch im Tagesrhythmus. Aber es ist wichtig, sich beizeiten um eine gute Alltagsversorgung zu kümmern. Es sollte nach Bedarf jemand da sein, der sich um den Haushalt und eventuell schon vorhandene Kinder kümmert, so daß die Frau sich gut erholen und ausruhen kann. In manchen Familien nehmen sich die Väter für diese Zeit frei, um diese Aufgaben zu übernehmen. Es ist jedoch zu überlegen, sich noch jemanden zur Hilfe zu holen wie die Oma, eine Freundin, oder evtl. die Familienhilfe in Anspruch zu nehmen. Kosten hierfür werden häufig von der Krankenkasse erstattet. Durch die Hilfe bleibt genügend Zeit und Raum, um als Familie neu zusammenzuwachsen.

Eine ambulante Geburt in einem Krankenhaus ist auf Wunsch der Eltern überall möglich, obwohl dies in manchen Häusern aus verschiedenen Gründen (z.B. Bettenbelegung) nicht gern gesehen wird. Wichtig für die Eltern ist aber, daß sie eine informierte Entscheidung getroffen und sich vorher um eine Hebamme für das Wochenbett bemüht haben. Die Möglichkeit, das Kind in einer Praxis zu gebären, ist regional sehr unterschiedlich und abhängig von der Anzahl der Einrichtungen, die ambulante Geburten anbieten. Geburtshäuser gibt es noch nicht sehr lange und nicht sehr viele. Sie sind von Hebammen und Ärzten aufgebaut, die in der Regel auch die ganze Schwangerschaft betreuen. Dieses umschließt die Vorsorge ebenso wie Geburtsvorbereitung, die Geburt und das Wochenbett.

Hausgeburt

Solange die gängige Meinung besteht, daß die Geburt der gefährlichste Abschnitt des menschlichen Lebens ist, ist es heute eine
Gewissensfrage, ob ein Kind zu Hause geboren werden soll. In
Fachkreisen gibt es wesentlich mehr Gegner als Befürworter. Es
wird den Eltern weder unbedingt Mut gemacht, noch irgendwelche Unterstützung angeboten bei ihrer Suche nach Menschen
(Hebamme, Arzt), die Hausgeburten begleiten. Eltern, die danach
fragen, werden eher als grob fahrlässig bis verantwortungslos bezeichnet. In vielen medizinischen Fachzeitschriften erscheinen
immer wieder Artikel (meistens von Ärzten geschrieben, die noch
nie eine Hausgeburt miterlebt haben) mit großen statistischen
Ausführungen bezüglich der Todesrate! Ist aber heute eine Hausgeburt wirklich so gefährlich? Wer von den heute lebenden Menschen, die vor 1950 geboren worden sind, ist in einem Krankenhaus zur Welt gekommen? Einen Teil von denen dürfte es demnach gar nicht geben. Und es können nicht nur Glücksfälle sein.
Die neuesten Erkenntnisse und Möglichkeiten der technischen
Überwachung – haben sie nur Gültigkeit in den Kliniken? Welches Vertrauen haben Hebammenlehrer zu den von ihnen ausge-
bildeten Hebammen, zu ihrem eigenen Können, zu ihren Fähigkeiten, Wissen zu vermitteln?

Niemand kann und wird eine Garantie geben, daß alles gut geht
bei einer Hausgeburt, aber diese Garantie wird es auch im Krankenhaus nicht geben – es wird alles in »unserer« Macht stehende
getan, allerdings auch von den Fachleuten, die Hausgeburten unterstützen. Wenn zu Hause begonnene Geburten aufgrund sich
anbahnender Komplikationen nicht mehr weiter betreut werden
können und aus Erkenntnis und Verantwortlichkeit in die Klinik
weitergegeben werden, dürfen diese Zahlen nicht gegen Hausgeburten benutzt werden. Es spricht vielmehr für die Verantwortlichkeit und die Erfahrung derjenigen, die sich bereit erklären,
Hausgeburten zu begleiten.

Eltern, die sich für eine Hausgeburt entschieden haben, haben sich in der Regel sehr viele Gedanken gemacht, gerade weil es bei uns nicht selbstverständlich ist! Ihre Gründe sind nicht nur als sentimentales Getue zu verstehen. Sicher sind es aber keine Menschen mit der Überzeugung, daß die Natur unbedingt mit aller Technik zu kontrollieren ist oder daß ständig eingegriffen werden muß, um sie zu verbessern. Durch dieses Eingreifen und Verbessernwollen kommt es häufig zu einem Verzugszwang, es läuft nicht mehr natürlich, dadurch können Komplikationen künstlich hergestellt werden.

Wenn sich eine Frau für eine Hausgeburt entscheidet, weiß sie oft genau, was sie nicht will. Viele solcher Frauen sind schon einmal in einem Krankenhaus von einem Kind entbunden worden und waren mit der Situation dort unzufrieden. Andere wiederum haben im Freundes- oder Bekanntenkreis eine Hausgeburt nahe miterlebt. Dies hat sie so bewegt und tief beeindruckt, daß sie sich selber für eine Hausgeburt entschieden. Viele Gründe sind individueller und persönlicher Art, aber für alle Frauen/Eltern sind folgende wesentlich:

- Sie lernen die Hebamme und den Arzt schon während der Schwangerschaft kennen. Dadurch kann sich eine Vertrautheit und Sympathie aufbauen, die für einen positiven Geburtsverlauf nur förderlich sein kann. Auch findet während der Geburt kein Dienstwechsel statt.
- Sie brauchen ihre vertraute Umgebung, in der sie sich wohlfühlen, nicht zu verlassen. Sie können ihr Kind in dem von ihnen vorbereiteten »Nest« bekommen. Sie können sich frei bewegen, müssen nicht am Tropf oder an der Dauerüberwachung des CTGs liegen.
- Unmittelbar nach der Geburt findet keine Trennung innerhalb der neuen Familie statt. Familienmitglieder, wie Geschwister, haben die Möglichkeit, das Neugeborene zu Hause zu begrüßen.

Um zu einer für alle tragbaren Entscheidung zu kommen, bedarf es mehrerer klärender Gespräche mit allen Beteiligten. Dabei spielt die Frage nach den Räumlichkeiten eher eine untergeordnete Rolle, viel wichtiger ist die Frage nach Mutter und Kind, nach dem Schwangerschaftsverlauf, nach der normalen Entwicklung des Kindes, ob es richtig liegt und wie der Mutterkuchen arbeitet. Zu klären ist auch das Nachher: Ist der Partner bereit, Mutter und Neugeborenes zu versorgen? Hat er häusliche Fähigkeiten, und – nicht zuletzt – ist auch er bereit, seine Verantwortung zu tragen und zu ertragen? Die Entscheidung für die Hausgeburt muß von beiden werdenden Eltern getragen werden. Dieses ist wichtiger als nachträgliche Diskussionen mit Mitmenschen (die erstaunlich unsensibel Geburtsgeschichten, die sie irgendwann mal gehört haben, gerade jetzt erzählen). Eltern, die sich viele Gedanken gemacht haben bezüglich der Geburt ihres Kindes, sind anderen Menschen (Nachbarn, Bekannten und auch der restlichen Familie) keine Erklärungen schuldig.

Wenn es bei einer geplanten Hausgeburt doch zu einer Komplikation kommen sollte, ist auch dabei sehr schnell mit einer Hilfe zu rechnen. Wir leben in einer dicht besiedelten Welt, das nächste Krankenhaus ist innerhalb kurzer Zeit erreicht. In den vorsorglichen Gesprächen sollte auf jeden Fall die Situation besprochen werden, wenn die Geburt nicht zu Hause stattfinden kann. Wo ist das nächste Krankenhaus, wie kommt man am schnellsten dahin? Wie ist die Telefonnummer (am besten gleich vom Kreißsaal direkt)? So kann, bevor man losfährt, die Klinik schon informiert werden und evtl. können Ärzte sich bereit halten. Dabei kommt es sicherlich auf eine gute Zusammenarbeit zwischen den Helfern draußen und dem Klinikpersonal an, was nicht immer einfach ist. Es ist ganz offensichtlich, daß Hebammen und Ärzte, die in einer Klinik arbeiten, sich für ihre Art der Geburtshilfe entschieden haben, und es gehört sicherlich Toleranz dazu, die Entscheidung der anderen, nämlich die der Hausgeburtshilfe, zu akzeptieren ohne große Diskussion. Die Bereitschaft, zu tolerieren, muß allerdings auch von der anderen Seite gefordert werden, denn sie bringen ja die Frau ins Krankenhaus mit der Bitte um Hilfe, weil es zu Hause nicht mehr geht.

Es ist ein großer Vorteil für den gesamten Geburtsablauf, daß die Atmosphäre, die Raumeinrichtung und die Menschen, die die werdenden Eltern dabei begleiten, selbst bestimmt und ausgesucht sind. Es gibt viele Frauen, die schon ein Kind in einer Klinik bekommen haben und sich beim nächsten Kind für eine Hausgeburt entscheiden. Diese Frauen wissen genau, was sie nicht wollen. Um diese Erwartungen erfüllt zu bekommen, bedarf es wie gesagt einiger aufrichtiger Vorgespräche mit der betreuenden Hebamme. Dabei wird meistens schon für alle klar, ob dieser Wunsch nach einer Hausgeburt wirklich tief und ehrlich ist und nicht nur, »weil man sonst im Leben auch alternativ eingestellt« ist oder die Angst vorm Krankenhaus so groß ist, daß ein wirkliches Nachdenken nicht möglich ist. In diesen Gesprächen muß den Eltern das Maß an Verantwortung und Arbeit klar werden. Sie müssen bereit sein, das zu tragen, wofür sie sich entschieden haben. Dann spricht nichts dagegen, daß eine gesunde schwangere Frau ihr Kind zu Hause gebären wird. Kommen aber immer wieder Zweifel auf »...hören die Nachbarn auch nichts«, »...was ist wenn«, ist es sicherlich besser, zum Entbinden ins Krankenhaus zu gehen, um z.B. nach einer ambulanten Geburt wieder nach Hause entlassen zu werden.

Klinikkoffer

Empfehlungen gehen dahin, den Koffer bis zum Ende der 28. Woche fertig gepackt zu haben. Falls das Kind früher kommen sollte und es ist noch nichts vorbereitet, ist dies auch nicht weiter schlimm. Nachträglich kann alles mitgebracht werden. Vorteilhaft allerdings ist es, wenn die Frau ihre Sachen selber zusammensucht, damit sie im Krankenhaus die Sachen hat, die sie bei sich haben möchte.

Anhaltspunkte für den Kofferinhalt sind:
- Baumwollnachthemden, möglichst vorne zum Knöpfen. Baumwolle ist wichtig, weil die Frauen im Wochenbett besonders nachts stark schwitzen und daher manchmal 2 - 3 frische Nachthemden in einer Nacht benötigen. Alternativ dazu können auch helle Herrenoberhemden aus Baumwolle benutzt werden.
- Baumwoll-Still-Büstenhalter (2 Nr. größer als normal) oder Bustiers. Zu achten ist dabei auch auf den Baumwollanteil. Bustiers dehnen sich gut mit, engen nicht so sehr ein und schneiden auf den Schultern nicht so stark ein, wenn der Busen beim Milcheinschuß groß und schwer wird. Sie sind auch hinterher noch gut weiter zu verwenden.
- leichte Bettstrickjacke (als Wärmehülle, besonders über Arme und Schultern)
- Baumwollschlüpfer oder genügend große Einmalhöschen, in die gut 2 - 3 Binden passen (für die ersten Tage)
- Bademantel/Morgenrock
- Hausschuhe/feste Sandalen
- Wollsocken (dringend zu empfehlen, um während der Geburt kalte Füße zu vermeiden, und für die Wochenbettzeit: nicht barfuß herumlaufen)
- mehrere Waschlappen und Handtücher
- Pflege- und Kosmetikartikel
- Traubenzucker für unter der Geburt
- Mutterpaß, Heiratsurkunde oder Geburtsurkunde für Ledige
- Lesematerial

Es müssen sich auch einige Gedanken um die leibliche Versorgung des werdenden Vaters gemacht werden. Eine Geburt kann sich über Stunden hinziehen, und es kann nicht erwartet werden, daß der Vater in der Klinik mit Essen versorgt wird, außer vielleicht mit Kaffee und Tee. Das heißt, sich zu Hause noch ein paar Brote schmieren, evtl. Obst, Schokolade, Yoghurt und Kekse einpacken. Denn wer hungrig und müde ist, kann nicht kraftvoll mithelfen und die Frau unterstützen.

Eventuell werden in die Tasche auch schon die Sachen für das Kind miteingepackt für den Entlassungstag (Hemdchen, Jäckchen, Windeln, Mütze, Jacke, evtl. Söckchen, Wolldecke/Kissen). Es ist auch wichtig darauf zu achten, daß im Auto ein vorgeschriebener Kindersitz als Transportmittel vorhanden ist.

Geburtsverlauf

Geburtspositionen

Es ist erst seit ungefähr zweihundert Jahren mit Einführung der Zangengeburt üblich, daß Frauen in der Rückenlage entbunden werden. Dieser Ausdruck »entbunden werden« beinhaltet schon die aufgedrängte Passivität der Frau und die Macht der Geburtshelfer. Mit zunehmender Technisierung der Geburtshilfe wird diese Position ausschließlich angewandt. Die Begründung liegt darin, daß die Frau so eher »zugänglich« ist für die Geburtshelfer und die immer zahlreicher werdenden Geräte, wie den Cardiotokograph (CTG: Kindesherzfrequenz- und Wehenschreiber), intrauterine Druckmesser, Infusionen, Periduralanästhesie (Rückenmarkbetäubung).

Diese Geburtsposition ist sicherlich angebracht und sinnvoll bei problematischen Verläufen, bei denen ein Eingriff notwendig ist. Während einer normalen Geburt spricht überhaupt nichts dagegen, daß eine Frau sich frei bewegt. Es ist für den gesamten Geburtsverlauf sogar förderlich. Die Frauen kommen besser mit den Wehen zurecht, empfinden sie als nicht so schmerzhaft, atmen besser und die Geburtsverläufe sind kürzer. Dies kommt alles dem Kinde zugute (4). Es gibt eine ganze Reihe von Geburtspositionen, die sich in verschiedenen Phasen der Geburt bewährt haben. Frauen können sich in den Vorbereitungskursen darüber informieren lassen, sie kennenlernen und ausprobieren.

In der Eröffnungsphase eignen sich aufrechte Positionen und Herumlaufen, Becken kreisen oder in den Hüften wiegen. Letzteres kann gut auf einem großen Gymnastikball gemacht werden. Außerdem kann die Frau rittlings auf einem Stuhl sitzen mit den Armen auf der Lehne, evtl. auf einem Kissen. Diese Position eignet sich auch bei Rückenbeschwerden, weil dabei gut massiert werden kann. Zum Sitzen eignen sich der Ball oder der Gebärhokker, wobei naher Kontakt zum Partner und seine Wärme von Vorteil sind. Mit zunehmender Wehentätigkeit und Rückenschmerzen werden diese Positionen abwechselnd mit dem Vierfüßlerstand (Knie-Ellenbogenlage) oder Hockposition benutzt. Wenn es zur Austreibung kommt, sollte die Frau noch einmal gut in sich hinein horchen und entscheiden, in welche Position sie sich begeben möchte. Dies kann wiederum der Vierfüßlerstand oder die Hocke sein; es kann aber durchaus auch im Liegen sein. Auf jeden Fall sollte es die Entscheidung der Frau sein, in welcher Position sie gebären will.

Die Geburt

Die ersten Anzeichen

Die ersten Anzeichen für die beginnende Geburt sind von Frau zu Frau sehr unterschiedlich. Aber trotz der Individualität des Erlebens gibt es Veränderungen, die Hinweise auf das Kommen des Kindes bieten. Zum Ende der Schwangerschaft baut sich eine innere seelische Spannung auf. Der lang erwartet Termin rückt jetzt näher, und es kommen Ängste und Sorgen noch mal ganz klar ins Bewußtsein. Viele Fragen können sich erneut stellen. Wie wird alles werden? Schaffe ich es? Dauert es nicht zu lange? Halte ich die Schmerzen aus? Habe ich genügend Kraft? Ist das Kind gesund? Bin ich innerlich genügend vorbereitet? Kann ich loslassen? Habe ich alles Notwendige bedacht und besorgt? So geraten bei manchen Frauen die Gefühle mächtig ins Schwanken. Eine gute Möglichkeit der Ablenkung kann der »Nesttrieb« sein: Es ist das ausgeprägte Bedürfnis, noch einmal alles durchzuputzen und herzurichten. Vielleicht stellt sich nun auch ein Gefühl der inneren Gelassenheit ein: Es ist gut so, wie es ist.

Diese Phase ist, wie immer sie sich auch äußern mag, noch einmal ganz wichtig, damit die Frau an den Punkt kommt, die Situation, in der sie sich befindet, zu bejahen. Das Ereignis, über das sie so lange nachgedacht und das sie sich immer wieder vorgestellt hat, wird nun bald Wirklichkeit. Es stärkt das eigene Vertrauen, wenn sie sich in Ruhe klarmacht, daß alle körperlichen, seelischen und äußerlichen Vorbereitungen jetzt zum Tragen kommen.

Ist dann der errechnete Termin erreicht, ohne daß etwas passiert, können sich durchaus noch einmal seelische Schwankungen wiederholen. Vielleicht ist es gut zu wissen, daß nur die wenigsten Kinder zum errechneten Termin geboren werden (5%). Die Kinder bestimmen sehr genau mit, wann für sie die Zeit richtig ist. Es ist häufig schwer, den Fragen und dem Drängen von außen standzuhalten: Familie und Freunde wollen wissen »Was? Wie? Immer noch nichts??« Die Frau steht bei dieser Nachfrage stark unter Leistungsdruck. Ein Kind ist keine vorbestellte Ware, die zum abgemachten Termin geliefert wird! Im Einzelfall kann diesem Drängen von außen gut vorgebeugt werden, in dem von vornherein der errechnete Termin schon gleich um zehn Tage nach hinten verschoben wird. Für viele Frauen ist die letzte Zeit der Schwangerschaft sowieso schwer zu ertragen: Der Bauch ist so dick, die Beine schwer und müde, das Umdrehen im Bett wird eine richtige Anstrengung, die Nächte sind gestört durch häufiges Wasserlassen, und dann auch noch dieser psychische Druck. Für Eltern, die das erste Kind erwarten, ist es sicherlich schwieriger, all dies auszuhalten, als wenn schon Kinder da sind, durch die zum größten Teil der Alltag bestimmt wird. Allerdings können sie sich ganz bewußt noch einmal Zeit füreinander nehmen. In dieser letzten Zeit zu zweit können sie noch einmal ins Theater oder ins Kino gehen oder sich mit Freunden verabreden. Absagen kann man alles wieder. Nur sollte man möglichst nicht zu Hause sitzen und warten. Noch einmal gut vorschlafen und ausruhen – auch damit kann die Zeit sinnvoll genutzt werden.

Die eigentlich auslösenden Faktoren für den Geburtsbeginn sind nicht bekannt, aber irgendwann geht es wirklich richtig los. Bei vielen Frauen verstärken sich dann die sogenannten Übwehen. Sie kommen häufiger, werden anhaltender und vor allem intensiver. Passiert das während der Nacht, kommt oft eine große Unsicherheit hinzu: Geht es wirklich richtig los? Soll ich alle wecken? Sollen wir schon ins Krankenhaus fahren? Dabei kann ein warmes Bad eine große Entscheidungshilfe sein. Durch die Wärme entspannt sich die Frau, und entweder beruhigen sich die Wehen noch einmal, oder aber sie kommen deutlich kräftiger und häufiger.

Beginnt diese erste Phase der Geburt, die sogenannte Eröffnungsphase, während des Tages, ist es zwar auch wirksam, ein Bad zu nehmen, aber in der Regel gibt es dann genügend Ablenkung. Es sind noch häusliche Dinge zu erledigen, man kann spazieren gehen. Da das aktive Leben über Tag stattfindet, ist die Unsicherheit ist nicht so groß, als wenn es Nacht ist und alles schläft und die Frau das Gefühl hat, der einzige Mensch zu sein, der wach ist und das alles aushalten muß.

Die Eröffnungsphase kann sich über Stunden hinziehen. Ehe sich aber durch Unsicherheit Angst und Spannung aufbauen, ist es ratsam, die Hebamme oder aber in der Klinik anzurufen. Dort ist mit Sicherheit immer irgend jemand zu erreichen, mit dem man sprechen und der Ratschläge geben kann. In der Nacht werden manche Frauen wach, um auf die Toilette zu gehen, und merken dabei ganz klar, *das* ist jetzt eine Wehe. Häufig kommt dazu noch ein Schleimabgang. Dieser sogenannte Zervikalschleim oder -pfropf ist klar bis etwas blutig durchzogen. Er ist ein Zeichen, daß der Muttermund weich wird und sich zu öffnen beginnt. Das Kind wird dann häufig innerhalb der nächsten 48 Stunden geboren. Die Wehen kommen in unregelmäßigen Abständen, halten vielleicht 30-40 Sekunden an, und sind meist noch nicht besonders schmerzhaft. Trotzdem wird die ganze Aufmerksamkeit der Frau nach innen gelenkt. Sie muß bei dem, was sie gerade tut, innehalten und hat das Bedürfnis, tief durchzuatmen. Wehen sind Urgewalten, die in uns Frauen arbeiten, sie kommen und gehen ungefragt und haben ihren eigenen Rhythmus. Wir müssen es mit uns geschehen lassen, dürfen uns nicht dagegen wehren. Wir müssen das, was in uns arbeitet, annehmen als eine Kraft, die wir brauchen, um das Kind auf die Welt zu bringen. Viele Frauen sind erst einmal erschrocken über die Intensität des »Arbeitsschmerzes« – sprich »Wehe«. Es können Ängste oder Zweifel aufkommen, ob diese Schmerzen über Stunden hinweg auszuhalten sind. Wenn es das erste Kind ist, kann dies noch intensiver erlebt werden.

Die Frage, wie lange die Geburt dauern wird, beschäftigt viele Frauen. Sie meinen, wenn sie dies wüßten, dann könnten sie besser damit umgehen und alles ertragen. Beim ersten Kind ist eine Geburtsdauer von zwölf bis sechzehn Stunden völlig normal, wenn davon ausgegangen wird, daß der Muttermund sich pro Stunde einen Zentimeter weit öffnet. Es kann aber auch vorkommen, daß die »Vorbereitung« ganz im stillen stattfindet. Dann wird z.B. bei der normalen Schwangerschaftsvorsorge festgestellt, daß der Muttermund sich schon gut geöffnet hat, daß der Gebärmutterhals schon ganz verstrichen (verkürzt) ist, und daß sich alles weich und geburtsbereit anfühlt. Andere Frauen wiederum müssen mit Wehen diese Arbeit der Geburtsvorbereitung leisten.

Der Partner kann in dieser Zeit gute Hilfestellung geben, oft schon dadurch, daß er einfach nur da ist, oder in Form von Entspannungsmassagen oder kleinen Handreichungen. Er kann auch mitatmen oder die Frau seelisch stützen. Hier zahlt es sich aus, wenn er bei den Geburtsvorbereitungskursen mitgemacht hat. Statt hilflos und unsicher daneben zu stehen, kann er tatkräftige Unterstützung leisten.

Wann ist es Zeit, ins Krankenhaus zu fahren oder die Hebamme zu informieren?

Während in den ersten Stunden den Wehen vielleicht mit Staunen begegnet wird (»Oh, jetzt kommt wieder eine!«), bekommt die Frau im Laufe der Zeit fast unmerklich eine andere Wahrnehmung. Es wird ganz deutlich, daß diese Wehen Geburtsarbeit sind. Das Kind macht sich auf den Weg. Manche Eltern machen sich Notizen, schreiben auf, wie oft die Wehen kommen und wie lange sie andauern. Es ist dann Zeit, ins Krankenhaus zu fahren oder die Hebamme anzurufen, wenn die Wehen anhaltend alle fünf Minuten kommen, 40-60 Sekunden dauern, und das seit gut ein, zwei Stunden.

Allerdings liegt es auch an der Frau, zu entscheiden, wann sie ins Krankenhaus gehen möchte. Solange sie für sich die Sicherheit hat, daß es ihr und dem Kind gut geht, daß sie gut mit sich zurecht kommt und keine Angst hat, solange kann sie beruhigt noch zu Hause bleiben. Sie sollte sich dann auch nicht durch die Nervosität des Mannes verunsichern lassen. Denn, sind sie erst einmal im Krankenhaus, ist die Erwartung, daß es zur Geburt kommt, ziemlich groß. Gedanken, die den Leistungsdruck erhöhen, können dann aufkommen: »Jetzt sind wir schon vier Stunden hier, und nichts ist geschehen!« Oder: »Nach mir sind inzwischen zwei Frauen gekommen, und beide haben schon ihre Kinder!« (Ohne zu wissen, wie lange diese Frauen zu Hause schon Wehen hatten.) Noch einmal nach Hause zu gehen ist auch eine fragliche Sache. Erstens wird dem in vielen Kliniken ungern zugestimmt, und zweitens besteht die Unsicherheit, wann man wieder kommen soll, besonders beim ersten Kind.

Andererseits soll auch folgendes bedacht werden. Kommt die Frau zu früh ins Krankenhaus, entsteht häufig durch Ungeduld sowohl auf seiten der Eltern als auch der Klinik ein Handlungszwang. Schwache Wehentätigkeit, d. h. wirkungslose Wehen, durch die der Muttermund sich nicht öffnet, führt leicht zu der Entscheidung, die

Geburt medikamentös einzuleiten. Dadurch gerät die Gebärende in einen Kreislauf, den sie gar nicht gewollt hat: Die Wehen werden zu kräftig – sie fühlt sich dadurch früh erschöpft –, der Wunsch nach einem Schmerzmittel rückt stärker in den Vordergrund. Die Frau gibt sich selber auf und hat das Gefühl, nicht mehr zu können. Dann wünscht sie sich ein PDA (Periduralanästhesie, s. S. 346). Hinterher entstehen oft Versagergefühle, weil alles so anders gekommen ist, als sie es sich vorgestellt und gewünscht hatte.

Wenn die Frau ins Krankenhaus kommt, wird sie von der Hebamme im Kreißsaal begrüßt und, sofern es kein besonderen Grund zu Eile gibt, werden Formalitäten erledigt und einige Untersuchungen durchgeführt. Es wird gefragt, seit wann sie Wehen hat, das wievielte Kind sie erwartet, wann der errechnete Termin ist, und die notwendige Papiere werden ausgefüllt. Der Blutdruck wird gemessen, Urin untersucht, die Lage des Kindes bestimmt. Die Frau wird vaginal untersucht, um die Muttermundsweite festzustellen, und die Wehen werden mit der Aufnahme-CTG (Herzfrequenz- und Wehenschreibung) registriert. Anhand dieser Untersuchungsbefunde wird die weitere Vorgehensweise besprochen. Wenn die Frau nicht direkt in den Kreißsaal muß, kann sie noch baden oder spazierengehen. Nach einer verabredeten Zeit meldet sie sich wieder im Kreißsaal. Sollten aber vorher die Wehen kräftiger werden oder das Fruchtwasser abgehen oder die Frau einfach das Bedürfnis haben, sich auszuruhen, sollte sie auf jeden Fall eher wiederkommen.

Sind die Wehen noch nicht regelmäßig und nicht kräftig genug, kann es vorkommen, daß die Eltern z.B. nachts zum Treppensteigen geschickt werden. Dies geht oft an den Bedürfnissen der Frau vorbei. Wehen, die nur beim Treppensteigen kommen, reichen nicht zum Gebären aus. Hier kann es eher helfen, ein heißes Bad zu nehmen oder sich mit Wärmflasche und Partner noch einmal ins Bett zu legen, um sich auszuruhen. Die Nähe des Partners ist wichtig, sie kann sehr beruhigend wirken, so daß die Frau zumindest noch ein bißchen entspannen kann, auch wenn sie nicht tief und fest schläft.

Die Eröffnungsphase

Wenn die Wehen sich regelmäßig alle fünf Minuten wiederholen, 40-60 Sekunden anhalten und der Muttermund zwei bis drei Zentimeter geöffnet ist, kann mit Sicherheit davon ausgegangen werden, daß die Geburt richtig begonnen hat. Auch in dieser Situation sind die Bedürfnisse der Frauen sehr unterschiedlich. Nur wenige möchten liegen und ganz in Ruhe gelassen werden. Dabei schließen sie meistens die Augen und bleiben ganz bei sich, haben Angst vor Bewegung, weil sie meinen, daß dadurch verstärkt Wehen ausgelöst werden. Andere wiederum bewegen sich gerne, laufen herum, probieren die verschiedenste Positionen aus, halten in der Bewegung inne und versuchen dabei ihren Atemrhythmus zu finden.

So unterschiedlich Frauen auch vorbereitet sein mögen, kommt eine Wehe, entsteht unwillkürlich das Bedürfnis nach Atmung. Aufgabe der Wehen ist es, den Muttermund zu öffnen und das Kind dabei tiefer zu schieben und zu drücken. Es muß dabei immer bedacht werden, daß das Kind auch aktiv ist und mitarbeitet. Es reagiert auf den Druck der Gebärmutter und versucht, sich klein zu machen und sich dem gegebenen Platz anzupassen. Das Kind muß den Kopf ins Becken eindrehen. Regelmäßig wird der Muttermund untersucht und dabei der Höhenstand und die Position des kindlichen Kopfes festgestellt. So weiß die Hebamme, wie tief der Kopf schon ins Becken gerutscht ist. Mit zwei Fingern wird durch die Scheide in den Muttermund getastet. Dabei stößt sie auf den Kopf, tastet die Mittelnaht des Schädels und die große und kleine Fontanelle. Je nachdem, in welcher Position sich der Kopf befindet, ist feststellbar, wie das Kind sich durch das Becken schiebt. Bei dieser Untersuchung wird auch getastet, ob die Fruchtblase noch »steht«.

Bei einer Muttermundsweite von drei bis vier Zentimetern klagen viele Frauen über Rückenschmerzen. Hierbei kann ein warmes Bad eine gute Entspannungshilfe bieten. Es ist auch möglich, die verschiedensten Positionen auszuprobieren. Besonders der

Vierfüßlerstand oder die Knie-Ellenbogenlage sind gute Positionen für Rückenmassagen. Bewährt hat sich auch der große Gymnastikball, auf dem die Frauen sitzen können. Sie können so mühelos ihr Becken schaukeln oder bewegen, und das lockert gut auf und lindert die Rückenschmerzen.

Sind erst einmal fünf Zentimeter Öffnung geschafft – das ist schon die Hälfte –, ist schon ein großer Weg zurückgelegt. Das gilt besonders für das erste Kind. Das muß immer den Weg vorbahnen. Bei nachfolgenden Geburten geht es in der Regel deutlich schneller und leichter. Es ist sehr wichtig für alle Beteiligten, zu wissen, ob alles gut vorangeht: für die Eltern (wir haben die erste Hälfte schon hinter uns) und für den Geburtshelfer (sie sehen, die Frau arbeitet gut mit, die Wehen erfüllen ihre Aufgabe). Mut und Zuversicht umgeben sie, es gibt kein Grund für Ungeduld oder Angst.

Die Übergangsphase

Bei der sogenannte Übergangsphase – wenn der Muttermund acht Zentimeter bis nahezu vollständig eröffnet ist – kommt bei fast allen Frauen für kurze Zeit eine Paniksituation auf. Sie haben das Gefühl, überhaupt nicht mehr zu können und zu wollen. Selbst Mehrgebärende, die bis dahin leicht und schnell eröffnet haben, sagen ganz unvermittelt: »Ich kann nicht mehr!« Als aufmerksame und erfahrene Begleitung der Gebärenden weiß man ganz genau, daß das Kind *jetzt* kommt. Es ist eine Urgewalt, die in den Frauen arbeitet. Alle noch vorhandenen Kräfte sammeln sich, die Grenze des Erträglichen ist erreicht. Es erfordert noch einmal allen Mut, das Geschehen ganz aus dem Inneren heraus zu bejahen. Es wird ernst. Das, was die ganzen Monate hindurch im Verborgenen gewachsen ist, was auch sehnlichst erwartet wird, kommt jetzt. Es wird begreif-bar. Die Frau braucht in dieser Situation viel Zuspruch und Wärme. Ihre eigene Hülle ist sehr dünn, ihre Grenzen sind erreicht.

Für sie ist es wichtig zu wissen, daß sie getragen wird von Menschen, denen sie vertraut. Diese Übergangsphase dauert teilweise zwei bis vier Wehen, manchmal allerdings auch eine gute Stunde. Es ist Millimeterarbeit trotz des enormen Kraftaufwandes.

Die Geburt des Kindes

Ist der Muttermund ganz offen und hat das Köpfchen schon mehr als die Beckenmitte, fast den Beckenausgang erreicht und ist es eventuell schon sichtbar, verspürt die Frau unwillkürlich einen Druck nach unten auf den Darm. Die Bauchpresse fängt an, das Kind ganz entschieden herauszudrücken. Manche Frauen werden durch ein Gefühl des Stuhldrangs etwas unsicher und versuchen zuzukneifen. Dabei ist dieser Drang völlig normal, denn das Kind rutscht mit seinem Köpfchen ganz eng über den Darm, um dann aus der Scheide herauszukommen. Das Gefühl des Mitdrücken- oder Mitpressenwollens, wird oft als Erleichterung empfunden. Der Impuls, den das Kind aussendet, daß es jetzt bereit ist, zu kommen, stärkt ganz enorm den Willen der Mutter. Sie wird mutig und kraftvoll, während sie kurze Zeit vorher noch dachte, nicht mehr zu können, keine Kraft mehr zu haben. Die Möglichkeit des Mitarbeitens wird oft als Wohltat empfunden. Statt die Wehen zu erdulden, kann die Frau jetzt aktiv mittun. Ungeahnte Kräfte werden frei und schieben, drücken, pressen das Kind auf die Welt. Die über Stunden aufgebaute Spannung erreicht ihren Höhepunkt, wenn das Köpfchen des Kindes sichtbar wird und dann innerhalb weniger Sekunden aus der Mutter heraus tritt. Ist erst einmal der Kopf geboren, dauert es nur noch einen Augenblick, und der ganze Körper schiebt sich hinterher. Das Kind ist geboren!

Dieser Moment – das Kind liegt warm eingehüllt auf dem Bauch der Mutter –, dieser Moment ist etwas Einmaliges, ein unfaßbares, tiefes Erlebnis. Die Gefühle und Reaktionen lassen sich kaum beschreiben. Die Spannung hat sich verwandelt in eine ehrfurchtsvolle Bewunderung, und alle Beteiligten verharren im Staunen. Jeder Mensch, der dabei sein darf, wenn ein neuer Mensch auf die Welt kommt, der die ersten Atemzüge hört, manchmal auch ein lautes Weinen, der die Freude, die Dankbarkeit, das Glücksgefühl und auch die Liebe der Eltern zueinander und zu ihrem Kind miterlebt, wird eine tiefe Dankbarkeit dafür empfinden.

Von den Helfern würde man sich wünschen, daß sie nicht gleich anfangen, aufzuräumen, sondern für kurze Zeit zumindest innerlich ein Schritt zurücktreten, sich öffnen und Platz machen für diesen Menschen, für die Empfindungen und Gefühle, die sie umgeben. Dazu gehört auch die Wahrnehmung für das Bedürfnis der Frau, wann sie das Kind annehmen möchte. Früher wurde das Kind sofort nach der Geburt abgenabelt und zur weiteren Versorgung von der Mutter entfernt. Heute ist es üblich, das Neugeborene erst einmal auf den Bauch der Mutter zu legen. Somit wird die Einheit von Mutter und Kind nicht zu schnell unterbrochen: das Kind spürt die Wärme, den vertrauten Herzschlag und den beruhigenden Atemrhythmus der Mutter. Doch nicht alle Frauen sind kräftemäßig in der Lage, das Kind sofort in Empfang zu nehmen. Eigentlich wäre es richtig, die Frau diesen Zeitpunkt selbst bestimmen zu lassen. Es ist sicherlich gut, sich schon vorher hierüber Gedanken zu machen und die Bedürfnisse zu gegebener Zeit klar zu äußern.

Das Neugeborene

Die ersten Minuten

Sobald das Kind geboren ist, wird es nicht mehr über die Nabelschnur durch die Mutter versorgt. Es muß selbst atmen und etwas später auch selber trinken. Auch wenn die Nabelschnur noch nicht durchtrennt ist und noch pulsiert, reicht die Sauerstoffversorgung damit nicht mehr aus. Das Kind macht den ersten Atemzug, die Lungen entfalten sich, und der Blutkreislauf stellt sich um.

In den ersten Minuten sind die meisten Kinder noch etwas benommen von der Anstrengung der Geburt. Sie sind häufig etwas bläulich in der Hautfarbe, bewegen sich nicht gleich so rege und atmen vielleicht auch noch etwas unregelmäßig. Diese Phase dauert jedoch nicht länger als ein bis drei Minuten, dann hat es sich schon den neuen Verhältnissen angepaßt.

Wenn das Kind »Anpassungsschwierigkeiten« hat

Wenn ein Kind Probleme hat und länger braucht, um lebhaft und rosig zu werden, kann es nötig sein, ihm zu helfen. Diese Hilfe kann variieren vom Absaugen des Rachens, Kitzeln unter den Füßen bis hin zu einer Beatmung mit Sauerstoff oder einer medikamentösen Behandlung.

In vielen Kliniken werden die Kinder direkt nach der Geburt abgesaugt, um zähen Schleim und Fruchtwasser aus dem Rachenbereich zu entfernen und einen Anreiz zum Atmen zu geben. Auch andere Reize fördern die erste Atmung, wie Kälte, Klopfen, Massage unter den Füßen oder am Rücken.

Diese aktiven Maßnahmen sind meistens nicht nötig, und es reicht, wenn das Kind auf den Bauch der Mutter gelegt, etwas abgetrocknet und gut warm zugedeckt wird. Es muß nicht direkt nach 5 Sekunden laut losschreien und darf in Ruhe und ohne unnötige Reize »ankommen«. Die Wärme und die Nähe der Mutter helfen ihm dabei.

Wenn der erste Eindruck vom Kind nicht gut ist, muß natürlich rechtzeitig mit unterstützenden Maßnahmen eingegriffen werden.

Die erste Untersuchung des Kindes

Wann das Kind abgenabelt und auf den Bauch der Mutter gelegt wird, wird in den Kliniken unterschiedlich gehandhabt. Mal wird die Nabelschnur gleich durchtrennt, woanders wird gewartet, bis sie nicht mehr pulsiert und somit kein Blut mehr fließt. Wenn es dem Kind gut geht und es keine schnelle unterstützende Hilfe braucht, spricht nichts für ein frühes Abnabeln.

In manchen Kliniken und in den meisten Geburtshäusern wird das Kind direkt, wenn es da ist, auf Mutters Bauch gelegt, etwas abgetrocknet (wenn das nicht passiert, kann es schnell abkühlen) und zugedeckt. In anderen Kliniken wird es leider zuerst abgenabelt und gleich anschließend untersucht, noch bevor die Mutter es zu sich nehmen kann.

Wenn die Hebamme oder der Arzt sich davon überzeugt haben, daß es dem Kind gut geht, und auch weiter im Auge behalten, wie es sich in den ersten 10 bis 20 Minuten verhält, dann tut es Mutter und Kind sicher gut, zuerst einige Zeit in Ruhe zusammen zu sein, bevor das Kind untersucht, etwas gewaschen (baden ist oft nicht nötig) und angezogen wird. Es sollten von den Eltern auch ruhig Wünsche in dieser Richtung geäußert werden.

Gleich nach der Geburt werden die Lebensäußerungen des Kindes bewertet mittels der Apgar-Bewertung (s. S. 133), der Sauerstoffgehalt des Blutes wird indirekt durch die pH-Bestimmung (s. S. 134) aus der Nabelschnurarterie festgestellt, und etwas später wird das Kind körperlich untersucht.

Diese erste körperliche Untersuchung findet in der Regel in den ersten vier Stunden nach der Geburt statt. Meistens wird dies vor dem ersten Anziehen gemacht. Wenn alles in Ordnung ist, verläuft das schnell und fast unbemerkt. Der Arzt – oder manchmal die Hebamme – untersucht das Kind auf Fehlbildungen. Mit dem Stethoskop werden Herz und Lunge abgehört, um eventuelle Herzfehlbildungen oder Lungenprobleme frühzeitig zu entdecken. Bewegungen und Reflexe werden beurteilt sowie die Farbe und Beschaffenheit der Haut. Natürlich wird auch auf eventuelle Geburtsverletzungen (z.B. durch die Saugglocke oder die Geburtszange) geachtet.

Kinder, deren Geburt etwas länger dauerte, haben oft auf dem Kopf eine kleine Beule, eine sogenannte Geburtsgeschwulst. Wenn der Kopf lange auf den Muttermund gedrückt hat und die Fruchtblase schon offen ist, entsteht leicht etwas seitlich vom Hinterkopf, dort wo der Muttermund schon geöffnet war, eine weiche Beule durch Wasseransammlung. Dies ist nichts Schlimmes und ist meistens innerhalb von 24 bis 48 Stunden wieder verschwunden.

Apgar

Frau Dr. Virginia *Apgar* hat im Jahre 1952 eine Beurteilung des Neugeborenen nach Lebensäußerungen eingeführt, den Apgar-Wert. Herzfrequenz, Atmung, Hautfarbe (blaß-blau, blau-rosig, rosig), Reflexe und Bewegungen werden mit 0, 1 oder 2 Punkten bewertet, und zwar 1, 5 und 10 Minuten nach der Geburt. Werden diese 5 Bewertungen zusammengezählt, bekommt man eine Zahl zwischen 0 und 10. So besteht die vollständige Apgar-Bewertung aus 3 Zahlen für die drei Zeitpunkte. Bei einem völlig lebensfrischen

Neugeborenen ist der Apgar meistens 9-10-10. Nach einer Minute ist die Hautfarbe noch nicht überall rosig, deshalb wird dafür nur ein Punkt, für die andere Kriterien jeweils 2 Punkte gegeben.

Hat ein Kind eine schwere Geburt hinter sich und muß es sich noch einstellen, umstellen und eingewöhnen, dann kann es zu Anfang noch etwas schlapp sein, noch nicht direkt kräftig durchschreien und noch etwas bläulich sein. Wenn es sich danach schnell erholt, eventuell mit Hilfe, kann der Apgar z.B. 6-9-10 sein.

pH-Wert

Die Bestimmung des pH-Wertes aus dem Blut der Nabelarterie sagt indirekt etwas über die Sauerstoffversorgung des Kindes in der letzten Phase der Geburt und wird in den meisten Kliniken routinemäßig bestimmt. Bei einer Sauerstoffunterversorgung wird das Blut etwas saurer, d.h. der pH-Wert wird niedriger. Bei der Geburt kann es kurze oder auch längere Phasen der Sauerstoff-Mangelversorgung geben (s. hierzu auch S. 325). Wenn direkt nach der Geburt aus der Nabelschnurarterie Blut abgenommen und dessen pH-Wert bestimmt wird, ist es möglich, eine Sauerstoffmangelversorgung während der letzten Phase der Geburt festzustellen oder zu vermuten. Bei einer längeren Sauerstoffunterversorgung kann der pH-Wert des Blutes z.B. unter 7.10 sein. Bei höheren Werten wird die Sauerstoffversorgung in Ordnung gewesen sein. Ausgeprägter Sauerstoffmangel und »saures« Blut (Acidose) können unter Umständen eine Schädigung des Gewebes, z.B. des Gehirns, verursachen.

Der Aussagewert von Apgar und pH

In der Regel wird man eine gute Apgar-Zahl und einen guten pH-Wert finden. Beide Werte wollen also etwas darüber aussagen, wie schwer die Belastung der Geburt für das Kind war. Welche Bedeutung und welche Konsequenzen diese Bewertung für das Kind hat, ist zur Zeit nicht so klar und auch umstritten. Der Beweis für einen eventuellen »Geburtsschaden« durch Sauerstoffmangel im Gehirn kann mit diesen Bewertungen (Apgar und pH) keineswegs sicher geführt werden. Es gibt sehr viele Kinder, die mit einem schlechten Apgar und niedrigem pH-Wert geboren wurden und eine völlig normale Entwicklung durchgemacht haben, andererseits ist auch das Gegenteil möglich.

Man kommt heute mehr und mehr zu der Einsicht, daß nur ein geringer Teil von Entwicklungsstörungen auf sogenannte »Geburtsschäden« zurückzuführen ist (5,6).

Wenn ein Kind eine schwere Geburt hatte und deshalb vorübergehend etwas »mitgenommen« und schwach war, wird dies noch nichts für den weiteren Verlauf des Lebens aussagen.

Im Grunde ist es gut, daß es nicht möglich ist, direkt nach der Geburt anhand von zwei Zahlen etwas über die Lebenschancen eines Kindes zu sagen. Es wird diesen Werten häufig mehr Bedeutung zugesprochen, als eigentlich berechtigt ist, ist aber zuerst einmal beruhigend.

Die ersten Behandlungen des Kindes

Wenn das Kind die anstrengende und nicht risiko-freie Hürde in das Erdenleben gut überstanden hat, wird aus ärztlicher Sicht die Sorge um sein Wohlergehen von dem Frauenarzt auf den Kinderarzt übergehen. Nicht nur das Ungeborene, auch das Neugeborene ist einigen Risiken ausgesetzt. Das ist der Grund, warum ein Vorsorgeprogramm mit regelmäßigen Untersuchungen angeboten wird. Dazu gehören auch einige vorbeugende Maßnahmen direkt nach der Geburt wie die Credéschen Augentropfen, die

Gabe von Vitamin K, die Kontrolle und eventuelle Behandlung eines »gelben Kindes« und etwas später die Impfungen und Vitamin D.

Diese ersten drei Themen werden hier behandelt, für die letzten beiden verweisen wir u.a. auf die »Kindersprechstunde« von Wolfgang Goebel und Michaela Glöckler (s. Literatur im Anhang).

Augentropfen

Die Silbernitrat-Augentropfen oder Credésche Prophylaxe bekommt fast jedes Neugeborene direkt nach der Geburt in beide Augen getröpfelt, oft auch, ohne die Eltern zu fragen oder ohne dies ihnen gegenüber zu erwähnen. Durch diese Behandlung soll einer Erblindung durch eine Augeninfektion mit Gonokokken vorgebeugt werden. Gonokokken sind die Verursacher der Geschlechtskrankheit Gonorrhoe, s. S. 251 (»Tripper«). Wenn schwangere Frauen diese Bakterien in der Scheide haben, können diese während der Entbindung in die Augen des Kindes kommen.

Gonorrhoe war am Anfang dieses Jahrhunderts noch weit verbreitet und konnte nicht befriedigend behandelt werden, da es noch keine Antibiotika gab. Aus dieser Zeit stammt auch die (bis vor kurzem gesetzliche) Empfehlung, jedem Neugeborenen diese Tropfen zu verabreichen (7).

Heute haben nur sehr wenig Frauen eine unentdeckte und damit unbehandelte Gonokokkeninfektion. Nach Schätzungen hatten 1992 15 von 100.000 Einwohnern der BRD eine Gonorrhoe, dabei waren Männer zweimal so oft infiziert wie Frauen. Wenn diese Diagnose bei einer Frau gestellt wird, kann sie auch während der Schwangerschaft antibiotisch behandelt werden.

Hochrechnungen zufolge werden im Jahr in der BRD 900.000 Kindern Augentropfen gegeben, um bei 30 bis 200 Kindern eine

Augeninfektion zu verhindern. Eine rechtzeitig entdeckte Augeninfektion kann heute aber auch erfolgreich antibiotisch behandelt werden. Bei jedem zehnten Kind entsteht als Reaktion auf diese Tropfen eine schmerzhafte Reizung der Augen, die mehrere Tage anhält.

Aus diesen Gründen mehren sich auch in Fachkreisen die Stimmen gegen eine Routinebehandlung. Wenn beide Partner sich sicher sind, keine Gonorrhoe zu haben (eine Gonorrhoe-Infektion verursacht bei Männern fast immer Beschwerden – Brennen beim Wasserlassen und eitrige Absonderung aus der Harnröhre –, bei der Frau kann sie unbemerkt bleiben) oder wenn die Frau dies gegen Ende der Schwangerschaft hat untersuchen lassen (was meistens nicht nötig ist), kann mit gutem Gewissen auf diese Tropfen verzichtet werden (8).

Die Gonokokkeninfektion wird häufig von einer Chlamydieninfektion begleitet (s. S. 248). Auch dieser Keim kann während der Geburt in die Augen des Kindes geraten und da eine eitrige Entzündung verursachen. Chlamydien werden *nicht* von den Silbernitrattropfen getötet, sind aber gut mit antibiotischen Augentropfen zu behandeln.

Vitamin K

Vitamin K ist eine Substanz, die bei der Blutgerinnung eine wichtige Rolle spielt. Bei Mangel kann es zu einer Blutungsneigung führen, die vor allem bei Blutungen im Gehirn fatale Folgen haben kann. Statistisch gesehen tritt bei etwa 10.000 Neugeborenen einmal eine solche Hirnblutung auf, wenn diese Kinder nicht mit Vitamin K behandelt werden.

Alle Neugeborenen haben im Grunde genommen einen »natürlichen« Vitamin K-Mangel und eine entsprechend herabgesetzte Gerinnung. Nach einigen Wochen »normalisiert« sich das in der Regel spontan. Warum hat das Neugeborene die Neigung, das

Blut länger als »normal« im Fluß zu halten und weniger schnell fest werden (gerinnen) zu lassen? Welchen Sinn diese Tatsache haben könnte, kann nur als unbeantwortete Frage stehenbleiben. Wenn der Sinn nicht verstanden wird, muß dies aber noch nicht als »Irrtum der Natur« interpretiert werden!

Es scheinen vor allem die gestillten Kinder zu sein, die eher zu einem Vitamin K-Mangel neigen. Der »echte« ausgeprägte Vitamin K-Mangel entsteht bei Störungen der Vitamin K-Aufnahme durch Darmerkrankungen.

Da die Neigung zu (Gehirn)Blutungen durch Gerinnungsstörungen nicht gut festzustellen ist und solche Blutungen sich nicht ankündigen, ist die offizielle Empfehlung, allen Neugeborenen vorbeugend Vitamin K zu verabreichen. Hierzu werden dem Kind 3 mal zwei Tropfen (=2 mg) Vitamin K in den Mund gegeben, und zwar bei den ersten drei Vorsorgeuntersuchungen. Die erste Untersuchung findet meistens noch im Kreißsaal statt, die zweite zwischen dem 3. und 10. Lebenstag und die dritte zwischen der 4. und 6. Lebenswoche.

Es handelt sich hierbei um eine vorsorgliche Behandlung, wobei die Kinder Vitamin K drei Mal als Stoß-Dosis bekommen. Dieser Stoß ist 10.000 mal höher als der normale Tagesbedarf! Schädliche Nebenwirkungen dieser Überdosierung sind bis jetzt zwar noch nicht festgestellt worden, trotzdem sollte dies zumindest nachdenklich stimmen. (Bis 1992 wurde Vitamin K als Injektion in einmaliger Dosis gegeben, bis in einer Studie ein leicht erhöhtes Krebsrisiko bei diesen gespritzten Kindern festgestellt wurde. Dies sei aber nicht auf das Vitamin K, sondern eher auf das Lösungsmittel in den Ampullen zurückzuführen. Aus diesem Grund wurde auf die orale Tropfenform umgestellt.)

Die Frage ist, ob es möglich wäre und dem Kind gut täte, wenn diese pauschale Therapie individuell differenziert werden könnte. Es ist auch möglich, die Konzentration des Vitamin K in der Muttermilch zu erhöhen, indem ausreichend Gemüse wie Spinat, Brokkoli, Blumenkohl, Tomaten und Sojabohnensprossen gegessen wird (s. auch S. 76). Manchmal wird auch die Gabe von Möhrensaft an das Neugeborene empfohlen. Ob im Einzelfall durch diese Maßnahmen ganz oder teilweise auf die Vitamin K-Gabe verzichtet werden kann, muß mit dem behandelnden Kinderarzt besprochen werden.

Neugeborenen-Gelbsucht

Das sogenannte »gelbe Neugeborene« oder die Neugeborenen-Gelbsucht hat nichts mit der infektiösen Gelbsucht, einer Entzündung der Leber (Hepatitis, s. S. 252), zu tun. Nur das Erscheinungsbild, das Gelbwerden der Haut und des Augenweißes, ist bei beiden gleich.

Viele Kinder werden zwischen dem 2. und 6. Lebenstag etwas gelblich.

Dies ist eine normale Erscheinung, die auch nichts mit der Rhesus-Unverträglichkeit zu tun hat (s. dazu S. 299), und bei Säuglingen mehr oder weniger ausgeprägt vorkommen kann, bei Frühgeborenen aber mehr als bei Reifgeborenen. Bei allen gesunden Kindern wird, auch schon vor der Geburt, im geringen Ausmaß dauernd Blut gebildet und auch wieder abgebaut. Ein Abbaustoff des Blutes ist das *gelbe* Bilirubin. Vor der Geburt gelangt dieser Gelbfarbstoff über den Mutterkuchen zur Mutter, die ihn dann weiter ausscheidet. Nach der Geburt muß die kindliche Leber die Verarbeitung und Ausscheidung selber übernehmen. In den ersten Lebenstagen ist die Leber oft noch nicht genug auf ihre neuen Aufgaben eingestellt und gelingt die Bilirubin-Verarbeitung manchmal nicht schnell genug. Dann kommt es zu einer Anhäufung dieses Gelbfarbstoffes unter anderem in der Haut. Nach einigen Tagen ist die Leber ausgereift und kann ihrer Aufgabe gerecht werden.

Wenn aber in dieser Übergangsphase (zweiter bis vierter Tag) zu hohe Konzentrationen des Bilirubins entstehen und das Kind eine gelb-orangene Farbe bekommt, kann dies unter Umständen zu einer Schädigung des kindlichen Gehirns mit bleibenden Folgen führen, wenn nicht entsprechend und rechtzeitig behandelt wird. Das ist der Grund, warum so konsequent auf die Hautfarbe und auch auf andere Zeichen einer zu hohen Bilirubin-Konzentration (unter anderem Trinkschwäche und Trägheit) geachtet wird. Bei Verdacht wird der Bilirubinwert im Blut bestimmt. Ab einem bestimmten Wert muß eine Behandlung begonnen werden. Diese besteht bei mäßig hohen Werten aus einer Lichttherapie. Das Bilirubin wird nämlich nicht nur in der Leber, sondern auch in der Haut unter Einfluß von Sonnenlicht weiter abgebaut. Um diese Lichtwirkung intensiv einsetzen zu können, wird das Kind meist stundenweise nackt unter eine UV-Lampe gelegt, bis die Blutwerte wieder besser werden. Dies dauert selten länger als ein bis drei Tage.

Wichtig ist auch, daß diese Kinder reichlich trinken. Bei beginnender Gelbsucht, wenn die Werte (noch) nicht zu hoch sind, kann es helfen, diese Kinder mit ihrem Bettchen ans Fenster zu stellen.

Tritt dieses Gelbwerden innerhalb den ersten 24 Lebensstunden auf, liegt fast immer eine Rhesus-Unverträglichkeit vor, s. dazu S. 299.

Die zweite Untersuchung des Kindes

Zwischen dem 3. und 10. Lebenstag wird die sogenannte U2, meistens vom Kinderarzt, durchgeführt. Bei den Klinikgeburten findet diese Untersuchung in der Regel am 4. oder 5. Tag nach der Geburt statt, vor der Entlassung aus dem Krankenhaus.

Bei dieser ausführlichen körperlichen Untersuchung werden alle Organsysteme sowie die Motorik und die Reflexe geprüft. Außerdem wird in vielen Geburtskliniken mit der U2 eine Ultraschalluntersuchung vorgenommen. Hierbei ist vor allem die Untersuchung der Hüften von Bedeutung. Mit Ultraschall kann schonend festgestellt werden, ob die Entwicklung der Hüftgelenke in Ordnung ist. Bei frühzeitig entdeckten Abweichungen ist die Behandlung (z.b. Spreizhose) weniger langwierig und sind die Erfolge deutlich besser. Diese Ultraschalluntersuchung wird entweder von einem Orthopäden oder vom Kinderarzt gemacht. Wenn die Untersuchung der Hüfte nicht mit der U2 durchgeführt wird, sollte sie in den ersten Lebenswochen nachgeholt werden.

Abgesehen von der Hüftuntersuchung werden oft die Nieren und manchmal das Gehirn routinemäßig »geschallt«. Ziel dieser Untersuchung ist die frühzeitige Entdeckung von Stauungen in den Nieren oder der Beginn eines Wasserkopfes. Ob diese Untersuchung als pauschale Routine tatsächlich Vorteile bietet, ist fragwürdig. Eine frühzeitig entdeckte und behandelte Stauungsniere kann aber für den Verlauf einer solchen Erkrankung sehr bedeutend sein. Wenn kein besonderer Anlaß besteht, kann auf den Ultraschall des Gehirns verzichtet werden.

Bei allen Neugeborenen wird am 5. Tag eine Blutuntersuchung gemacht, der sogenannte »Guthrie-Test«. Hierzu werden einige Tropfen Blut aus der Ferse des Kindes entnommen. Mit dieser Untersuchung wird nach drei Stoffwechselerkrankungen (Phenylketonurie, die seltenere Galaktosämie und dem noch selteneren Biotinidasemangel) und nach einer eventuellen Schilddrüsenunterfunktion geschaut. Bei diesen Erkrankungen ist die Prognose und der Verlauf bei frühzeitigem Therapiebeginn wesentlich günstiger als bei einer verspäteten Entdeckung, deshalb ist dies eine sinnvolle Untersuchung.

Wochenbett und Stillen

Das Stillen

Ein Kind zu stillen bedeutet, ein elementares Grundbedürfnis zu »stillen«. Der Anblick einer stillenden Frau ruft in uns spontan ein Gefühl von vollendeter Harmonie und Innigkeit hervor. Dieses Gefühl entspricht auch der natürlichen Vollkommenheit. Durch die stillende Mutter findet der leibliche Aufbau des Kindes seine Fortsetzung. In der Schwangerschaft wurde das Kind rund herum von der Mutter versorgt. Es brauchte sich nicht selber um Sauerstoff und Nahrung zu bemühen, die Wärmehülle umgab es gleichbleibend, die Verdauung war noch nicht angeregt. All dieses muß ein Kind, wenn es auf die Welt kommt, sofort lernen. Die annehmende Geste der Mutter, die sie macht, wenn sie das Kind zu sich an die Brust nimmt, hilft ihm, sich in dieser Zeit weiterhin geborgen zu fühlen. Seelisch erfährt es dabei die stärkste Form der Zuwendung, nicht nur Nahrung, sondern auch Nähe, Umhüllung, Wärme, Blickkontakt. Stillen ist zwischen Mutter und Kind ein intensives Gespräch, eine zarte Annäherung an den Zustand vor der Geburt. Keine noch so liebevoll vorbereitete und gefütterte Flasche kann dies ersetzen. Darum sollte jede Mutter, wenn keine Gründe (z.B. offene Tuberkulose oder HIV-positiv) dagegen sprechen, versuchen, wenigstens für einige Zeit das Kind zu stillen.

Es ist abzuwägen, ob die manchmal gegen das Stillen vorgebrachten »Gründe« wie »dann bin ich nicht so angebunden«, »der Vater kann das Kind dann auch mal füttern und beruhigen«, »dann kann ich auch mal weggehen«, so wichtig sind, angesichts dieser kurzen Zeit. Nie wieder ist ein Kind so klein, so hilflos und uns so nahe. Die Zeit des Zaubers, des Vertrauens und der Innigkeit gibt der Mutter die Möglichkeit, ihre Beziehung zum Kinde ganz besonders zu entwickeln. Das Stillen ist auch für sie ein Gewinn, bedeutet eine Zunahme an Erfahrung und Lebensqualität. Hier empfindet sie intensiv die Liebe, die das Kind ausstrahlt. Dies kann als Ausgleich für die eventuellen Einschränkungen im praktischen Leben gesehen werden. Bei dem, was die Mutter selbst erlebt, wird ihr ein »Verzicht« auf andere Aktivitäten gar nicht so schwer fallen. Die Zeit des Stillens ist eine Übergangszeit, die mehr oder weniger leicht zu leben ist. Sie ist schnell vorüber, und die Frau behält sie als besondere Zeit in Erinnerung.

Es gibt aber Frauen, die bei allem Wollen ihr Kind nicht stillen können. Trotz aller Bemühungen und auch tatkräftiger Unterstützung durch Hebamme und Partner reicht die produzierte Milchmenge nicht aus, das Kind satt zu bekommen. Es ist für einige dieser Frauen schwer, eine solche Tatsache ohne Schuldgefühle und Versagensdruck zu akzeptieren. Eine Möglichkeit, das Stillbedürfnis für Mutter und Kind zu befriedigen, wäre, das Kind trotzdem nuckeln zu lassen. Dadurch bekommt es den Körperkontakt und Zuwendung, eventuell auch ein wenig Muttermilch. Die restliche Nahrung kann nachgefüttert werden. Wir leben zum Glück in einer Zeit und in einer Welt, wo die Möglichkeit besteht, unter verschiedenen Ersatznahrungen auszuwählen. Sollte diese Situation sich also einstellen, so kann sie ruhigen Gewissens und ohne Schuldgefühle akzeptiert werden.

Um so erstaunlicher ist es, daß in der heutigen Zeit so viel über den natürlichen Vorgang des Stillens geredet und geschrieben wird. Es wird über die »Kunst des Stillens« gesprochen. Das Können und die Selbstverständlichkeit sind offenbar verlorengegangen! Es gibt allerdings auch kaum noch Vorbilder für die jungen Mütter von heute, denn ihre eigenen Mütter sind größtenteils selber nicht stillerfahren. Es war zu deren Zeit eine Modeerscheinung, Flaschennahrung zu geben. Die Werbung versprach eine vollständige Ernährung (»...da ist alles drin, was Ihr Baby zu einer gesunden Entwicklung braucht«). Gerade für die Frauen, die ins Berufsleben eingestiegen waren, stellte dies eine Beruhigung dar, denn dadurch waren sie unabhängig, und das Kind konnte getrost von anderen Personen versorgt werden. Dennoch spricht einiges für die Gabe von Muttermilch durch Stillen. Muttermilch ist und bleibt die beste Ernährung für das Kind. Sie ist immer griffbereit, braucht keine Vorbereitung, hat immer die richtige Temperatur und die richtige Zusammensetzung, und auch die Menge stellt sich auf die Bedürfnisse des Kindes ein. Dazu kostet sie kein Geld, allerdings Kraft, um sie zu bilden. Muttermilch ist unumstritten das Beste, was das Kind bekommen kann, trotz aller Bemühungen der Industrie, Babynahrung durch hoch spezialisierte Verfahren ihrer Zusammensetzung anzunähern. Bei der Herstellung werden Nahrungsstoffe verschiedenen Ursprungs mit raffinierten technischen Methoden isoliert, wieder neu zusammengesetzt und mit Haltbarmachern und Geschmacksstoffen versehen. Als Produkt ist Flaschennahrung ein hochwertiger Ersatz für die Fälle, wo das Kind nicht von der Mutter gestillt werden kann. Aber sie ist eben nur ein Ersatz. Alternativ kann auch Stutenmilch oder Mandelmilch gegeben werden. (Siehe auch Glöckler/Goebel »Kindersprechstunde«).

Das Kind kann sofort nach der Geburt schon an die Brust gelegt werden. Da der Saugreflex in der ersten halben Stunde am intensivsten ist, fördert ein frühes Anlegen die gesamte Stillzeit. Manche Kinder brauchen dabei Hilfe, indem ihnen die Brust angeboten werden muß, andere Kinder robben, kaum daß sie auf den Bauch der Mutter liegen, Richtung Brust, finden den Nippel sogar von allein und fangen an zu saugen. Andere wiederum sind von den Anstrengungen der Geburt so erschöpft, daß sie sich erst einmal erholen müssen. In solchen Fällen wird das Kind erst später trinken wollen.

In der ersten Zeit ist ein schonendes Anlegen, besonders bei Frauen mit sehr hellen Brustwarzen, angesagt. Es ist darauf zu achten, daß das Kind den Mund weit genug aufmacht, also richtig sucht. Dann wird der Nippel mit einem Teil des Warzenvorhofes richtig in den Mund geschoben. Die Brust noch etwas anbieten und warten, bis das Kind fünf- bis sechsmal fest gezogen hat, und sich dann bequem in die vorbereiteten Kissen zurücklegen. Anfangs einen Blick auf die Uhr werfen, um ein zu langes Stillen zu vermeiden. Denn stundenlanges Nuckelnlassen hat häufig wunde Warzen zur Folge, was das Stillen dann zum schmerzhaften Akt werden lassen kann.

Zum Anlegen möglichst eine bequeme Stellung an einem ruhigen Ort finden. Hat die Frau eine Dammnaht, empfiehlt es sich, lieber im Liegen zu stillen. Viele Frauen stützen dabei den Kopf auf den Arm, was dann zu Verkrampfungen im Nackenbereich führt. Dies kann umgangen werden, wenn genügend Kissen zum Abpolstern bereitgehalten werden.

An der ersten Brust trinkt das Kind fünf bis sieben Minuten. Wenn es dabei wieder einschläft, kann es mit sanften Druck im Rücken, Streicheln der Wange oder Massieren seiner Hände zum Weitertrinken angeregt werden. Um die Brustwarze zu schonen ist es beim Abnehmen des Kindes wichtig, daß sein Mund geöffnet ist und es nicht noch mit Unterdruck saugt. Wenn das Kind nicht von sich aus losläßt, kann nachgeholfen werden, indem leicht auf das Kinn gedrückt wird oder die Mutter mit ihrem kleinen Finger in den Mund des Kindes geht und sanft auf den Unterkiefer drückt. Gleichzeitig mit dem Oberkörper etwas zurückgehen und so die Brustwarze herauslösen. Um die Warze zu pflegen, empfiehlt es sich, nach dem Stillen noch einen Tropfen Muttermilch auf der Warze und dem Vorhof zu verteilen und gut antrocknen zu lassen. Das geht gut während des Wartens aufs Bäuerchen.

Nach Gabe der ersten Brust wird das Kind hoch genommen, um sein Bäuerchen zu machen, und kann gewickelt werden. Dadurch wird es wieder wach und merkt, daß es noch nicht satt ist. So nimmt es mit Appetit die zweite Seite, an der es dann meistens einschläft. Anschließend wird es noch etwas hochgehalten, das Köpfchen auf Mutters Schultern gelegt für den Fall, daß es noch einmal bäuern muß. Das Wickeln zwischen der Gabe beider Brüste empfiehlt sich nicht bei Kindern, die leicht die Nahrung wieder ausspucken. Solche »Spuckkinder« werden am besten vor dem Anlegen gewickelt.

Rhythmus

Ein Kind, das so gestillt wird, schläft in der Regel zwei bis vier Stunden. Ist die Milchproduktion eher spärlich, kann es nur förderlich sein, wenn es sich nach zwei Stunden wieder meldet. Die Nachfrage regelt das Angebot, d.h. wenn der Säugling häufiger trinkt, wird die Milchproduktion steigen. Dadurch wird das Kind mit jeder folgenden Mahlzeit zunehmend satter und schläft immer länger. Insofern sollten Eltern am Anfang nicht mit Frustration auf ein frühes Wiedermelden des Kindes reagieren (»nicht schon wieder!!«), sondern Sorge tragen, daß die Brüste leergetrunken werden, um die Milchproduktion anzuregen. Es ist auch darauf zu achten, daß das Kind dann richtig trinkt und nicht nur nuckelt, sonst wird der kürzere Zweistunden Rhythmus zur Gewohnheit.

Handelt es sich um ein reifes, normalgewichtiges Neugeborenes, darf es alle zwei Stunden trinken. Stillt die Mutter häufiger, kann das Kind nur schwer einen Rhythmus finden. Ständig ist es mit Verdauung »beschäftigt«. Wenn die frische auf die angedaute Milch im Magen kommt, hat das leicht einen unruhigen Bauch (Blähungen) zur Folge. Hat das Kind aber mindestens zwei Stunden Ruhe, geht es das nächste Mal beim Stillen mit Appetit an die Brust und wird sich satt trinken. Das ist die beste Voraussetzung, um einen Rhythmus zu finden.

Mütter von mehreren Kindern haben sicherlich ein größeres Interesse daran, daß der Alltag wieder einen Rhythmus bekommt. In der ersten Zeit ist häufig noch der Partner zu Hause. Er oder aber auch eine Freundin, die Großmutter oder eine Familienhelferin können die Mutter hier wesentlich entlasten. Hierbei ist es wichtig, daß eine Begleitung und Unterstützung für diese Zeit frühzeitig geplant wird. Einige Neugeborene finden schnell von selbst einen Rhythmus. Sie sind allerdings häufiger nachts aktiv, besonders die Kinder, die nachts geboren wurden, um so wichtiger ist es für die Mutter, die Möglichkeit zu haben, tagsüber Pausen zu machen und etwas schlafen zu können.

Für viele Frauen ist es ein Problem, allein für die Ernährung des Kindes zuständig zu sein. Die Vorstellung, nur sie können oder müssen das Kind beruhigen bzw. stillen, macht ihnen zu schaffen. Dem ist aber nicht so, denn nicht jedes Schmatzen und Räkeln bedeutet Hunger. Mutter und Kind lernen voneinander. Nach einigen Tagen aufmerksamer Zuwendung wird eine Mutter sehr schnell heraus hören, ob der Grund, warum das Kind sich meldet, Hunger oder aber Unwohlsein ist. Es darf ruhig gewartet werden, bis das Kind richtig wach ist und sein Bedürfnis z.B. nach Nahrung laut kund tut. Dafür muß es allerdings nicht stundenlang laut brüllen.

Ruhe

Wenn beim Stillen zu viel Unruhe herrscht, sei es durch Besuch oder etwa, daß die Frau währenddessen telefoniert oder fernsieht, wird dem Kind nicht genügend Aufmerksamkeit geschenkt, sondern »nur die Brust«. Dann haben Kinder es anschließend schwer, die Ruhe zum Einschlafen zu finden. Werden sie trotzdem so weggelegt, rufen sie nach kurzer Zeit noch einmal. Das wird dann fälschlicherweise als Hunger interpretiert. Wird das Kind dann wieder angelegt, nuckelt es auch an der Brust, trinkt aber nicht. Setzt sich dieses Spiel fort, zwischenzeitlich immer wieder angelegt, hier zwei Schluck, da fünf Schluck, nimmt es nie eine richtige Mahlzeit zu sich, die ausreichen würde, ihm zwei bis vier Stunden Schlaf zu gönnen und der Mutter eine Ruhephase.

Die Frau braucht grundsätzlich, zumindest in der ersten Zeit, viel Ruhe für das Stillen. Dazu zählen auch die Ruhepausen zwischen den Stillmahlzeiten. Gibt das Kind keine Ruhe, sollte der Vater sich auf jeden Fall auch zuständig fühlen. Er kann das Kind tragen, kann es wiegen und dabei singen, kann ihm auch mal einen ungesüßten, warmen Fencheltee geben (durchaus aus der Flasche). Dabei ist zu bedenken, daß wir als Eltern die Verantwortung für das Maß dabei haben. Es ist wichtig, es sich nicht zu schnell zu bequem zu machen und dem Kind ständig den Mund zu stopfen. Kinder wollen und sollen sich mitteilen. Das gilt besonders für den Beruhigungsschnuller.

Ruhe und Wärme sind wichtige Faktoren für ein gutes Gelingen des Stillens. Eine Frau, die statt der Wochenbettzeit (Zeit der Ruhe und Erholung nach einer schweren, aber befriedigenden Arbeit) Streß, Aufregung und Unruhe hat, bekommt sicherlich mehr Probleme als eine Frau, die dem Bedürfnis nach Entspannung nachgibt und sich hin und wieder auch einmal etwas Gutes gönnt. Das fördert die Milchbildung, und sie wird ein merklich zufriedeneres und ruhiges Kind haben, was letztendlich wieder allen zugute kommt.

Ernährung der stillenden Mutter

Manche Frauen haben aufgrund von Streß und Erschöpfung in den ersten Tagen nach der Geburt wenig Hunger. Dann ist es wichtig, gehaltvoll zu trinken. Zwei bis drei Liter am Tag sind empfehlenswert. Kräutertee und Wasser sind zwar gute Durstlöcher, aber vielen Frauen fällt es leichter, mehr zu trinken, wenn es nach etwas schmeckt. Hier eignen sich Milch, Butter- oder Schwedenmilch, Malzkaffee, verschiedene Kräutertees, aber auch Säfte wie Pfirsich, Aprikose und Apfelschorle. Wenn auf Kaffee oder Schwarztee nicht verzichtet werden kann, dann sollte dieser möglichst in kleinen Mengen nur morgens getrunken werden. Später genommen kann es zu unruhigen Nächten beim Kind führen. Das häufig empfohlene alkoholfreie Malzbier (Ammenbier) hat Vor- und Nachteile. Auf der einen Seite kann es für die Mutter ein gutes Kalorienangebot sein, besonders für die Nacht, auf der anderen kann es aufgrund des hohen Zuckeranteils aber auch zur Blähungen beim Kind führen.

Der Kalzium- und Eisenbedarf steigt in der Stillzeit erheblich an. Größter Kalziumträger im täglichen Gebrauch sind alle Milchprodukte. Dieser Bedarf kann durch täglich ein halben Liter Milch gedeckt werden (100g Milch = 120 mg). Auch Hartkäse enthält reichlich Kalzium (100g Gouda = 820 mg Kalzium), Yoghurt und Quark dagegen deutlich weniger (100g Speisequark = 76 mg Kalzium). Getreide mit hohem Eisenanteil ist Hirse (auf 100g kommen 9 mg Eisen), Grünkern (4,2 mg) oder Speisekleie (8,1 mg). Außerdem enthält Knäckebrot 5 mg Eisen pro 100g.

Trotz fehlenden Hungers können reichlich Joghurt, Müsli, Quark, Obst, Studentenfutter, Mandeln, Sesam-Samen sowie getrocknete, ungeschwefelte Aprikosen und Datteln gegessen werden. Es ist sicherlich richtig, in den ersten drei Wochen vorsichtiger zu essen, d.h. nicht unbedingt Lebensmittel, die einem Erwachsenen Verdauungsprobleme bereiten können. Dazu gehören viele Kohlsorten, grüner Paprika, Porree, Schwarzwurzeln, frisches Vollkornbrot und frische Hefewaren. Es gibt erstaunlich viele Kinder, die auf frische Kuhmilch mit Blähungen reagieren. Da Milch unser größter Kalziumträger ist, kann in solchen Fällen auf Sauermilchprodukte wie Joghurt Quark, Käse, usw. ausgewichen werden. Nach einiger Zeit kann es dann wieder mit Milch versucht werden. Allerdings haben nicht alle unruhigen Kinder Blähungen! Dann brauchen sich die Mütter auch nicht ausschließlich von Fencheltee und Knäckebrot zu ernähren. Im Gegenteil, ein herzhaftes Käsebrot kann eine gute Nervennahrung sein.

Junge Mütter sollten darauf achten, daß sie in der Stillzeit nicht zuviel abnehmen. Besser als eine schnelle Rückkehr zum Gewicht vor der Schwangerschaft ist ein langsames Abnehmen von Monat zu Monat. Der tägliche Kalorienbedarf beträgt bei vollem Stillen etwa 2850 und reduziert sich langsam auf 2200 bei einer Stillmahlzeit. Nach dem Abstillen reichen 1500 Kalorien pro Tag aus, um schnell wieder sein Idealgewicht zu erreichen.

Ein weiterer Grund, langsames Abnehmen zu empfehlen, ist die Schadstoffbelastung der Muttermilch durch viele unserer heutigen Nahrungsmittel. Durch den Einsatz von Insektenvernichtungs-

149

mitteln und andere Chemikalien erhalten gestillte Kinder, bedingt durch die Nahrungskette Pflanze, Tier, Mensch, immer mehr Pestizide und Insektizide, die bei der Mutter im Körperfett gespeichert sind. Je mehr Fett abgebaut wird, um so höher kann die Belastung der Muttermilch sein.

Brustpflege

Sollten durch zu langes Anlegen oder zu viel Nuckeln oder auch durch falsches Abnehmen des Kindes von der Brust Schrunden oder blutige Quereinrisse genau am Übergang zwischen der Warze und dem Warzenhof entstehen, bedarf es einer besonderen Aufmerksamkeit und Pflege. Ist das Kind satt und zufrieden in seinem Körbchen, tut es gut, die Brustwarzen je fünf Minuten lang mit Rotlicht zu bestrahlen. Sie können auch trocken geföhnt werden, wobei darauf geachtet werden sollte, daß es nicht zu heiß wird. Vorher kann ein Tropfen Salbeitinktur auf die Brustwarzen verteilt werden. Dies kann ein vorübergehendes Brennen verursachen, welches aber schnell wieder abklingt. Anschließend kann eine spezielle Brustwarzensalbe behutsam aufgetragen werden. Empfehlungen, welche Salben zu nehmen sind, geben hier die Hebamme, der Arzt oder das Personal im Krankenhaus. Die Heilung der Wunden wird gefördert dadurch, daß die Brüste hin und wieder an die Luft, frei von Kleidungsstücken, gehalten werden. Dabei ist großer Wärmeverlust unbedingt zu vermeiden. Auch ein kurzes Sonnenbad trägt zur rascheren Abheilung bei. Eine gute Erfindung sind auch Stilleinlagen aus Wolle oder Seide. Sie halten die Brust zusätzlich gut warm und verschließen sie nicht zu luftdicht, wie dies z.B. bei Zellstoffeinlagen der Fall ist. Seide als Wundauflage spricht für sich. Zwei bis drei Paar sind empfehlenswert. Da sie in der Anschaffung etwas teurer sind, können sie auch ein gutes Geschenk sein.

Milcheinschuß

Der Milcheinschuß erfolgt zwischen dem zweiten und vierten Wochenbettstag. Durch das sofortige Anlegen und das Stillen nach Bedarf erhalten die Kinder nicht nur die hochwertige Vormilch, sondern der Übergang zum vollen Stillen verläuft sanfter. Früher wurden die Kinder häufig von ihren Müttern getrennt und in den ersten 24 Stunden nach der Geburt nicht angelegt. Das hatte zur Folge, daß der Milcheinschuß stärker, andauernder und schmerzhafter empfunden wurde. Im Gegensatz dazu werden durch das sofortige Stillen von Geburt an die körperlichen Veränderungen beim Milcheinschuß besser aufgefangen, nicht zuletzt dadurch, daß die Milch leichter ins Fließen kommt. Die vermehrte Durchblutung und Ausdehnung der Milchdrüsen beim Milcheinschuß führt dazu, daß die Brüste prall und schwer werden. Dies verliert sich nach einigen Stillmahlzeiten meistens von alleine.

Wenn es zu unangenehm oder schmerzhaft wird, kann Linderung erreicht werden durch Kälte. Häufig helfen kühle Quarkumschläge. Man kann auch ein kleines Handtuch oder eine Windel feucht für kurze Zeit ins Gefrierfach tun und dann auf die Brust legen. Dabei muß unbedingt Bettruhe eingehalten werden! Auch darf auf keinen Fall Eis auf die Brust kommen. Die Gefahr von Erfrierungen ist gegeben. Kälte ist aber nicht immer das Richtige. Es gibt auch Frauen, besonders blasse und übermüdete, die für Wärme wesentlich empfänglicher sind. Ihnen tut es gut, vor dem Anlegen heiße Umschläge zu machen oder eine Wärmflasche an die Brust oder zwischen die Schulterblätter zu legen. Gute Erfahrungen sind auch mit sanften Ausstreich–Massagen der Brust mit Oleum Lactagogum® oder Merkurialis Heilsalbe gemacht worden. Frauen merken häufig selber, wonach ihnen ist. Eine kurzweilige Einschränkung der Flüssigkeitsaufnahme kann auch helfen. Es ist auch besser, jetzt auf Milchbildungstee zu verzichten. Allerdings bedeutet das Prallwerden der Brust in dieser Zeit nicht einen Überschuß an Milch. Insofern ist ein Abpumpen der Milch nicht unbedingt angesagt, denn bei der Milchproduktion regelt die Nachfrage das Angebot. Das Pumpen würde das Angebot, d.h. die Menge der Milch, weiter erhöhen. Es ist gut zu wissen, daß der Milcheinschuß maximal für zwei Tage unangenehm oder schmerzhaft ist und daß dies ganz normal ist. Manche Frauen reagieren sogar mit einem Temperaturanstieg, der von allein zurückgeht. Allerdings kann das auch als ein Zeichen für mehr Ruhe aufgefaßt werden, die dem Körper dann dringend gewährt werden sollte.

Stillhilfen

Stillhindernisse können von seiten der Mutter sogenannte Hohl- oder Flachwarzen sein. Eine gute (Übergangs-) Hilfe können dabei Stillhütchen sein, die, über den Warzenhof gesetzt, dem Kind einen Sauger bieten. Somit kann es trinken und durch den Sog kommt nicht nur die Milch ins Fließen, sondern es besteht auch die Möglichkeit, daß der Nippel nach vorn gezogen wird. So könnte das Hütchen mit der Zeit überflüssig werden. Stillhütchen gibt es in der Regel in der Klinik. Sie sind auch in jeder Apotheke erhältlich. Die Größe des Hütchens richtet sich nach der Größe des Mundes des Kindes. Es sollte unbedingt immer wieder versucht werden, das Kind ohne Hütchen anzulegen. Dies ist eher erfolgreich, wenn der größte Hunger gestillt ist. Dann ist das Kind geduldiger und kooperativer. Nach ein paar Tage macht es seinen Mund auch weiter auf und kann so ein größeren Teil des Warzenhofes in den Mund nehmen. Dabei kann es sich einen Teil der nach innen gezogenen Warze hervorholen. Die wichtigsten Begleiter bei diesem Problem sind Geduld und Zuversicht. Angespannt und in Schweiß gebadet klappt es nicht. Dann lieber noch ein paar Tage warten und es erneut versuchen.

Stillhindernisse von seiten des Kindes sind selten. Hier sind Kinder mit Fehlbildungen im Nasen-, Mund- und Rachenraum zu nennen sowie Frühgeborene, die noch zu schwach sind, um selbst an der Brust zu saugen. In beiden Fällen gibt es eigentlich keinen Grund, den Kindern die Muttermilch zu verweigern. Sie kann abgepumpt und mit der Flasche oder Sonde gefüttert werden.

Wie lange stillen?

Die Dauer der Stillzeit wird individuell sicherlich unterschiedlich gesehen. Jede Frau muß sich Gedanken machen, wie lange sie stillen will. Und jede Frau wird ihre persönlichen Gründe haben, warum sie wann abstillt. Betrachten wir Stillen nur als Ernährung und nicht auch als psychischen Vorgang, bei dem das Kind Zärtlichkeit und Aufmerksamkeit bekommt, dann ist die Frage nach dem wann gar nicht so wesentlich. Empfohlen wird, fünf Monate voll zu stillen und dann innerhalb der nächsten vier Monate zunehmend auf Breikost überzugehen (s. Glöckler / Goebel »Kindersprechstunde«).

Abstillen

Wenn eine Frau entscheidet, das Kind langsam abzustillen, wird sie eine Mahlzeit am Tag nicht mehr Brustfüttern. Viele fangen mit der abendlichen Mahlzeit an, weil die Möglichkeit dann ziemlich groß ist, daß das Kind gut satt und zufrieden ein- und durchschläft. Manchmal sind es auch die Kinder, die entscheiden, daß sie nicht mehr gestillt werden wollen. Sie verweigern die Brust. Dieses ist für die Mutter nicht immer leicht zu respektieren und akzeptieren. Ist die Entscheidung zum Abstillen von der Mutter getroffen, wird langsam über die nächsten Wochen bis Monate eine Mahlzeit nach der anderen ersetzt.

Es gibt manchmal Gründe, die ein sofortiges Abstillen erforderlich machen. Ursachen können mütterlicher oder kindlicherseits bestehen. Eine Möglichkeit ist, dies mit ärztlich verordneten Medikamenten zu tun. Sie müssen über Tage lang eingenommen werden und sind nicht immer ohne Nebenwirkungen wie z. B. Kreislaufstörungen oder Gemütsveränderungen. Eine alternative, konservative Methode ist die Einschränkung der Flüssigkeitsaufnahme der Mutter: Sie trinkt deutlich weniger als sonst. Zudem muß die Brust hochgebunden werden, oder aber es muß ein sehr gut sitzender BH getragen werden. Das Kind wird nicht mehr angelegt. Aufkommender Druck oder Spannung in der Brust wird durch vorsichtiges Anpumpen oder sanftes Ausstreichen gelindert. Dieses Abstillen kann mit einer bis zwei Tassen Salbeitee oder auch mit homöopathischen Medikamenten gut unterstützt werden. Es dauert eventuell etwas länger, bis die Brust ihre Produktion einstellt. Nach etwa sechs Tagen ist der Prozeß normalerweise abgeschlossen, zumindest so, daß keine Gefahr eines Milchstaues mehr besteht. Vorteil dieser Methode ist, daß sie natürlicher und nebenwirkungsfrei ist.

Wickelmethoden

Das Angebot der verschiedenen Wickelmöglichkeiten und -methoden ist groß und mit Sicherheit einige Gedanken wert. Die Aspekte der Anschaffungskosten, des Arbeitsaufwandes und der Umweltbelastung müssen auf jeden Fall mitbeachtet werden. Alle sind mit unterschiedlichen Kosten und Umweltbelastungen verbunden. Bei Stoffwindeln werden Wasser, Waschmittel und Strom benötigt, Plastikhöschenwindeln belasten die Umwelt durch die erforderlichen Rohstoffe und den erzeugten Müll (im gesamten Haushaltsmüll produzieren Stoffwindeln 0,01 %, Plastikhöschen machen 2,8 % aus (9). In der Anschaffung erscheinen Stoffwindeln und Wollhöschen auf den ersten Blick teurer (etwa 400 DM), ein Paket Plastikhöschen mit etwa 70 Stück kostet dagegen etwa 30 DM. Ein Neugeborenes wird am Tag

mindestens 6 mal gewickelt. Ein Kind wird bis zu 4000 mal gewickelt, das sind 4000 Wegwerfwindeln, Naturwickelprodukte
dagegen halten durchaus für 2 bis 3 Babyleben (Geschwisterkin-
der).

Wir empfehlen die natürliche Wickelmethode, d.h. das Kind wird
mit Mull- oder Köperwindeln gewickelt, darüber eine Baumwoll-
bindewindel, darüber eine naturbelassene Wollwindelhose gezogen. In den ersten Wochen wird das Kind »gepackt«. Es wird noch
in ein 80 x 80 cm großes Moltontuch eingeschlagen oder in eine dünne, weiche Wolldecke. Ein Aspekt dieser Wickelmethode kann sein,
daß sich die Geste des Umhüllens bei jedem Wickeln wiederholt.

Wollhosen gibt es inzwischen auch als Wollwickelhosen. Sie bestehen aus naturbelassener, gewalkter Schafwolle und sind mit einem Klettverschluß zu verschließen (teilweise waschmaschinen-
waschbar). Sie werden wie die anderen Wollhosen auch bei Feuchtigkeit nur gelüftet. Seit einiger Zeit sind auch Baumwollwickel-
hosen aus Naturbaumwolle (Flanell) im Handel. Sie sind kochfest
und auch trocknergeeignet. Sie werden alternativ zu Mull- und
Bindewindeln benutzt.

Ein paar kleine Wollsocken sollten auf jeden Fall auch mitange-
schafft werden, denn kalte Füße lassen die Kinder oft nicht ruhig
schlafen. Man denke nur an sich selber, wie schwierig es ist, in
Schlaf zu kommen, wenn die Füße kalt sind.

Eine Wärmflasche sollte spätestens jetzt, wenn ein Kind geboren ist, angeschafft werden.

Benötigt werden für eine Erstausstattung:

- 2 Wollhemdchen in einer Größe, die im Wechsel getragen und
  gelüftet werden (nur für den Sommer mit kurzen Ärmeln)
- 2 - 4 Welljäckchen zum Überziehen, evtl. Wollfrottier
- Seiden- oder Baumwollmützchen für innen, denn das Köpfchen bietet eine große Hautfläche, besonders bei wenig Haaren,
  durch die ein großer Wärmeverlust entstehen kann
- 1 Wollmütze für draußen

- 30 Mullwindeln (80 x 80 cm) oder
- 30 Köperwindeln, saugen mehr auf, besonders für nachts zu empfehlen
- etwa 20 Baumwollbindewindeln (auch italienische oder Strickwindeln genannt)
- dazu können unter anderem schmale Moltonwindeln (40 x 40 cm) dreifach gelegt, benutzt werden; hat sich gut beim Breitwickeln bewährt
- 3 - 4 Wollhosen (unterschiedliche Größen), diese werden über die Windeln gezogen. Nach mehrfachem Gebrauch verfilzen die Hosen leicht von innen und halten somit noch mehr Feuchtigkeit zurück.

Der Unterwäsche kommt eine besondere Bedeutung zu. Da sie direkt auf der Haut liegt, sollte möglichst nur Wäsche aus naturbelassenen Materialien (Wolle/Seide) benutzt werden. Nur diese Fasern erhalten dem kindlichen Organismus die Wärme, die das Kind zu einer gesunden Entwicklung benötigt. Es ist wichtig, darauf zu achten, daß das Kind nicht auskühlt. Kinder, die nur ein kurzärmliges Baumwollflügelhemdchen, locker gewirktes Baumwolljäckchen, eine Plastikwindel und darüber einen Baumwollstrampelanzug tragen, zeigen häufig eine marmorierte Haut als Anzeichen für eine Unterkühlung. Tragen sie dagegen ein langärmliges, feingesponnenes Wollunterhemd, darüber ein Wollfrotteejäckchen, gewickelt wie vorgeschlagen und evtl. noch zusätzlich eingehüllt in eine dünne Wolldecke, sind sie rosig und warm und friedlicher. Die so gekleideten Kinder werden in der Regel auch nicht so gelb. Sie nehmen schneller zu und gedeihen wesentlich besser. Oft übertragen Erwachsene ihre Wollempfindlichkeit auf die Kinder. Hier gilt Ausprobieren. Es gibt Wollwäsche in genügend feiner Qualität. Eine gute Alternative ist ein Gemisch aus Wolle/Seide oder Baumwolle/Seide. Dieses wird auch von empfindlichen Kindern vertragen.

Ein Lammfell gibt dem Kind ein Gefühl von Geborgenheit. Es

kann in die Wiege, in die Tragetasche und ins Bett gelegt werden. Außerdem kann es problemlos überallhin mitgenommen werden, auch in fremder Umgebung fühlt sich das Kind auf dem Fell zu Hause. Es gibt waschbare und nichtwaschbare Felle. Bei den waschbaren ist auf die Qualität zu achten. Viele von ihnen sind chromgegerbt. In der Regel reicht regelmäßiges Bürsten und Lüften zur Pflege aus.

- Wolle schützt das Schaf gegen Kälte, Hitze und Regen. Die Qualität von Wollkleidung ist sowohl vom Alter und der Gesundheit des Tieres als auch von der Verarbeitungsweise abhängig. Wolle hat die Fähigkeit, viel Feuchtigkeit zu absorbieren, ohne naß zu werden (eine Qualität, die sie – wie auch die Seide – gerade für Unterwäsche so geeignet macht), Schmutz dagegen wird kaum von der Wolle aufgenommen, so daß sie wenig gewaschen werden braucht.
- Seide wird von der Raupe gesponnen, sie macht daraus ihre umhüllende Puppe, in der sie zum Schmetterling wird. Die Raupe kann nur tagsüber, wenn die Sonne scheint, Seide spinnen. Seide kann wie Wolle sehr gut Feuchtigkeit aufnehmen, ohne naß zu werden.
- Baumwolle kommt von der Baumwollpflanze, wobei leider viele Chemikalien beim Anbau sowie bei der Verarbeitung eingesetzt werden. Bei manchen ökologischen Marken scheint dies weniger zu sein. Baumwolle wird relativ schnell naß (nimmt wenig Feuchtigkeit auf) und muß oft gewaschen werden, da sie viel Schmutz anzieht.

Das Wochenbett

Die Wochenbettzeit beginnt nach der Geburt der Plazenta und endet vier bis sechs Wochen später. Es ist eine Zeit, die der Ruhe und Erholung dienen sollte. Heute wird vielfach die Meinung vertreten, daß nach fünf bis sechs Tagen Klinikaufenthalt das Wochenbett zu Ende ist. Dann ist der Zauberschleier schon ganz verflogen, und der Alltag bestimmt wieder das Leben. Vielleicht ist es Gedankenlosigkeit, vielleicht aber auch einfach die gesellschaftliche Erwartung. Es wird ja auch immer wieder betont, daß »Kinderkriegen keine Krankheit ist«, sondern etwas ganz Normales. Es wird erwartet, daß die Frau sofort wieder leistungsfähig ist in unserer leistungsorientierten Zeit. Dabei *leisten* die jungen Mütter etwas, sie leisten Unglaubliches! Daß das heute häufig nicht anerkannt wird, liegt an der Verkennung der Mutterrolle.

Während der Schwangerschaft wird es allgemein akzeptiert, daß die Frau in ihrer Leistung eingeschränkt ist, und sie selbst akzeptiert ihrerseits die Schwangerschaftsbeschwerden wie Müdigkeit, Übelkeit, Unkonzentriertheit usw. Während des Wochenbetts wird ihr auch noch zugestanden, erholungsbedürftig zu sein. Nach zwei Wochen aber soll sie wieder fit sein. Dabei ist es durchaus bekannt, daß Frauen bis zu sechs Monaten nach der Geburt unter Beschwerden unterschiedlichster Art leiden, für die es häufig keine medizinische Erklärung gibt. Die Tatsache, daß solche Beschwerden nicht mit üblichen Krankheiten in Verbindung gebracht werden können, verunsichert viele Frauen. Sie haben Kopfschmerzen, sind ständig müde, unterliegen Stimmungsschwankungen, sind unkonzentriert, haben Schwindelgefühle und Rückenschmerzen, fühlen sich überfordert und einsam. Sie trauen sich nicht, mit ihrem Partner und Freunden darüber zu reden. Dabei wäre es bestimmt hilfreich, sich mitzuteilen, auf Verständnis zu stoßen, sich auszutauschen und zu erfahren, daß andere Frauen die gleichen Probleme haben oder hatten.

Dies gilt auch für die Veränderungen, die mit dem Aufgeben der Berufstätigkeit und mit dem isolierteren Leben in der Kleinfamilie zusammenhängen.

Im Gegensatz zu der bei uns üblich gewordenen Ansicht über das Wochenbett gibt es heute noch Kulturen, z. B. in Afrika, in denen die Wöchnerin und das Neugeborene vierzig Tage lang nicht am »normalen Leben« teilhaben, keine Aufgaben in der Gemeinschaft haben und rund um die Uhr versorgt werden. Die junge Mutter bekommt diese Zeit, um sich an ihr Kind zu gewöhnen und sich langsam wieder auf das nicht-schwangere Leben einzustellen. Sie wird geschont und gepflegt und kann in Ruhe diese Zeit durchleben.

Nicht nur in anderen Kulturen, sondern auch in unserer Kultur war früher ein ausgedehntes Wochenbett normal. Betrachtet man Bilder von Künstlern vergangener Jahrhunderte, gibt es reichlich Darstellungen von sogenannten Wochenstuben; nicht von der Geburt, sondern von der Zeit danach. Die Gebärstube wurde zur Wochenstube, in der die Frau und das Kind von helfenden Frauen umgeben waren. Diese bereiteten das wärmende Bad für das Kind und versorgten die junge Mutter mit Speisen und Getränken, während sie wohl gepolstert im Bett lag. Um sie herum fand ein reges Leben statt, bei dem es oft einen Wochenbettschmaus gab. Besucher bewunderten das Kind und beglückwünschten die Mutter. Viele Bilder vermitteln eine familiäre Beschaulichkeit mit vollkommener Harmonie der Beteiligten.

In unserer heutigen schnellebigen Zeit müssen die Menschen sich wieder bewußt machen, was Wochenbett eigentlich bedeutet. Ein Hauptmerkmal dieser Zeit ist die Rückbildung. Viele der durch Schwangerschaft und Geburt entstandenen Veränderungen am und im Körper der Frau bilden sich wieder in ihren Ursprungszustand zurück. Es findet ein Wiederherstellungsprozeß statt. Diese Rückbildung kostet Kraft. Zum Ende der Schwangerschaft hatte sich z.B. die Gebärmutter soweit ausgedehnt, daß in ihr ein sieben Pfund schweres, fünfzig Zentimeter langes Kind so wie ein Liter Fruchtwasser und noch die Plazenta von fünf- bis siebenhundert Gramm Platz hatten. Nach der Geburt muß sie sich auf ihre ursprüngliche (Faust-)Größe zurückbilden. Ihr Gewicht beträgt bei der Geburt achthundert bis tausend Gramm, eine Woche später fünfhundert und nach sechs Wochen fünfzig bis sechzig Gramm. Dieser Rückbildungsprozeß ist gut von außen zu beobachten. Steht der obere Rand der Gebärmutter (der Fundus) unmittelbar nach der Geburt in Nabelhöhe, ist er schon nach etwa einer Woche hart und kugelig kurz oberhalb des Schambeins (der Symphyse) zu tasten. Für Frauen, die schon mehrere Kinder geboren haben, ist diese Rückbildung in den ersten vier Tagen deutlich spürbar, manchmal mit sehr schmerzhaften Nachwehen, während Frauen nach der Geburt des ersten Kindes selten solche Nachwehen haben. Diese Nachwehen haben ihren Sinn und Zweck. Sie komprimieren die Blutgefäße im Bereich der Plazentahaftstelle. Diese kann man sich als große Wundfläche vorstellen, wo der Wochenfluß (die Lochien) entsteht. Der Wochenfluß ist in den ersten Tagen kräftig blutig (wie eine starke Periodenblutung), in der zweiten Woche wird er weniger und bräunlich, danach allmählich gelblich, in der dritten Woche gräulich-weißlich. Nach vier bis sechs Wochen, wenn die Stelle, an der die Plazenta gesessen hat, wieder glatt mit Schleimhaut überzogen ist, versiegen die Lochien. Diese Flüssigkeit, die bei der Wundheilung entsteht, muß, wie bei jeder Wundheilung, sorgfältig behandelt werden. Dies gilt besonders, wenn eine Dammnaht gemacht wurde. Bei kleineren Nähten reichen zur Wundversorgung täglich mehrfache Spülungen, eventuell mit Calendulatinktur. Die Heilung verläuft meist komplikationslos. Größere Nähte brauchen entsprechend mehr Aufmerksamkeit. Die mit Wochenfluß behafteten Binden müssen gewissenhaft entsorgt und die Hände anschließend gut mit Seife gewaschen werden. Der Wochenfluß hat einen Eigengeruch. Wenn er anfängt, übel zu riechen, ist dies ein Zeichen dafür, daß der Fluß staut (s. S. 360).

Rückbildungsgymnastik

Rückbildung ist nicht nur auf die Gebärmutter beschränkt und dort sichtbar, sondern alle mütterlichen Organe, die während Schwangerschaft und Geburt Veränderungen durchgemacht haben, bekommen wieder ihre ursprüngliche Lage, Größe, Form und Beschaffenheit. Dies gilt z.b. für die Scheide (nach der Geburt weit und schlaff), für den Beckenboden (geschwollen und überdehnt) so wie die Bauchdecken (weich und faltig). Vieles arbeitet von allein und im Verborgenen. Es ist aber zu empfehlen, diese Wiederherstellungsprozesse mit Rückbildungsgymnastik zu unterstützen. Dies führt zu einer rascheren und vollständigeren Rückkehr in den früheren körperlichen Zustand. In den Kliniken wird während der Wochenbettzeit oft Gymnastik angeboten. Das Ganze ist aber eine Pseudo-Aktion, wenn es nur dort und nur während dieser Zeit gemacht wird. Es gibt viele in den Geburtsvorbereitungskursen gelernte Beckenbodenübungen, die problemlos in den Alltag nach dem Klinikaufenthalt mit eingebaut werden können. Ohne daß dafür irgendwelche Vorbereitungen getroffen werden müssen, ist es möglich, solche Übungen beim Zähneputzen, beim Essenkochen oder Abwaschen durchzuführen. Die Gymnastik sollte aber nicht in Streß ausarten, indem man sich zuviel vornimmt. Lieber weniger, das aber konsequent ein- oder zweimal täglich für fünf bis zehn Minuten. Nach vier bis sechs Wochen kann man vielleicht auch an einem Rückbildungsgymnastikkurs teilnehmen. Dann ist das Leben mit dem Kind schon etwas geregelt. Solche Kurse werden von Kliniken, Familienbildungsstätten, Hebammen oder Krankengymnastinnen angeboten. Die Kosten werden teilweise von den Krankenkassen zurückerstattet.

Bei der Rückbildung der Organe ist die Brust eine Ausnahme. Sie bildet sich trotz der Veränderung während der Schwangerschaft nicht zurück, im Gegenteil, sie verändert sich weiter. Nach der Geburt der Plazenta findet eine Hormonumstellung statt, der »andere Umstand« ist beendet. Durch diese Umstellung wird das im mütterlichen Organismus während der Schwangerschaft eingelagerte Wasser wieder frei. So kommt es zu vermehrtem Schwitzen, besonders nachts, und zu häufigem Wasserlassen. Zusätzlich wird das milchbildende Hormon (Prolactin) freigesetzt, so daß die Brustdrüsen ihre Arbeit aufnehmen können. Außerdem wird beim Anlegen des Kindes das Hormon Oxytoxin ausgeschüttet. Dadurch wird der Milchfluß gefördert und beschleunigt, aber auch die Gebährmutter wird zur Kontraktion angeregt. Am dritten Wochenbettstag kommt es dann meistens zu dem Milcheinschuß (s. S. 151). Dabei kann die Brust, die sich in der Schwangerschaft um einiges vergrößert hat, noch einmal deutlich an Größe und Schwere zunehmen (Stillbüstenhalter oft drei Nummern größer als normal). Es sollte versucht werden, die vorübergehenden Beschwernisse des Milcheinschusses positiv zu sehen: bei mir klappt es gut, ich werde viel Milch für mein Kind haben. Das harte schwere Gefühl läßt spätestens nach zwei Tagen nach, und die Milch fließt.

Die Umstellung der »Umstände«

Es sind nicht nur die körperlichen Veränderungen und Umstellungen, die Kräfte kosten, es ist die gesamte Verfassung bzw. seelische Situation. Die »anderen Umstände« werden zu *anderen* Umständen. Viele eingreifende Veränderungen finden in kurzer Zeit statt. Jetzt gibt es ein wirkliches Gegenüber: einen kleinen eigenständigen, vollständig abhängigen Menschen mit seinen Bedürfnissen. Das Kind weiß nichts von Tag und Nacht und hält sich nicht an unsere Zeiten. Insbesondere Kinder, die nachts geboren wurden, sind dann auch nachts aktiver. Das Wochenbett beginnt für die Mutter schon gleich mit einem enormen Schlafdefizit. Aufgrund der Euphorie und des großen Glücksgefühls ist dies in den ersten zwei Tagen nach der Geburt nicht unbedingt spürbar. Aber spätestens dann wird sie davon eingeholt. Und dann kommt noch der Milcheinschuß dazu! Dabei entsteht häufig eine Krisensituation, die leicht zu einem seelischen Tief führt und sich in einem Weinausbruch äußert. Ursache ist sicherlich nicht Unglücklichsein oder Traurigkeit, sondern Erschöpfung, Ermüdung und die Hormonumstellung. Die widerstreitendsten Gefühle bewegen sich in der Brust der Mutter. Hin- und hergerissen zu sein zwischen Glück, Stolz und Dankbarkeit, gleichzeitig gequält zu sein von Versagensängsten, Zweifeln oder Sorge, auch ja alles richtig zu machen, dem Kind gerecht zu werden, Sorgen, überfordert zu sein oder zu werden, hat sie doch viel von sich gegeben. Ganz besonders unter der Geburt ist sie oft bis an die Grenzen des Leistbaren gekommen. Und jetzt sind die Anforderungen noch wesentlich größer und nicht nur auf neun Monate begrenzt.

All diese Gedanken und Sorgen haben ihre Berechtigung. Sie dürfen durchdacht und auch durchlebt werden. Die Wöchnerin soll sich auf keinen Fall schuldig fühlen, weil die Umgebung von ihr erwartet, dankbar und glücklich zu sein. Manchmal kann ein ausgiebiges Weinen ganz wohltuend und befreiend sein. Es muß der Umwelt gegenüber auch nicht gerechtfertigt werden. Es ist eben einfach so, und es ist bekannt, daß viele Frauen dies so erleben. Vom Partner wird gewünscht, daß er dies wohl ernst, aber nicht persönlich nimmt. Wenn Frauen sich ausgeweint haben, fühlen sie sich hinterher befreiter, und meistens fließt die Milch dann auch deutlich leichter, denn »es drückt nichts mehr auf der Brust«.

Die Partnerschaft

Ein wesentlich größeres und anhaltenderes Problem ist, daß die Partner sich oft keine genauere Vorstellung über das Hinterher, nach der Geburt, gemacht haben. Junge Paare denken oft nur bis zur Geburt, dazu kommen vielleicht noch einige praktische Überlegungen wie Anschaffungen, Einrichtungen und die Arbeitssituation. Aber über die aufkommenden Alltagsprobleme wird nicht gesprochen. Die werdenden Eltern sehen zunächst auch keinen besonderen Anlaß, es sei denn, sie haben diese neue Situation im nahen Freundes- oder Bekanntenkreis schon einmal miterlebt. Aus den Medien strahlen ihnen Hochglanzbilder entgegen: gut aussehende, gepflegte Frauen in schönen Kleidern mit friedlich schlafenden oder glücklich lächelnden Babys auf dem Arm; stolze Väter legen den Arm um beide. Man sieht nicht das sich türmende Geschirr, keinen Berg von Wäsche, die noch zu waschen oder zu legen ist. Von den Problemen des isolierten Lebens oder von der Überforderung der jungen Mutter ist nicht die Rede. Es fehlt oft auch der Mut oder die Gelegenheit, mit jemandem darüber zu sprechen. Frauen fühlen sich plötzlich überfordert, wenn sie sehen, daß sie nicht schaffen, was sie sich vorgenommen haben, überfordert durch die Erwartungen von außen, auch vom Partner, der vielleicht sagt: Wieso? Andere Frauen schaffen es doch auch! Es ist noch einmal eine Zeit des Kennenlernens, in der die Partnerschaft zu dritt erstmals er- und gelebt werden muß. Bei all den Veränderungen, die so ein kleiner Mensch durch seine Ankunft verursacht, ist es ganz wichtig, sich immer wieder klarzumachen, daß nicht nur die Frauen zu Müttern, sondern daß auch die Männer zu Vätern werden. Die Partner werden zu Eltern mit aller Verantwortlichkeit und mit allen Sorgen, die dazu gehören. Die Frau muß lernen, ihre Wünsche dem Partner gegenüber zu äußern. Der Mann muß sich zuständig fühlen. Darüber muß beizeiten gesprochen werden und nicht erst nach Tagen angestauter Frustration. Geschieht dies nicht, kommt es bestimmt zu einem bösen Streit. Der Vater kann einen Teil seines Urlaubs für die Zeit einplanen, wenn die Frau aus dem Krankenhaus kommt. Er kann dann einkaufen, waschen, kochen und hat Zeit für Mutter und Kind. Sind die jungen Eltern mit dem Haushalt überfordert, können vielleicht Freunde oder Verwandte in den ersten Tagen helfen. Ist in den ersten Nächten zu Hause das Kind sehr unruhig, eventuell durch die Unsicherheit der Mutter, sollte sich der Vater auf jeden Fall auch zuständig fühlen. Er kann z.B. das Wickeln übernehmen. Wenn die Mutter sehr erschöpft ist und dringend einmal durchgehend vier bis sechs Stunden Schlaf benötigt, kann er schon vorher abgepumpte Milch mit dem Fläschchen füttern. In den ersten Wochen werden häufig von der Familie, von Freunden und Bekannten Hilfsangebote gemacht: eventuell einzukaufen, Wäsche zu waschen oder aber die Betreuung schon vorhandener Kinder zu übernehmen. Solche Angebote kommen meistens nur für eine begrenzte Zeit und können also ohne große Peinlichkeit als eine wirkliche Hilfe angenommen werden. Den Anspruch auf einen perfekten Haushalt kann man ruhig für einige Zeit beiseiteschieben. Diese erste Zeit, in der das Kind so klein, so zart, so hilflos, aber so zauberhaft ist, ist einmalig und hält nicht lange an. Deshalb können die Staubfusseln ruhig unter dem Schrank liegen gelassen werden, denn sie sind in zwei Wochen auch noch da. Dafür kann man sich lieber Zeit füreinander nehmen, Zeit, um sich kennenzulernen, Zeit für einen ausgiebigen Mittagsschlaf.

Der Besuch

Ein anderer Streßfaktor kann sicherlich Besuch sein. Im Krankenhaus bleibt er meistens nicht lange. Sind Mutter und Kind aber wieder zu Hause, ist es für manche Freunde und Bekannte wie eine unausgesprochene Einladung, ständig – und zwar dann, wenn es *ihnen* paßt – zu Besuch zu kommen. Ist der Besucher jemand, der mit Ehrfurcht staunend kommt und sich mitfreuen will, dann aber gleich wieder geht, ist es sicherlich nicht so kräftezehrend, als wenn ganze Besucherhorden sich verabredet haben und dann mit der Erwartung dasitzen, bewirtet zu werden. So gern und so stolz man auch von der Geburt und von dem Kind usw. berichten möchte, es ist anstrengend. Der Vater ist mit der Gastgeberrolle noch um ein Zusätzliches gefordert. Die Freunde können ruhig darum gebeten werden, sich vorher anzumelden. Falls sich »gute Bekannte« nicht daran halten, wurden gute Erfahrungen gemacht mit einem Zettel an der Tür. Darauf kann z.B. stehen: »Mutter und

165

Kind brauchen Ruhe. PS. Vater auch.« Die ungebetenen Gäste überlegen dann schon, ob sie klingeln sollen oder nicht.

Im Krankenhaus ist die Rundumversorgung von Mutter und Kind für die ersten sechs Tage gegeben. Bei der Mutter werden die Rückbildung und der Wochenfluß kontrolliert. Falls eine Dammnaht gemacht wurde, wird auf eine gute Wundheilung geachtet. Wichtig ist auch die Beobachtung der Körperausscheidungen (Urin, Stuhlgang). In den ersten Tagen ist eine Verstopfung bis zu einem gewissen Grad als normal anzusehen. Das hängt damit zusammen, daß der Tonus des Darmes von der Schwangerschaft her noch vermindert ist. Außerdem sind die Bauchdecken und der Beckenboden noch erschlafft. Aufgrund ihrer Naht trauen sich manche Frauen nicht, beim Stuhlgang zu drücken. Spätestens am dritten Tag sollte es aber zu einer Entleerung kommen. Ist dies nicht der Fall, kann zu einem sanften Abführmittel oder einem kleinen Klistier gegriffen werden. Eine Alternative ist Joghurt vermengt mit Leinsamen, dazu reichlich Flüssigkeitsaufnahme.

Hilfe im Haushalt

Bei einer ambulanten oder Hausgeburt muß die Rundumversorgung organisiert werden, denn sie ist nicht so selbstverständlich gegeben wie im Krankenhaus. Ein immer wieder auftauchendes Problem ist, daß die werdenden Eltern sich zu spät um Hilfe kümmern. Dann sind sie überrascht, wenn es nicht so klappt, wie sie es sich vorstellen. Ein Kind kommt in der Regel nicht unerwartet, sondern man weiß es Monate im voraus. Fällt die Entscheidung für eine ambulante oder Hausgeburt, muß eine Haushaltshilfe für das Wochenbett organisiert werden. Das kann eine Freundin oder Verwandte sein, die in der Lage ist, einen Haushalt zu führen. Es ist aber wichtig, daß sie richtig zupacken kann und daß auf der anderen Seite keine Hemmungen bestehen, ihr Aufgaben aufzutragen. Diese Arbeit kann auch von einer Mitarbeiterin von Organisationen wie der Familienhilfe oder der Diakonie übernommen werden. Aber auch hier muß beizeiten ein Antrag gestellt werden. Außerdem muß bedacht werden, daß solche Hilfen an feste Arbeitszeiten gebunden sind, während bei privat organisierter Hilfe flexiblere Absprachen möglich sind. Die Kosten werden zum größten Teil von den Krankenkassen getragen. Es ist allerdings eine Kann- und keine Muß-Bestimmung, obwohl die Kassen in der Regel sehr kulant und hilfsbereit sind.

Hat der junge Vater sich frei genommen, muß schon vorher darüber gesprochen werden, was er wirklich im Haushalt kann. Bei vielen Männern scheitert es später nicht am guten Willen, sondern an mangelnder Erfahrung. Wird die Schwangerschaftszeit nicht zur Einarbeitung genützt, ist es ratsam, sich um eine zusätzliche Hilfe zu kümmern. Es gibt hilfsbereite Menschen, es gibt Hilfsorganisationen, man muß sie nur suchen. Bei Gesprächen mit Frauen über ihre Wochenbettzeit wird häufig von Enttäuschungen berichtet, weil ihre Partner die Wünsche und Erwartungen wenig erfüllten. Dann bleibt immer ein Rest von Traurigkeit. Dem kann vorgebeugt werden, indem man vorher ruhig und sachlich die Möglichkeiten, die Fähigkeiten und die Bedürfnisse beider Partner bespricht und die Wochenbettzeit entsprechend organisiert. Das, was die Männer in dieser Zeit leisten, muß auch anerkannt werden, gerade wenn sie ihren Jahresurlaub dazu benutzen. Eine Erholung ist es für sie auch gerade nicht. Für viele ist es eine ganz neue Situation, und sie müssen sich in ihre Vater- und Versorgerrolle erst einmal hineinfinden. Dieses Erlebnis stärkt aber das Zusammengehörigkeitsgefühl und bildet den Keim für das kommende Familienleben. Insofern ist das Wochenbett eine wichtige Zeit, nicht nur für Mutter und Kind, sondern für die ganze Familie.

Hebammennachsorge zu Hause

Jede Frau hat in den ersten zehn Tagen nach der Geburt ihres Kindes gesetzlichen Anspruch auf Hebammenbetreuung, gleich, ob sie in der Klinik oder zu Hause entbunden hat. Eine Hebamme, die eine Nachsorge übernimmt, kommt in der Regel einmal täglich ins Haus, um sich um Mutter und Kind zu kümmern. Sie wird sich genau wie im Krankenhaus auch um die Rückbildung der Gebärmutter und um den Wochenfluß sorgen, Nahtabheilung beobachten, Stillhilfen anbieten, Ernährung im Wochenbett besprechen und beim Kind den Nabel versorgen und Körperpflege und Wickeltechniken zeigen. Ferner achtet sie beim Kind auf die Neugeborenengelbsucht und kontrolliert sein Gewicht. Sie ist grundsätzlich Ansprechpartnerin für alle Fragen in dieser ersten aufregenden Zeit. Sie übernimmt die Nachsorge genauso verantwortlich wie das Klinikpersonal, nur wesentlich persönlicher, denn meistens kennen sich die Frau und ihre Hebamme schon vor der Geburt. In den Arztpraxen und Krankenhäusern werden gerne die Namen und Adressen von Hebammen weitergegeben, so daß es kein Problem sein sollte, schon rechtzeitig vor der Geburt eine zu finden.

Die Eltern, die eine ambulante oder Hausgeburt wollen, müssen sich selber um einen Kinderarzt bemühen, der innerhalb der ersten zehn Tage die U2 übernimmt. Es empfiehlt sich, schon in der Schwangerschaft Kontakt zu einem Kinderarzt aufzunehmen. Bei der Suche kann es hilfreich sein, sich im Bekanntenkreis umzuhören, sich aber auch schon zu überlegen, welche Art von medizinischer Betreuung für das Kind gewünscht wird. Manche Kinderärzte machen das Angebot, zu dieser Untersuchung ins Haus zu kommen, sozusagen als Geschenk für den neuen Erdenbürger. Eine nette Geste, denn dann braucht man mit dem Neugeborenen nicht so früh aus dem Haus, und das Kind muß sich nicht gleich mit Krankheitskeimen, die ja nun mal in Arztpraxen gehäuft vorkommen, auseinandersetzen.

Sexualität und Verhütung im Wochenbett

Sexualität im Wochenbett ist lange ein tabuisiertes Thema gewesen und ist es häufig noch. Die medizinische Lehrmeinung hat dazu viel beigetragen. Oft ist zu hören, daß Geschlechtsverkehr im Wochenbett aufgrund des vorhandenen Wochenflusses nicht erlaubt sei. Es würde ein erhöhtes Infektionsrisiko für die Frau bedeuten und die Heilungsprozesse eines eventuellen Dammschnittes stören.

Ob beide Partner während der Zeit des Wochenbettes sexuelle Bedürfnisse bis hin zum Geschlechtsverkehr haben, ist sehr unterschiedlich. Manche Frauen haben in dieser Zeit ein großes Verlangen nach körperlicher Nähe und Intimität, den meisten steht das zuerst noch fern. Vieles hängt von der Art der Geburt ab, von der Einstellung der beiden Partner, von der Beanspruchung durch das Kind. Bei einem Dammschnitt oder -riß, oder auch sonst ist der Dammbereich selbstverständlich empfindlicher als sonst.

Bei manchen Frauen kann es mehrere Monate dauern, bis sie wieder mit ihrem Mann schlafen möchten. Es ist nichts Ungewöhnliches und kein Grund für Sorgen. Zu hoffen ist, daß der Partner gut damit umgehen kann und er sich nicht vernachlässigt fühlt. Durch den Umgang mit dem Kind und auch durch das Stillen kann das Zärtlichkeitsbedürfnis der Frau zum Teil schon erfüllt sein. Auch die Müdigkeit und die gestörten Nächte spielen hier eine Rolle.

Wenn bei beiden das Bedürfnis nach sexueller Intimität besteht und bei rücksichtsvollem Probieren keine Schmerzen auftreten, dann ist aus medizinischer Sicht nichts gegen Geschlechtsverkehr im Wochenbett einzuwenden.

Verhütung

Aber auch im Wochenbett kann eine Frau schwanger werden. Durch das Stillen findet meistens kein Eisprung statt, und es kommt nicht oder unregelmäßig zu einer Monatsblutung, wobei dies individuell sehr verschieden ist. Manche stillenden Frauen haben schon ab der vierten bis sechsten Woche nach der Geburt einen regelmäßigen Zyklus, bei anderen setzt dieser erst nach der Stillzeit wieder ein. Deshalb ist Stillen keine sichere Verhütung. Bei häufigem Stillen (alle 4 Stunden) kommt es seltener zum Eisprung und zur Menstruation, als wenn längere Pausen (nachts) eingelegt werden. Auch bei stillenden Frauen kann gelegentlich schon in den ersten Wochen nach der Entbindung, also vor der ersten Monatsblutung, ein Eisprung stattfinden und somit eine Befruchtung.

Trotzdem liegt bei stillenden Frauen, die keine Monatsblutungen haben, die Chance, schwanger zu werden bei 1–2% (10). Für diejenigen, die mehr Sicherheit haben wollen, ist eine geeignete Verhütung angebracht. Die verschiedenen Verhütungsmethoden werden hier einzeln besprochen:

• Die *Temperaturmethode* ist im Wochenbett und in der Stillzeit nicht zuverlässig, da der Zyklus noch sehr unregelmäßig ist und auch aus anderen Gründen Temperaturschwankungen auftreten können (z.B. Milchstau). Auch wenn nicht gestillt wird, ist die erste Zeit mit einem Neugeborenen durch unruhige Nächte meistens nicht für diese Methode geeignet.

• *Kondome* eignen sich für die Zeit des Wochenbettes und der Stillzeit am besten. Manche Frauen klagen dabei aber über ein brennendes Gefühl in der Scheide. Durch die hormonelle Veränderung nach der Geburt und während der Stillzeit ist die Schleimhaut der Scheide empfindlicher und trockner als sonst. Hierdurch kann es leichter zu solche Mißempfindungen kommen. Gleitgel kann Linderung bringen.

• Das *Diaphragma* ist die Barrière-Methode für die Frau. Eine Gummikappe mit einer spermientötenden Creme wird kurz vor dem Geschlechtsverkehr in die Scheide vor dem Muttermund eingeführt und etwa acht Stunden später wieder entfernt. Manche Apotheken stellen eine Diaphragma-Creme auf der Basis von natürlichen Substanzen her. Diese sind in der Sicherheit vergleichbar zuverlässig. Ein Diaphragma kann ungefähr ein Jahr benutzt werden. Die Größe muß vom Arzt ausgemessen werden. Nach einer Entbindung kann es sein, daß ein größeres benötigt wird. Es kann erst sechs Wochen nach der Entbindung benutzt werden, da dann erst die Rückbildung im Scheiden- und Dammbereich abgeschlossen ist.

Weder die Frau noch der Partner spüren das Diaphragma. Die Sicherheit dieser Methode ist bei korrekter Anwendung fast vergleichbar mit der des Kondoms.

• Die *Spirale* kann etwa sechs Wochen nach der Entbindung eingesetzt werden und hat für die Stillzeit keine Nachteile. Die Spirale ist ein T-förmiges Plastikteil, mit einem Kupferdraht umwunden und mit einem dünnen Fädchen, das aus dem Gebärmutterhalskanal kommt. Die verhütende Wirkung ist eine doppelte: Durch das Kupfer werden die Spermien in ihrer Beweglichkeit gehemmt, so daß sie nicht mehr bis in die Eileiter zu den Eierstöcken wandern können. Wenn es einigen Spermien dennoch gelingt, vorbeizukommen und ein Ei befruchtet wird, wird dieses befruchtete Ei sich nicht in die Gebärmutterschleimhaut einnisten können. Die Spirale sorgt nämlich für eine ständige leichte Reizung dieser Schleimhaut und verhindert damit die Einnistung. Dies ist die zweite Wirkungsweise der Spirale.

Es kommt bei Spiralenträgerinnen also meistens gar nicht erst zu einer Befruchtung. Wenn das aber doch passiert, wird durch diese zweite Wirkung eine Schwangerschaft verhindert. Man könnte dies als eine ganz frühe Form einer Abtreibung auffassen. Das befruchtete Ei hat sich etwa sieben Tage entwickelt und geht dann zugrunde, weil es sich nicht einnisten kann.

Die Nebenwirkungen der Spirale sind gering. Es kann allerdings zu einer verstärkten und/oder schmerzhafteren Blutung kommen. In Ausnahmefällen kann das so ausgeprägt sein, daß die Spirale wieder entfernt werden muß. In der Regel wird sie aber gut vertragen, ohne die Stärke der Regelblutung zu beeinflussen. Selten gibt es Kupferallergie-Reaktionen. Manche Frauen können aber die Vorstellung des Fremdkörpers nicht ertragen. Außerdem besteht ein gering erhöhtes Risiko für die Entstehung von Eileiterinfektionen.

Die meisten Spiralen können drei bis fünf Jahre liegen bleiben, können aber auch jederzeit wieder vom Arzt entfernt werden. Sie kann erst 5 - 6 Wochen nach der Geburt eingesetzt werden.

• Die *Pille* kann bei nicht stillenden Mütter ab der ersten Blutung eingenommen werden. Bei stillenden Müttern sind bei der Pille zwei Fragen zu klären:

1. Hat die Einnahme der Pille einen Einfluß auf die Milchproduktion?
Bei den gängigen niedrigdosierten Pillen, die sowohl ein Östrogen als ein Gestagen enthalten, kann der Östrogen-Anteil die Milchproduktion vermindern, die Milchmengen können (aber müssen nicht) bis zu 1/3 abnehmen. Präparate, die nur ein Gestagen enthalten, sowie die sogenannte »Dreimonatsspritze« und die »Mini-Pille« haben diesen Einfluß nicht. (Eine Pille nur mit Gestagenen heißt »Mini-Pille«, dies darf nicht mit der »Mikro-Pille« verwechselt werden. Alle gängigen niedrigdosierten Pillen, die sowohl Östrogene als Gestagene enthalten, sind »Mikro-Pillen«.)

Die Mini-Pille muß durchgehend genommen werden, also ohne eine Woche Pause. Somit werden keine monatlichen Abbruchblutungen verursacht, dafür aber manchmal Zwischenblutungen.

2. Gehen die Pillenhormone in die Milch über?
Die Östrogene der niedrigdosierten Pillen (Mikro-Pillen) sind nicht in der Muttermilch nachweisbar. Ein Einfluß auf den Säug-

ling ist somit nicht möglich und in größeren Studien auch nicht beobachtet. Die Gestagene gehen wohl in geringem Maße in die Milch über und werden so von dem Säugling aufgenommen. Bei diesen geringen Mengen sind jedoch auch keine Auswirkungen auf die Kinder festgestellt worden.

Aus dieser Sicht ist die Einnahme von normal niedrigdosierten Pillen während der Stillzeit »erlaubt«.

Zur eigenen Entscheidung bleibt die Frage, ob diese, wenn auch geringe und anscheinend harmlose Menge dem Kind zugemutet werden soll.

Im Vergleich zu den anderen Methoden greift die Pille am stärksten in den Rhythmus der Frau ein. Bei den anderen Methoden bleibt der eigene Zyklus-Rhythmus unangetastet, dagegen wird er durch die Pilleneinnahme festgelegt und im gewissen Sinne fremdbestimmt.

• Die *Eileiterdurchtrennung* ist die endgültige Verhütung einer Schwangerschaft. Dabei werden beide Eileiter zugebunden oder zugeschmort und durchtrennt. Hormonell verändert sich dadurch wenig, die Funktion der Eierstöcke, samt Eisprung, bleibt erhalten, so daß auch die Regelblutung meistens nicht oder kaum beeinträchtigt wird. Manchmal kann die Blutung schmerzhafter werden.

Dieser operative Eingriff kann während der ersten Tage nach der Entbindung durchgeführt werden, durch einen kleinen Schnitt unterhalb des Nabels. Zu jedem anderen Zeitpunkt wird dafür eine Bauchspiegelung gemacht, was in der Regel ambulant möglich ist.

Dieser Eingriff ist zwar nach der Entbindung medizinisch gesehen leicht durchführbar, die Seele der Frau aber ist in dieser Zeit meist auf andere Dinge eingestellt. Deshalb ist dies zumindest nicht der geeignete Moment, hierüber zu entscheiden. Wenn aber schon weit im voraus die Sache geklärt war, spricht nicht viel gegen diesen Zeitpunkt des Eingriffs.

• Die *Samenleiterdurchtrennung*. Die endgültige Verhütung kann natürlich genausogut vom Mann getragen werden. Bei ihm ist der Eingriff kleiner und in örtlicher Betäubung statt in Vollnarkose durchführbar. Die Durchtrennung der Samenleiter hat keine Folgen für das organische Funktionieren der Geschlechtsorgane.

Zusammenfassung: Für die ersten sechs Wochen nach der Entbindung ist eigentlich nur das Kondom als Verhütungsmittel geeignet. Danach kann über andere Methoden entschieden werden.

II. Probleme, Komplikationen und Besonderheiten

Schwierigkeiten am Anfang
der Schwangerschaft

Einleitung

Manchmal will ein Kind einfach nicht kommen, obwohl wir es möchten; ein andermal will es kommen, wenn es uns überhaupt nicht paßt, und manchmal will es ganz anders kommen, als wir es uns gewünscht haben.

Hieraus können Schwierigkeiten am Anfang oder vor dem Eintritt einer Schwangerschaft entstehen:

- Wenn trotz langbestehenden Kinderwunsches kein Kind kommen will, können eventuell fruchtbarkeitsfördernde Therapien helfen.
- Wenn es kommen will, obwohl wir es nicht wollen oder können, finden manche im »§ 218« einen Ausweg.
- Wenn es anders kommen will, als wir es uns vorgestellt hatten, z.B. mit einer Behinderung oder Fehlbildung, steht uns die Frühdiagnostik und gegebenenfalls der eugenisch indizierte Schwangerschaftsabbruch zur Verfügung.

Das sind die gängigsten Möglichkeiten, bei Problemen vor oder in der frühen Schwangerschaft einzugreifen.

Was wissen wir aber über diese Methoden, und was wissen wir nicht? Was bedeutet es für ein Kind, wenn es mittels einer Retortenbefruchtung zur Welt kommt?

Wissen wir, was wir tun, wenn wir einen Schwangerschaftsabbruch durchführen lassen; was bedeutet es für das Kind, was für die Frau und für die ausführende Ärztin/Arzt?

Warum wird ein Kind mit einer Behinderung geboren, und was passiert, wenn wir das verhindern wollen?

Das medizinische Können versetzt uns in die Lage, am Schwangerschaftsbeginn manipulativ einzugreifen. Es gibt uns die Möglichkeit, weitreichende Entscheidungen zu treffen. Hier müssen existentielle Seinsfragen gestellt werden, wenn wir nicht unwissend in Lebenszusammenhänge eingreifen wollen.

Verantwortungsvoll mit den medizinischen Errungenschaften umzugehen, ist nicht nur die Aufgabe der Ärzte. Die Verantwortung für die Anwendung der genannten Maßnahmen liegt genauso bei den Eltern. Dieses Kapitel möchte helfen, Denkanstöße zu geben, um dieser Verantwortung besser gerecht werden zu können.

Warum werde ich nicht schwanger?

Es ist eher die Ausnahme, wenn eine Schwangerschaft nach »Planung« eintritt. Meistens liegt der Zeitpunkt, zu dem ein Kind kommen will, nicht ganz in unserer Hand. Manche Kinder kommen trotz Verhütung, andere lassen auf sich warten, obwohl sie sehnlichst erwünscht sind.

Manchmal ist es sogar ein langer Weg, bis eine Schwangerschaft eintritt. Dieser Weg kann mühsam sein und von Erwartungszwängen und Minderwertigkeitsgefühlen begleitet werden.

In den Zeiten, als die Medizin die Probleme der ungewollten Kinderlosigkeit nicht behandeln konnte, wurde diese eher als eine Fügung Gottes gesehen. Den Menschen blieb nur die Ergebenheit in das Schicksal übrig.

Heute wird eine Fülle von therapeutischen Maßnahmen angeboten, von Eisprungstimulation über künstliche Befruchtung bis zur Retortenbefruchtung. Dadurch – und vielleicht auch durch ein bedeutungsloser werdendes religiöses Leben – ist diese Schicksalsergebenheit fast verschwunden. Jetzt steht es jedem offen, »selbst etwas zu tun«. Die Möglichkeiten der modernen Medizin wollen genutzt werden.

Wie läßt sich nun in dem Spannungsfeld zwischen Schicksalsverständnis und »Reproduktionsmedizin« ein Weg finden, um mit dem unerfüllten Kinderwunsch umzugehen?

Wenn ein Paar sich bewußt wird, daß der Kinderwunsch nicht einfach so in Erfüllung geht und der Vorgang der Fortpflanzung seiner natürlichen Selbstverständlichkeit entbehrt, entstehen Zweifel und kommen Fragen. Bei manchen entstehen Zweifel an der eigenen Person, an der eigenen Weiblichkeit oder Männlichkeit, bei anderen möglicherweise auch an der Beziehung. Rationelle oder auch irrationale Fragen drängen sich auf. Und es kommen zunehmende Erwartungen, eigene sowie aus der Umgebung oder aus der Verwandtschaft. So kann der Zweifel langsam zur Verzweiflung werden.

Diese Fragen führen in der Regel zur(m) Frauenärztin/arzt, um die körperlichen Voraussetzungen für eine Empfängnis untersuchen zu lassen. Manchmal führen sie zu einem Freund oder vielleicht auch zu einem Pfarrer, um über die seelische Not des unerfüllten Kinderwunsches und die seelischen Voraussetzungen einer Empfängnis zu reden. Bevor wir darauf eingehen, sollen hier die Untersuchungsschritte und Behandlungsmöglichkeiten aus medizinischer Sicht kurzgefaßt angesprochen werden. Natürlich bleibt dieses Kapitel unvollständig. Die Vielfalt an Störungsmöglichkeiten kann nicht in vollem Umfang zur Sprache kommen. Hier soll nur ein erster Überblick gegeben werden. Mit dem behandelnden Arzt müssen die einzelne Untersuchungen und gegebenenfalls Therapieansätze dann für den individuellen Fall besprochen werden.

Häufigkeit

Über Fruchtbarkeitsstörungen wird wenig gesprochen. Dieses Thema unterliegt noch einem Tabu. Die folgenden Zahlen zeigen aber, daß sie absolut keine Seltenheit sind: Etwa 15% aller Paare in

Deutschland warten vergebens auf ein Kind. Die Ursachen hierfür liegen ungefähr zu gleichen Teilen beim Mann und bei der Frau und oft auch bei beiden. Häufig aber kann überhaupt kein Grund festgestellt werden.

Die körperlichen Voraussetzungen

Untersuchungen nach Ursachen von unerfülltem Kinderwunsch werden meistens erst angefangen, wenn dieser Kinderwunsch bei regelmäßigem Geschlechtsverkehr seit mindestens einem Jahr besteht.

Zuerst erfolgt eine allgemeine Anamnese, wobei nach bestehenden oder durchgemachten Krankheiten gefragt wird (so können z.B. Zuckerkrankheit, Schilddrüsenerkrankungen oder durchgemachte Eileiterentzündungen die Fruchtbarkeit einschränken) sowie nach Operationen speziell im Unterleib. Des weiteren kommt die Einnahme von Medikamenten und der Gebrauch von Alkohol, Nikotin und Drogen zur Sprache. Auch diese können fertilitätshemmend sein, wobei vor allem das Rauchen eine eindeutig ungünstige Auswirkung auf die Fruchtbarkeit der Frau hat. Rauchende Frauen werden weniger schnell schwanger, haben ein erhöhtes Fehlgeburtsrisiko und kommen früher in die Wechseljahre.

Bei der speziellen gynäkologischen Anamnese wird eingegangen auf den Monatszyklus (Regelmäßigkeit, Zyklusdauer), ob und wie früher verhütet wurde und ob einmal eine Fehlgeburt oder ein Abbruch stattgefunden hat (ob also schon einmal eine Schwangerschaft möglich war).

Bei der normalen gynäkologischen Untersuchung (auch mit Ultraschall) wird auf Form und Beschaffenheit von Scheide, Gebärmutter, Eileiter und Eierstöcken geachtet; untersucht wird auch auf Scheideninfektionen.

Um das Vorhandensein eines Eisprungs nachzuweisen, sollte

über etwa drei Monate eine Temperaturkurve geführt werden, wobei jeden Morgen Temperatur gemessen wird. Bei einem Zyklus mit Eisprung ist die Temperatur in der zweiten Zyklushälfte um etwa einen halben Grad höher. Wenn der Temperaturanstieg in der Kurve nicht sichtbar wird, kann man sicher sein, daß in diesem Monat kein Eisprung stattgefunden hat. Mittels einer solchen Kurve werden auch die fruchtbaren Tage angezeigt, nämlich die letzten drei bis fünf Tage vor dem Eisprung. Nach dem Eisprung, also nachdem die Temperatur sich erhöht hat, ist in der Regel keine Befruchtung mehr möglich.

Eine Blutuntersuchung und Hormonspiegelbestimmung kann nähere Informationen über den Zyklus und die Eireifung bieten. Auch andere Hormone (z.B. Schilddrüse) werden normalerweise mituntersucht.

Untersuchungen des Mannes

Auch der Mann sollte sich untersuchen lassen. Dies kann manchmal von der(m) GynäkologIn, sonst vom Urologen oder von der(m) Hautärztin(arzt) gemacht werden. Für die Fruchtbarkeit des Mannes können, wie auch bei der Frau, allgemeine Erkrankungen (wie Zuckerkrankheit), Medikamentengebrauch, Alkohol, Nikotin und Drogen eine Rolle spielen. Neben der Untersuchung von Penis, Hoden und Vorsteherdrüse (Prostata) wird geachtet auf Infektionskrankheiten. Hauptbestandteil der Untersuchung ist das *Spermiogramm*, wobei unter anderem die Zahl, die Form und die Beweglichkeit der Spermien mikroskopisch beurteilt werden. Durch herabgesetzte Beweglichkeit, abweichende Form oder geringe Zahl der Spermien nimmt die Zeugungsfähigkeit des Mannes ab.

Wenn das Ergebnis von Spermiogramm normal ist und bei der Frau ein regelmäßiger Eisprung stattfindet, kann gegebenenfalls ein »Postkoitaltest« durchgeführt werden. Hierbei wird etwa acht bis zwölf Stunden nach dem Geschlechtsverkehr Sekret aus dem Gebärmutterhals entnommen und mikroskopisch untersucht. So läßt sich erkennen, ob in dem Sekret bewegliche Spermien vorhanden sind und ob möglicherweise eine Unverträglichkeit zwischen Spermien und Gebärmutterhalssekret vorliegt. Manchmal werden nämlich die Spermien durch bestimmte Antikörper in diesem Sekret »gelähmt«, so daß sie sich nicht bis zu den Eierstöcken fortbewegen können.

Eileiterdurchgängigkeit

Wenn alle Ergebnisse der obengenannten Untersuchungen unauffällig sind, kann mittels einer Bauchspiegelung die Durchgängigkeit der Eileiter überprüft werden. Die Eileiter können durch Verwachsungen, entstanden nach z.B. Entzündungen oder Unterleibsoperationen, undurchlässig geworden sein und dadurch eine Schwangerschaft verhindern.

Wenn bei einer Bauchspiegelung gesehen wird, daß ein oder beide Eileiter undurchlässig sind, können diese in manchen Fällen während des gleichen Eingriffs wieder eröffnet werden.

Die seelischen Voraussetzungen

Bevor auf weitere Therapiemöglichkeiten eingegangen wird, soll zunächst einmal über die seelischen Voraussetzungen gesprochen werden.

Gibt es seelische Voraussetzungen für eine Schwangerschaft? Bei den vielen Frauen, die ungewollt schwanger werden, kann man doch unterstellen, daß sie sich überhaupt nicht um eine seelische Vorbereitung auf diese Schwangerschaft gekümmert haben. Weshalb sollte das dann bei anderen so wichtig sein?

Daß die Seele etwas mit der Fruchtbarkeit zu tun hat, ist bekannt. Streßsituationen seelischer oder körperlicher Art können ausgeprägte Zyklusstörungen oder das Ausbleiben der Regelblutung verursachen. Jeder kennt auch die Beispiele von Paaren, die sich jahrelang vergebens um eine Schwangerschaft bemühen, dann schließlich aufgeben und ein Kind adoptieren. Nach dem Wegfallen des Erwartungsdrucks tritt dann unerhofft eine Schwangerschaft ein.

Das Warum und Wann des Geborenwerdens und des Sterbens ist mit einem rationalistischen Denken nicht nachzuvollziehen und mit medizinischem Können im Grunde nur wenig zu beeinflussen. Wir haben es hier mit anderen Gesetzen und einer anderen Ordnung zu tun als jene, die wir aus dem alltäglichen Leben und aus der sichtbaren Welt kennen. Hier berühren wir die Grenze zu einer anderen Sphäre, die von einer eigenen Gesetzmäßigkeit und Dynamik getragen ist. Diese Welt ist für unser normales Denken und Handeln nicht zugänglich. Manchem gelingt es, intuitiv ahnend etwas darüber zu erfahren. Die anthroposophische Geisteswissenschaft gibt Hinweise, wie man sich übend Erkenntnisse über diese höheren Welten erwerben kann, die man die Welt der Ungeborenen nennen könnte, aber auch die der Verstorbenen (s. auch S. 32). Wieviel Ehrfurcht und Achtung haben wir für diese andere Ordnung, für diese andere Welt? Oder anders gesagt, können wir die Welt der Ungeborenen in den Umgang mit einem Kinderwunsch einbeziehen?

Diese geistige Welt oder die vorgeburtliche Existenz müssen nicht bloß leere Begriffe sein. Sie können einem etwas sagen. Viele Frauen oder Paare beschreiben kurz vor oder nach der Befruchtung das Gefühl: »Es will jemand zu uns kommen.« Andere haben schon vor der Konzeption die Empfindung, nicht mehr zu zweit zu sein, so, als ob jemand drittes in der Nähe ist. Manchmal entsteht vor dem inneren Auge sogar ein Bild oder ein Eindruck von dem Kind, das kommen will, oder es wird ein Name im Traum oder im Wachzustand kundgetan. Berichte über solche und ähnliche Erfahrungen sind gesammelt und beschrieben worden (s. Literaturverzeichnis).

Empfängnis

Das Wort Empfängnis bedeutet Empfangen. Man kann nichts empfangen, was nicht vorher schon da war. Empfangen bedeutet auch: warten und sich gedulden, bis einem etwas gegeben wird. Wer »empfänglich« ist, verläßt sich darauf, daß ihm das Richtige im richtigen Moment zukommen wird.

Das ist der Unterschied zum Nehmen. Beim Nehmen bestimme ich, was und wann ich etwas haben will. In diesem Zusammenhang bekommt Nehmen etwas von einer Forderung. Beim Empfangen hängt es mehr von dem Gegenüber ab. Trotzdem kann ich für die Empfänglichkeit auch etwas tun. Die seelische Stimmung des Empfangens wirkt wie eine Einladung.

Wer in einem Kind ein Wesen sieht, das aus einer anderen Welt zu uns kommen will, wird mit Ehrfurcht diese Einladung aussprechen können. Manchmal ist es im Alltagstrubel nicht leicht, eine solche Stimmung aufkommen zu lassen. Aber abends, als Abschluß des Tages, kann man sich in stillen Minuten besinnen und versuchen, bewußt Platz für diese andere Welt zu machen. So kann die Seelenstimmung des Empfangens und der Einladung gepflegt werden.

Bei manchen Paaren, die alles medizinisch Mögliche unternommen haben, um ihren Kinderwunsch in Erfüllung gehen zu lassen, kann im Laufe der Zeit leicht eine völlig andere seelische Stimmung entstehen. Durch die Therapieversuche steigen die Erwartungen, und der Kinderwunsch wird fast zur Forderung. Der Unterschied zwischen Forderung und Einladung ist hierbei wesentlich und spricht für sich. Die Stimmung der Forderung läßt wenig Platz für Ehrfurcht vor der Welt der Ungeborenen. Deshalb ist es so wichtig, immer wieder in sich hineinzuhorchen, in welcher Verfassung die Seele sich befindet, welche Seelenstimmung überwiegt. Diese Verfassung ist nicht zwingend, niemand braucht ihr ausgeliefert zu sein.

Zu den seelischen Voraussetzungen für eine Schwangerschaft

gehört auch die Besinnung auf die Frage nach dem Motiv des Kinderwunsches. Warum wollen wir ein Kind? Wer will ein Kind? Welche Erwartungen liegen vor? Dieses Motiv kann sich im Laufe der Zeit auch ändern. Es ist nicht leicht, diese Fragen ehrlich zu beantworten.

Behandlungsmöglichkeiten

Die herkömmlichen körperlichen Behandlungsmöglichkeiten richten sich nach den gefundenen Störungen. Behandlungen im erweiterten Sinne versuchen darüber hinaus individuelle, konstitutionelle und ganzheitliche Aspekte des Problems zu berücksichtigen. Dabei können auch Lebensgewohnheiten, Ernährungsfragen und psychosoziale Zusammenhänge zur Sprache kommen.

Vermutet man die Ursache der Unfruchtbarkeit auf hormoneller Ebene, in Zyklusunregelmäßigkeiten, Ausbleiben der Blutung oder Ausbleiben des Eisprungs, wird üblicherweise eine hormonelle Therapie empfohlen. Diese kann unter anderem darin bestehen, daß medikamentös ein Eisprung ausgelöst wird. Ein Risiko dieser Therapie ist die Überstimulation, bei der es zu Mehrlingsschwangerschaften kommen kann.

In der anthroposophischen Medizin gibt es für diese Kategorie von Fruchtbarkeitsstörungen verschiedene andere individuelle Therapieansätze. Hierbei wird die hormonelle Störung eher als Folge einer tieferliegenden oder konstitutionell bedingten Disharmonie gesehen und entsprechend behandelt. Die Behandlung umfaßt eine medikamentöse Therapie mit potenzierten Substanzen aus der Pflanzen- oder Mineralienwelt und zusätzliche äußere Anwendungen oder künstlerische Therapien.

Liegt eine reduzierte Fruchtbarkeit des Mannes durch zu wenige oder zu unbewegliche Spermien vor, kann diesen auf ihrem Weg zu den Eileitern »geholfen« werden. Hierzu dient die künstliche Befruchtung (Insemination). Der Befruchtungsvorgang wird aus dem normalen Zusammenhang isoliert und künstlich vollzogen. Der Frauenarzt führt die Spermien des Mannes mit einem speziellen Katheter bis in die Gebärmutter ein. So wird der Weg für die Spermien kürzer, und außerdem wird die Barriere des Gebärmutterhalssekrets überwunden. Mit der Insemination kann den Spermien über diese Barriere hinweg geholfen werden.

Der schon erwähnte Verschluß der Eileiter ist in manchen Fällen mittels eines mikrochirurgischen Eingriff zu beheben. Die Ergebnisse sind allerdings nur eingeschränkt erfolgreich.

Retortenbefruchtung (IVF)

Die Retortenbefruchtung (In-Vitro-Fertilisation) wird von vielen Paaren als letzte Chance und Hoffnung gesehen, doch noch ein eigenes Kind zu bekommen. Die Eizelle wird außerhalb des Körpers mit den Samenzellen zusammengebracht und befruchtet. Diese Methode wird eingesetzt bei nicht behandelbaren verschlossenen Eileitern, bei sonst intakter Gebärmutter und Eierstöcken oder auch bei Paaren, bei denen keine medizinische Ursache für die Unfruchtbarkeit gefunden wurde. Nach hormoneller Stimulation der Eierstöcke werden, kurz vor dem Eisprung, mehrere Eizellen mittels einer Punktion gewonnen. Diese werden in der »Retorte« von den Spermien des Ehemannes (oder, wenn dieser keine geeigneten Spermien hat, mit Spermien eines anonymen Spenders) befruchtet. Nach den ersten Zellteilungen werden drei bis vier befruchtete Eizellen in die Gebärmutter eingebracht, in der Hoffnung, daß sie sich einnisten. Die Chance, daß eine oder mehrere befruchtete Eizellen dies tun und es im weiteren zu einer normalen Schwangerschaft kommt, liegt aber nur bei etwa 10 bis 20%. Deshalb muß diese Prozedur meistens wiederholt werden, so daß unter Umständen bis zu sechs Versuche erforderlich sind, bevor eine Schwangerschaft eintritt. Bei den so entstandenen Schwangerschaften handelt es sich zu 20% um Zwillinge und zu 50% um Drillinge (11).

In letzter Zeit ist es bei der Retortenbefruchtung möglich geworden, Spermien, die sich nicht gut fortbewegen oder die nicht in die Eizelle eindringen können, trotzdem zu benützen. Früher wurden im Fall eines qualitativ ungünstigen Spermiogrammes (geringe Anzahl, abweichende Form oder herabgesetzte Beweglichkeit der Spermien), also bei einer verminderten Fruchtbarkeit des Mannes, anonyme Donor-Spermien (Spermien von einem Spender) genommen. Jetzt können die Spermien des Ehemannes mit einer mikroskopisch feinen Spritze in die Eizelle eingespritzt werden. Die Eizelle ist damit, wenn alles gut geht, befruchtet, sie teilt sich und das weitere Verfahren ist wie oben beschrieben. Hiermit wird auch auf der Zell-Ebene der Akt der Befruchtung von den Medizinern übernommen. Diese Methode nennt sich die »Intracytoplasmatische Spermatozoen-Injektion«.

Was hier kurz beschrieben wurde, ist in der Praxis für das Paar ein langer Weg mit großem seelischen und körperlichen Streß, begleitet von Erwartungen und immer wieder bitteren Enttäuschungen. Das Leben kann sich monate- oder sogar jahrelang nur noch um den unerfüllten Kinderwunsch drehen. Auch das Sexualleben wird stark beeinflußt und bekommt mehr und mehr eine reine Fortpflanzungsfunktion.

Aus der Beschreibung wird deutlich, daß der eigentliche Befruchtungsvorgang im umfassenden Sinne reduziert wird auf die Verschmelzung von Eizelle und Samenzelle und daß bei der Retortenbefruchtung die »vorbereitenden Schritte« hierzu mehr und mehr von der Medizintechnik übernommen werden.

Eine Retortenbefruchtung kostet 4000,– bis 5000,– DM pro Versuch, wobei die gesetzlichen Krankenkassen maximal vier, die privaten Versicherungen maximal drei Versuche erstatten. Außerdem gilt bei der Vergütung durch die Krankenkassen die Bedingung, daß die Frau verheiratet und unter vierzig Jahren alt sein soll.

In der Bundesrepublik wurden bis 1992 1300 »Retortenkinder« geboren. Unbeantwortet bleibt die wesentliche Frage, was solche »Ausgangsbedingungen« für die Weiterentwicklung eines Menschenkindes bedeuten. Mit welchen Methoden könnte diese Frage beantwortet werden? Wir wissen eigentlich nichts über die Bedeutung der ganz frühen Schwangerschaft für das spätere Leben. Spontane gefühlsmäßige Vermutungen müssen nicht zutreffen. Die Kriterien, durch die wir zu einem Urteil über diese Art der Fortpflanzung kommen, sind mager.

Fest steht nur, daß die Befruchtung in der Retorte machbar ist. In der Behandlung der Fruchtbarkeitsstörungen ist die Retortenbefruchtung inzwischen zur Standardmethode geworden.

Damit ist aber noch kein Urteil gebildet. Wie schwer es auch ist, es ist nötig, selber zu einem Urteil zu kommen, bevor mit der Behandlung angefangen wird und dann unaufhaltsam auf den ersten Schritt der nächste folgt. Wenn man erst einmal in die Mühle hineingeraten ist, kann es schwer sein, sie anzuhalten.

Unabhängig von der Bedeutung dieses Vorgangs für den einzelnen Menschen darf die Frage gestellt werden, wie dieser Aufwand im Verhältnis zu den Nöten in der Welt steht.

Nun zeigt es sich in der Realität, daß auch bei den fortgeschrittenen Reproduktionstechniken der Erfolg nicht selten ausbleibt. Was sagt uns dies? Es kann sein, daß in der Diagnose und Therapie wesentliche Aspekte, die nicht mit den gängigen Methoden festgestellt werden können, unberücksichtigt blieben. Es könnte aber auch bedeuten, daß der »Dritte im Spiel« nicht herbeizuzwingen ist. Möglicherweise liegt es tatsächlich in der Freiheit des Ungeborenen, ja oder nein zu den »angebotenen Möglichkeiten« zu sagen. Dies bleiben Spekulationen. Aber es kann einem ein wenig arrogant vorkommen, wenn gemeint wird, daß wir über die Verkörperung einer Menschenseele entscheiden könnten.

Ob ein Paar sich zu einer Fertilitätsbehandlung entschließen möchte, ist eine persönliche Angelegenheit. Eine ehrliche Auseinandersetzung mit der Frage, wie die eigene Einstellung zu der Welt der Ungeborenen ist und wie somit der Unterschied zwischen Fordern und Empfangen empfunden wird, könnte vielleicht Klarheit darüber bringen, wieweit der Weg der Diagnostik und Therapie begangen werden will. Was für die Mediziner meistens eine Selbstverständlichkeit ist, nämlich alle Möglichkeiten auszuschöpfen, muß jeder einzelne selbst prüfen und entscheiden.

Ich möchte ein Kind, aber nur wenn es...

Es ist ein Wunder, daß die meisten Schwangerschaften komplikationslos verlaufen und die meisten Kinder gesund und ohne Behinderungen zur Welt kommen. Vor allem in den ersten Wochen der Schwangerschaft, wenn die Organe angelegt werden, können Fehlentwicklungen entstehen. Trotzdem geht es meistens gut. Das Normale ist, daß es gut geht, und das wird deshalb auch erwartet.

Da Kinder aber dennoch mit einer Fehlbildung oder Behinderung geboren werden, haben werdende Eltern natürlich immer mehr oder weniger mit Ängsten und Unsicherheiten zu kämpfen. Der Satz: »Ob Junge oder Mädchen, Hauptsache gesund«, drückt aus, daß die Gesundheit nicht als selbstverständlich angenommen wird. Nicht jedes Kind wird gesund geboren, aber: »Warum sollte es ausgerechnet unser Kind treffen?«, oder auch: »Warum sollte unser Kind davor verschont bleiben?«

Selbstverständlich hofft jedes Elternpaar auf ein gesundes Kind. Kranke oder behinderte Kinder werden in unserer Gesellschaft bedauert oder auch als Last angesehen. Das Vollkommene, Gesunde und Leistungsfähige wird im allgemeinen höher gewertet. Woher kommen diese Probleme mit dem Unvollkommenen? Wer setzt eigentlich die Maßstäbe für »unvollkommen« oder »vollkommen«? Möglicherweise hängt diese Einstellung mit der Unfähigkeit zusammen, mit dem Unvollkommenen in einem selbst umzugehen.

In einer Zeit, in der medizinisch immer mehr machbar wird, ist auch eine Praxis der pränatalen Medizin entstanden, die dazu führt, daß Ungeborene mit einer unheilbaren Krankheit oder einer

Behinderung abgetrieben werden können. Die Probleme, die wir mit dem »Unvollkommenen« haben, bringen uns dazu, den Kindern, bei denen eine Fehlbildung festgestellt wurde, den Zugang zur Welt zu versagen.

Die Möglichkeiten der pränatalen Medizin stellen uns vor großen ethische Probleme, die jede Schwangere betreffen.

Pränatale Diagnostik (Früherkennung)

Seit Jahren ist bekannt, daß das Risiko, ein Kind mit einem Down-Syndrom (früher »Mongolismus«) zu gebären, mit zunehmendem Alter der Frau wächst. Seit den siebziger Jahren ist es möglich, mittels einer Fruchtwasserpunktion in der Frühschwangerschaft diese Diagnose zu stellen, so daß laut Gesetz die Schwangerschaft noch abgebrochen werden darf. Bei Menschen mit Down-Syndrom ist das Chromosom 21 dreifach vorhanden (Trisomie 21). Eine gute Beschreibung des Krankheitsbildes findet sich bei Denger, »Plädoyer für das Leben« (s. Literaturverzeichnis).

Zu Beginn der Entwicklung der pränatalen Medizin waren es nur wenige Formen der Behinderung, die so früh erkannt werden konnten. Heute ist die Liste mit früherkennbaren Krankheiten, Behinderungen und Fehlbildungen lang.

Die häufigsten Diagnosen sind:

- Chromosomen-Abweichungen, wie unter anderem Trisomie 21, Turner-Syndrom, Klinefelter-Syndrom;
- Stoffwechselerkrankungen oder Muskelerkrankungen. Diese Diagnosen und die der Chromosomen-Abweichungen werden mittels Fruchtwasserpunktion oder Chorionzottenbiopsie gestellt.
- Fehlbildungen der Wirbelsäule und des Rückenmarks (Spina bifida, offener Rücken), aber auch an den Nieren, am Herzen, Gehirn oder an den Gliedmaßen. Diese Diagnosen werden meist per Ultraschall gestellt.

Durch die pränatale Diagnostik kann den meisten Schwangeren gesagt werden, daß, soweit beurteilbar, alles »in Ordnung« ist. Dadurch meinen die Befürworter dieser Untersuchung, daß Unsicherheit und Angst gelindert werden können.

Wenn doch eine Erkrankung oder Fehlbildung entdeckt wird, kann dies folgendes bedeuten:

1. In Ausnahmesituationen ist noch vor der Geburt eine Therapie möglich. Über die Nabelschnur kann ein Medikament (z.B. bei bestimmten Herzerkrankungen) oder eine Bluttransfusion (bei ausgeprägter Blutarmut bei Rhesus-Unverträglichkeit, s. auch S. 299) gegeben werden, manchmal kann sogar vor der Geburt ein operativer Eingriff durchgeführt werden.

2. Bei den meisten Diagnosen wird die Möglichkeit des Schwangerschaftsabbruchs aus kindlicher Indikation besprochen. Bis zur 24. Woche ist dies gesetzlich erlaubt,

   »wenn nach Erkenntnissen der medizinischen Wissenschaft dringende Gründe für die Annahme sprechen, daß das Kind infolge Erbanlage oder schädlicher Einflüsse vor der Geburt an einer nicht behebbaren Schädigung seines Gesundheitszustandes leiden würde, die so schwerwiegt, daß von der Schwangeren die Fortsetzung der Schwangerschaft nicht verlangt werden kann« (Bundesgesetzbuch Zusatzklausel § 218).

   Dies bedeutet, daß die schwangere Frau bzw. die werdenden Eltern selbst entscheiden müssen, ob sie die Schwangerschaft im Falle einer nicht behandelbaren Krankheit oder Fehlbildung austragen oder abbrechen lassen wollen;

3. Bei anderen Krankheiten ist es für den Geburtsverlauf entscheidend, vorher die Diagnose zu wissen (damit z.B. bei einem Kind mit einem Bauchwandbruch keine normale Geburt angestrebt wird, sondern am Termin ein Kaiserschnitt gemacht wird).

4. Auch kann es im Falle einer unbehandelbaren Krankheit oder einer schweren Fehlbildung, durch die das Kind nicht lebensfä-

hig sein wird, für manche Eltern hilfreich sein, dies schon vor der Geburt zu wissen. Auf diese Weise können sie sich gedanklich und gefühlsmäßig damit auseinandersetzen.

Somit sind die Beweggründe für die pränatale Diagnostik sehr unterschiedlich. Die Situationen, in denen es für das Kind therapeutische Konsequenzen hat, sind sehr gering, nehmen aber zahlenmäßig zu.

Die pränatalen Diagnosen werden meistens mit Ultraschall (s. S. 204) oder durch eine Chromosomanalyse (Fruchtwasserpunktion, s. S. 213) gestellt. Ultraschall wird bei nahezu jeder schwangeren Frau durchgeführt, die Fruchtwasserpunktion wird nur bei bestimmten Indikationen angeboten, z.B. wenn die Schwangere über 35 Jahre ist. Die Diagnosen, die manchmal zu einer Therapie führen können oder Konsequenzen für den Geburtsverlauf haben, werden meistens per Ultraschall gestellt. Diagnosen, die gegebenenfalls eine Abtreibung erlauben, bedürfen fast immer einer Fruchtwasserpunktion.

In wessen Interesse?

Wenn diese Frühdiagnostik im Hinblick auf einen Schwangerschaftsabbruch stattfindet, wird sie zu einer ethischen Frage. Das Gesetz erlaubt es, ein Kind bis zur 24. Woche abzutreiben, wenn es krank oder behindert ist.

Wir müssen uns zuerst fragen, in wessen Interesse solche Regelungen aufgestellt und diese Schwangerschaftsabbrüche durchgeführt werden? Gängige Antworten oder Motive hierfür sind:

- daß es für die Frau (Eltern) unzumutbar wäre, die Schwangerschaft auszutragen und danach die Sorge für ein behindertes oder krankes Kind zu haben;
- daß es aus wirtschaftlichen Gründen für die Gesellschaft besser wäre (die institutionalisierte Sorge und Behandlung der betrof-

fenen Kinder sei teurer als diese Diagnostik); oder weil hiermit die Gesellschaft weniger mit Krankheit und Unvollkommenheit konfrontiert wird; oder zur »Gesundung der Fortpflanzungsgemeinschaft« des Menschen (eugenische Gründe);
– daß es für das Kind besser wäre, nicht (länger) mit dieser Krankheit oder Behinderung leben zu müssen.

Die letzten beiden Argumente passen nicht mit den Grundsätzen unserer Gesellschaft zusammen. Deshalb wird in dem Gesetzestext nur das Argument der Unzumutbarkeit für die betroffene Frau erwähnt.

Vorbestimmtes Leben?

Im Umgang mit dieser Problematik ist es notwendig, sich nochmals ein Urteil über das Wesen des ungeborenen Menschen und über die Bedeutung von Leid und Krankheit im Leben zu bilden.

Wer meint, aufgrund eines Ultraschallbefundes oder einer Untersuchung der Chromosomen ein Ungeborenes abtreiben zu dürfen, geht davon aus, daß der weitere Lebenslauf des Kindes festgelegt ist. Der Chromosomenbefund würde den Verlauf und den Wert des weiteren Lebens bestimmen. Hierbei wird übersehen, daß z.B. bei Kindern mit Down-Syndrom die sprachlichen, sozialen und intellektuellen Entwicklungsmöglichkeiten sehr unterschiedlich sind und zum Teil davon abhängen, wie die Menschen in der unmittelbaren Umgebung jeweils auf sie eingehen.

Bei der Diagnose »offener Rücken« (wobei auch ein Abbruch möglich ist) sind inzwischen die operativen Behandlungsmöglichkeiten so gut, daß manche Kinder sich völlig ohne Resterscheinungen entwickeln, andere allerdings werden auf den Rollstuhl angewiesen sein. Bei vielen dieser Kinder wird es keine intellektuellen Einschränkungen geben.

Dies zeigt nur, daß der Befund, welcher in der Frühschwangerschaft erhoben wird, nur zum Teil etwas über die späteren Entwicklungs(un)möglichkeiten aussagen kann. Natürlich sind die Entfaltungsmöglichkeiten anders und oft eingeschränkter als bei sogenannten »gesunden« Menschen.

Wer meint, daß ein behindertes, eingeschränktes Leben oder ein krankes, kürzeres Leben nicht lebenswert sei, geht davon aus, daß Leid oder Krankheit keinen Sinn haben. In diesem Fall kommt noch dazu, daß es sich um ein Urteil über einen unmündigen anderen handelt! Jeder kennt aus eigener Erfahrung oder aus seiner Umgebung Beispiele, wo ein Leiden, eine Einschränkung oder eine Behinderung eine positive Wirkung auf die Lebensentwicklung hatte.

Es ist eine Überlegung wert, ob ein kurzes oder behindertes Leben für das betroffene Kind und auch für die Eltern vielleicht doch einen Sinn haben könnte. Auch wenn der Sinn eines solchen Lebens nicht in einer äußerlich sichtbaren Entwicklung erkennbar wäre: Für das Wesen dieses Kindes – und für die Menschen seiner Umgebung! – kann es trotzdem seine Bedeutung haben.

Die Konsequenz der Annahme, daß bei bestimmten pränatalen Befunden der Verlauf und der Wert des weiteren Lebens festliegen, ist, daß das ungeborene Kind vor der 24. Woche nicht schutzbedürftig ist und somit ein Abbruch ethisch zu vertreten sei.

In diesem Zusammenhang sollte einmal bedacht werden, daß eine »unerwünschte« Schwangerschaft laut Gesetz bis zur 12. Woche abgebrochen werden darf, danach schützt das Gesetz den ungeborenen Menschen. Wenn dieser ungeborene Mensch aber unheilbar krank oder behindert ist, wird er erst ab der 24. Woche geschützt. Das Gesetz legt unterschiedliche Maßstäbe an und macht den behinderten Menschen zu einer weniger schutzbedürftigen »Sorte« als den gesunden.

Von der »Schicksals-Entscheidung« zur eigenen Entscheidung

Jede schwangere Frau oder jedes werdende Elternpaar wird heute mit der pränatalen Diagnostik konfrontiert. Diese Entwicklung »zwingt« jeden einzelnen, über diese Fragen nachzudenken. Die Frau wird aufgefordert, sich zu fragen, ob für sie das ungeborene Leben ein Zellhaufen ist oder ein entwicklungfähiges Individuum; ob Leid und Krankheit womöglich einen Sinn oder Bedeutung haben können; ob sie es mit ihrem Gewissen und ihrem Gefühl vereinbaren kann, einem kranken oder behinderten Kind den *weiteren* Zugang zum Leben zu ermöglichen oder dies zu verhindern.

Nur die Frau oder die Eltern tragen die Verantwortung für diese Entscheidung. Das ganze weitere Leben werden sie die Konsequenzen tragen und dazu stehen müssen.

Für die Frau (Eltern) kann die Konfrontation mit dieser Frage zu einem existentiellen Problem werden. Am liebsten möchte sie vielleicht, daß die Uhr zurückgedreht und solche Entscheidungen wieder vom Schicksal oder von Gott getroffen würden. Früher war es nicht nötig, sich über solche Fragen Gedanken zu machen. Das Schicksal ging seinen Weg. Nun wird dies dem einzelnen aufgelastet. Da allein die Frau die Folgen der Entscheidung tragen muß, kann ihr diese von niemandem abgenommen werden.

Natürlich hat auch der gesellschaftliche Konsens, die »öffentliche Meinung«, einen Einfluß auf diesen Entscheidungprozeß. Jetzt, da die Abtreibung von Kindern mit Down-Syndrom fast zu einer Selbstverständlichkeit geworden ist, wird sich die gesellschaftliche Einstellung diesen Kinder gegenüber ändern. Eltern solcher Kinder werden zunehmend »schräg« angeschaut: »Das hätte man doch verhindern können?«

So haben es Frauen oder Eltern, die sich bewußt für das Austragen eines behinderten oder unheilbar kranken Kindes entscheiden, oft sehr schwer im Umgang mit der Umgebung und den Ärzten. Unverständnis bis hin zur Verurteilung und moralischer Druck können ihnen entgegenkommen.

In diesem sozialen Klima muß die betroffene Frau sich entscheiden. Hier trägt die Gesellschaft einen großen Teil der Verantwortung für das Einzelschicksal!

Es braucht sehr viel Kraft und innere Überzeugung, zu einem *eigenen* Urteil und zu einer Entscheidung zu kommen, ohne die Erwartungen oder Meinungen anderer allzusehr mitspielen zu lassen. Doch ist es auch ein Signum unserer Zeit, daß wir uns durch solche Fragen über das Wesen des Ungeborenen und über das Wesen von Leid und Krankheit eine Anschauung bilden *müssen*. Die Möglichkeiten der pränatalen Diagnostik fordern hierzu auf. Das kann als positive »Nebenwirkung« dieser medizinischen Errungenschaften gesehen werden.

Es ist auf der anderen Seite durchaus möglich, sich dieser Urteilsbildung und Entscheidung zu entziehen. Wer sich zu sehr auf den gutgemeinten Rat oder die Empfehlung anderer (z.B. des Arztes) verläßt und sich hinter einer allgemeinen Meinung oder einem ärztlichen Rat »versteckt«, gibt damit die Freiheit zur Entscheidung ab. Dadurch kann es später sehr schwer werden, noch zu dieser Entscheidung zu stehen. Freilassende und dennoch kompetente Beratung ist in solchen Situationen allerdings nicht leicht zu finden.

Mehr zum Thema Beratung und zu den Methoden der Diagnostik s. S. 213.

Es gibt mehrere Bücher über das Schicksal von behinderten Kindern und was das für die Familie bedeutet (siehe Literaturliste). Auch gibt es Berichte von Frauen, die bewußt eine Schwangerschaft ausgetragen haben, wissend, daß das Kind schwere Fehlbildungen haben und nach der Geburt nur einige Stunden oder Tage leben wird: Sie beschreiben es als eine reiche Lebenserfahrung.

Ich bin schwanger, aber ich will oder kann nicht

Wie manche Frau die Tatsache, schwanger zu sein, mit großer Freude erfüllt, so kann dies eine andere in Ratlosigkeit und Verzweiflung stürzen. Eine völlig ungeplante und ungewollte Schwangerschaft, entstanden durch ein Verhütungsversagen, oder weil nicht »aufgepaßt« wurde oder aufgrund anderer Ursachen kann die Frau in furchtbare Bedrängnis bringen (eine Schwangerschaft durch Vergewaltigung ist ein Kapitel für sich, darauf wird hier bewußt nicht eingegangen). Das ganze Leben, die Zukunftsplanung, die Kontakte, die Verwandtschaft, die Finanzen, alles droht von einer solchen Schwangerschaft umgeworfen zu werden. Zumindest kann es im ersten Moment so aussehen.

»Ich kann es nicht, ich will es nicht, es muß weg, es geht leider nicht anders. Lieber jetzt wegmachen lassen, als ihm eine schwere Existenz unter solchen Umständen zuzumuten und mir auch noch meine ganze Lebensplanung zu zerstören. Ich habe nichts gegen Kinder, aber jetzt und von diesem Mann, mit dem ich eigentlich nichts mehr zu tun habe! Wie konnte das nur passieren! Das Kind würde so wieso kein annehmbares Leben haben können.«

Diese und ähnliche Reaktionen sind öfters zu hören. Das ganze Unheil, von der Beziehung über die Karriere bis zu den Finanzen, kann sich zuerst zu einem großen Verzweiflungs-NEIN zusammenballen und so der Frau alle Sicht nehmen.

Wie geht man mit dieser Verzweiflung und Ablehnung um? Wie kann man verhindern, daß aus dieser Verfassung heraus voreilig gehandelt wird? Lebenswichtige Entscheidungen, die in Krisenstimmung und Verzweiflung getroffen werden, werden später oftmals bereut.

Es kommt jetzt in erster Linie darauf an, sich ein wenig Platz, Luft und klarere Sicht zu schaffen. Platz schaffen heißt, den Unheilsberg entwirren, so daß klar wird, woher dieses NEIN eigentlich kommt. Wer oder was sagt eigentlich dieses Nein und warum? Wer oder was sagt vielleicht auch ein leises Ja und warum? Hat das Nein mit der Beziehung zu tun, mit dem beruflichen Werdegang, mit der Verwandtschaft, mit dem Ruf? Oder mit den finanziellen und häuslichen Umständen der schon großen Familie? Es braucht viel Mut, sich dann zu fragen, ob nicht auch irgendwo ein kleines Ja zu hören ist. Woher würde das kommen? Kann es ein stiller, sogar heimlicher Wunsch nach einem Kind oder nach einer Veränderung der Lebenssituation sein?

Um nicht vorschnell eine Entscheidung zu treffen, ist der Versuch hilfreich, sich vorzustellen: »Und was, wenn doch? Alles würde anders werden als geplant, aber wäre das wirklich eine Katastrophe? Wäre es vorstellbar das Kind trotzdem zu bekommen, wäre es machbar, und wäre es zu wollen?«

So kann Bewegung und Differenzierung in das große NEIN kommen. Das bedeutet nicht, daß es somit verschwindet. Es kann sogar konkreter werden.

Manchmal ist das NEIN eine Antwort auf die Frage: »Was würde ich dem Kind damit antun?« Dies suggeriert eine Rücksicht auf das Kind, wobei man ihm ein Leben unter den zu erwartenden Umständen nicht zumuten möchte. Es bedarf einer großen Ehrlichkeit, zu unterscheiden, ob es wirklich Rücksicht auf das Kind ist, oder ob es nicht ein vorgeschobener Grund ist. Weiter stellt sich natürlich die Frage, wer in solch einer Situation in der Lage ist, wirklich zu wissen, was gut oder schlecht für ein Kind ist.

Manche Frauen fühlen sich in ihrer Freiheit, ihrem Selbstbestimmungsrecht und ihrer Autonomie eingeengt und von dem Kind bedroht. »Warum muß ich mich in meiner Lebensentfaltung von einer ungewollten Schwangerschaft bestimmen lassen?«

Auf wessen Kosten würde die Freiheit zurückgewonnen werden? Es ist nicht möglich, Geschehenes ungeschehen zu machen. Die Entscheidungsfreiheit ändert sich, wenn der »dritte im Spiel« sich gemeldet hat. Man hat es nicht mehr nur mit der eigenen Freiheit zu tun, sondern auch mit der des anderen. So ist der Umgang mit einer unerwünschten Schwangerschaft auch eine soziale Frage.

In der Gesellschaft herrscht Unsicherheit darüber, ob ein Schwangerschaftsabbruch menschlich und sozial vertretbar ist. Dieser Aspekt ist aber eigentlich wichtiger als eine juristische Regelung. Die Unsicherheit stammt daher, daß wir im Grunde genommen nicht wissen, was wir bei einem Abbruch tun. Hier kommt die Vielfalt der Lebensanschauungen zum Ausdruck. Menschen, für die ein vorgeburtliches Leben und die Wiedergeburt Realität sind, stehen dieser Frage selbstverständlich anders gegenüber als diejenigen, für die ein Menschenleben erst ab der 12. Schwangerschaftswoche oder erst mit der Geburt anfängt und mit dem Tode endet. Woher können wir wissen, was wir tun? Welche Rolle dürfen Ahnung und Gefühl dabei spielen? Oder wollen wir es manchmal nicht wissen und sagen deshalb, wir können es nicht wissen?

Die Frage, in welcher Schwangerschaftswoche das menschliche Leben anfängt, ist hier nicht die entscheidende. Schon die Entstehung einer Schwangerschaft kann als Ausdruck einer Intention des Kindes aufgefaßt werden. Was bedeutet dies für uns, wie deutlich können wir sie wahrnehmen, was will uns das sagen? Natürlich haben wir auch eigene Intentionen, aber auch die sind oft nur schwer wahrzunehmen! Ungeplante oder unerwartete Ereignisse können unser Leben von einem auf den anderen Tag vollkommen verändern. Das kann man Schicksal nennen, und nicht selten führen gerade Schicksalsschläge zu positiven Veränderungen. Vor allem rückblickend zeigt sich dann, daß hier eine Art verborgene Intention in der Biographie gewirkt hat. Wie schwer ist es deshalb, zu beurteilen, ob ein Kind wirklich die eigenen Intentionen durchquert.

Ein Aspekt des Schwangerschaftsabbruches wird selten ins Auge gefaßt, nämlich der des ausführenden Arztes. Schließlich nimmt er den Abbruch vor. In einer Umfrage unter 140 Ärztinnen und Ärzten, die Abbrüche vornehmen, empfinden zu 75% dies als Tötung eines Menschenlebens. Auf die Frage, ob ihnen das Probleme verursacht, antworteten 53% mit »Ich verdränge wohl einiges« (12).

Wenn eine Frau trotz aller Überlegungen meint, unter den jetzigen Lebensumständen nicht JA zu der bestehenden Schwangerschaft sagen zu können und die Grundlage und die Freiheit verspürt, NEIN sagen zu müssen, hat sie nach deutschem Recht die Möglichkeit, einen Abbruch vornehmen zu lassen.

Die Neufassung von § 218 beurteilt die Durchführung eines Abbruchs, der nicht aus kriminellen (nach Vergewaltigung) oder medizinischen Gründen indiziert ist, als rechtswidrig, aber nicht als strafbar. Nach einem Beratungsgespräch mit einem Arzt und bei einer Beratungsstelle ist von einem anderen Arzt der Abbruch vorzunehmen. Die Kosten (etwa DM 400,–) sind von der Frau selbst zu tragen. Unter bestimmten Einkommensgrenzen ist eine Sozialhilfe möglich, wenn diese vor dem Eingriff beantragt wird. Ausführliche Beratungen bietet die pro familia an, die in vielen Städten Niederlassungen hat.

Für diejenigen, die aus finanziellen Gründen einen Abbruch in Erwägung ziehen, gibt es einige, meist kirchlich orientierte Beratungs- und Hilfeleistungsstellen (s. Anhang).

Überwachung in der Schwangerschaft

»Vertrauen ist gut, ist Kontrolle besser?«

Viele Frauen werden im Laufe der Schwangerschaft wiederholt heimgesucht von Ängsten, ein krankes Kind zu bekommen. Die meisten denken zumindest gelegentlich an eventuelle Fehlbildungen, angeborene Krankheiten oder Sauerstoffmangel unter der Geburt. So entsteht im Hintergrund eine Quelle von Unsicherheit und Angst. »Wird unser Kind gesund sein? Könnte ich es verkraften, wenn es krank auf die Welt käme? Wer kann mir diese immer wiederkehrenden Ängste nehmen?« Bei der Vorstellung, wie zart und verletzbar ein beginnendes Leben ist, ist der Gedanke an Verletzung, Unvollkommenheit oder Krankheit naheliegend.

Solche Sorgen sind normal. Keine Frau braucht sich mangelndes Vertrauen vorzuwerfen, wenn sie von Ängsten heimgesucht wird. Gleichzeitig weiß jede auch, wie sehr solche Gefühle Besitz von einem ergreifen können, ohne daß man es will. So kann manchmal das vorhandene Vertrauen bedrohlich überschattet werden.

Diese Gedanken und Gefühle bleiben nicht nur bei der Mutter, sondern können auch ihre Auswirkung auf das Gedeihen des Kindes und auf den Verlauf der Schwangerschaft haben. Der Einfluß z.B. auf vorzeitige Wehen ist eindeutig: Je unruhiger und ängstlicher die Mutter ist, desto mehr werden die Wehen kommen. Außerdem ist es nachvollziehbar, daß Zuversicht und Vertrauen dem Kind eine »wärmere« Atmosphäre bieten als Angst und Unsicherheit. Es ist ihm bestimmt »angenehmer«, wenn die Mutter zuversichtlich und vertrauensvoll ist, als wenn sie ängstlich wäre.

Wer gibt Antwort auf die Frage: »Wie geht es meinem Kind?« Manchmal ist es das eigene Gefühl, das einem sagt, »alles geht gut«, oder auch, daß schnell ins Krankenhaus gefahren werden sollte.

Wie sehr ist auf dieses Gefühl Verlaß? Wer würde sich nur darauf verlassen wollen? Deshalb sollen Ärztin/Arzt oder Hebamme sagen, wie es dem Kind geht. Während der üblichen Schwangerschaftvorsorgeuntersuchungen (s. S. 88) werden unter anderem Herzschlag und Wachstum kontrolliert und gegebenenfalls ein Ultraschall gemacht, um sagen zu können: »Sie können beruhigt sein, dem Kind geht es gut, es fühlt sich wohl in Ihrem Bauch.« Durch diese Vorsorgeuntersuchungen ist eine gute Überwachung der Schwangerschaft gewährleistet und mögliche Komplikationen können häufig rechtzeitig entdeckt und behandelt werden.

Trotzdem hat diese Kontrolle auch eine Schattenseite, eine Art Nebenwirkung. Je intensiver die Vorsorge, desto mehr wird die werdende Mutter sich bei der Frage nach dem Wohlergehen ihres Kindes auf die Untersuchungsergebnisse verlassen, statt auf ihr Gefühl. Sie versucht, Ängste und Unsicherheit durch Untersuchungen wie Ultraschall und CTG zu entschärfen. »Sie brauchen keine Sorgen zu haben, Sie sehen doch im Ultraschall, wie lebhaft sich das Kind bewegt.« Das Vertrauen und die Zuversicht müssen mehr und mehr von außen herangetragen werden. Das innere Vertrauen in das Geschehen, in das Kind, in die eigene Sicherheit der Mutter, wird somit weniger gefragt und gefordert. Statt dessen entwickelt sich oft eine Abhängigkeit von dem medizinischen Urteil.

Natürlich kann auf äußere Kontrolle nicht verzichtet werden. Die Untersuchungen der Schwangerschaftsvorsorge sind notwendig und sinnvoll. Viele kleinere und größere Problemen können damit entdeckt und häufig behandelt werden, angefangen von Blutarmut über Wachstumsverzögerung bis zur Schwangerschaftsvergiftung (Eklampsie). Aber die Kontrolle ersetzt das Vertrauen nicht, genausowenig wie umgekehrt. Beide sind notwendig für den guten Fortgang der Schwangerschaft. Das Vertrauen ist Voraussetzung für das gute »Gedeihen«, die Kontrolle für einen möglichst komplikationslosen Verlauf.

Das Risiko einer übertriebenen Kontrolle ist die erwähnte Schwächung des inneren Vertrauens und die Abhängigkeit von den Geräten und vom Arzt. Durch eigene Anstrengung können das innere Vertrauen und die Beziehung zum Kinde gepflegt und genährt werden. Wer versucht, täglich Kontakt mit dem Kind aufzunehmen, ins Zwiegespräch mit ihm zu kommen, wird merken, daß eine wirkliche Beziehung aufgebaut wird. Es wächst ein zunehmendes Gefühl dafür, »wer da eigentlich zu einem kommen will«. So entsteht ein inneres Bild von dem Wesen des Kindes. Dieses Bild wird geschützt und gepflegt und hat mit dem zweidimensionalen Schwarzweiß-Bild des Ultraschalls nichts zu tun.

In den letzten zehn Jahren ist in vielen Frauenarztpraxen der Trend zu einer starken Zunahme der instrumentellen Untersuchung der schwangeren Frau zu beobachten. Die Zahl der Ultraschall- und Dopplcruntersuchungen und der CTGs pro Schwangerschaft ist hoch. Es gibt drei Erklärungen für diese Entwicklung:

1. ein stark erhöhtes »Absicherungsbedürfnis« von seiten der(s) Ärztin/Arztes. Durch die zunehmende Zahl der Prozesse gegen ÄrztInnen wegen vermuteter Fehler oder übersehener Fehlbildungen hat die Angst, etwas zu übersehen, zugenommen, so daß deshalb vermehrt Untersuchungen durchgeführt werden.
2. Das bundesdeutsche Abrechnungssystem für Ärzte erlaubt in manchen Fällen eine bessere Honorierung, wenn mehr Untersuchungen vorgenommen werden.
3. Für manche Patientinnen ist das Vertrauen in den Arzt größer, je öfter er untersucht. Außerdem können manche Eltern von Ultraschallbildern oder Ultraschallvideoaufnahmen so fasziniert sein, daß diese deshalb öfter als nötig gemacht werden.

Vertrauen ist gut, Kontrolle auch. Im folgenden werden die verschiedene Untersuchungsmethoden besprochen, so daß die werdenden Eltern wissen, was auf sie zukommt und was sie auf sich zukommen lassen *wollen.*

Ultraschalluntersuchung

Die häufige und vielfältige Anwendung der Ultraschalluntersuchung in der Schwangerschaft ist eine Selbstverständlichkeit geworden. Die Notwendigkeit dieser Untersuchungen scheint offensichtlich. Gefahren, Risiken oder Nebenwirkungen bestehen offenbar nicht.

In diesem Kapitel werden zuerst die Vorteile und Möglichkeiten, die der Ultraschall in den verschiedenen Stadien der Schwangerschaft bietet, besprochen. Dann wird auf das Wirkungsprinzip und in diesem Zusammenhang auf die Frage nach möglichen Risiken für das Ungeborene eingegangen. Zum Schluß folgen einige Überlegungen über das Für und Wider eines routinemäßigen Einsatzes in der Schwangerschaft.

Zur Zeit sind im Rahmen der Vorsorge drei Ultraschall-Untersuchungen vorgesehen, nämlich in der 9. - 12., 19. - 22. und 29. - 32. Woche. Die erste wird meistens durch die Scheide gemacht. Für folgenden Fragen wird sie eingesetzt:

– Wo hat sich das befruchtete Ei eingenistet? War die Einnistung, wie im Normalfall, in der Gebärmutter oder war sie vielleicht im Eileiter? Hiermit kann eine Eileiterschwangerschaft (s. S. 237) frühzeitig entdeckt werden;
– Ist die Schwangerschaft intakt, lebt das Embryo? Ab der 6. Woche (nach der letzten Monatsblutung) ist das Pulsieren des Herzens sichtbar.
– Wie groß ist das Embryo? Dies ist vor allem bei einem unsicheren Schwangerschaftstermin wichtig, z.B. wenn das Datum der letzten Periode unbekannt ist, oder wenn der Zyklus sehr unregelmäßig war. Zu Beginn der Schwangerschaft kann anhand der Größe des Embryos die Schwangerschaftswoche bestimmt und so der Geburtstermin abgeleitet werden;
– Meistens können auch schon Mehrlingsschwangerschaften entdeckt werden.

Bei der zweiten Untersuchung (19. - 22. Woche) wird vor allem geachtet auf:

- Wachstum des Kindes und eine zeitgerechte Entwicklung. Verschiedene Körperteile werden gemessen und mit Normtabellen verglichen;
- Form und Struktur von Gliedmaßen, Kopf, Rücken und inneren Organen, um eventuelle Fehlbildungen frühzeitig zu erkennen;
- Menge des Fruchtwassers und die Stelle, wo der Mutterkuchen anhaftet.

Bei der dritten Untersuchung (29. - 33. Woche) geht es hauptsächlich um:

- nochmals Größe und Wachstum des Kindes, da gegen Ende der Schwangerschaft eine Wachstumsverzögerung durch ungenügende Versorgung über den Mutterkuchen eintreten kann;
- nochmals die Suche nach Fehlbildungen oder krankhaften Veränderungen an den Gliedmaßen, der Wirbelsäule oder den inneren Organen.
- Struktur und Sitz des Mutterkuchens, der soll z.B. nicht vor dem Muttermund liegen, da das lebensbedrohliche Blutungen verursachen kann;
- Menge des Fruchtwassers.

Wenn bei der Routine-Ultraschalluntersuchung eine Auffälligkeit oder Fehlbildung gesehen oder vermutet wird, wird in der Regel empfohlen, eine gezielte Untersuchung bei einem Ultraschallspezialisten (meistens in einem Zentrum oder in einer größeren Klinik) vornehmen zu lassen.

Wirkungsweise des Ultraschalls

Das Ultraschallverfahren beruht auf dem »Fledermausprinzip«. Dabei werden hochfrequente Schallwellen (hörbare Töne sind dagegen niedrigfrequente Schallwellen) ausgesandt. Wenn diese Wellen auf eine Struktur prallen, wird, in Abhängigkeit oder der Dichte dieser Struktur, ein Teil wieder zurückgeschallt, der Rest wird absorbiert. Diese zurückgeschallten Wellen werden von dem Ultraschallkopf (der sowohl Wellen aussendet als auch empfängt) empfangen und umgesetzt in das Ultraschallbild auf dem Bildschirm. Eine weiße Struktur auf dem Bild entsteht durch viel zurückgeschallte Wellen (z.B. Knochensubstanz), dunkle oder schwarze Strukturen stehen meist für wässerige Substanzen, die wenig Wellen abprallen lassen.

Die Schallwellen werden charakterisiert durch ihre Frequenz (in der Schwangerschaft werden Wellen zwischen 3.5 und 5 mHz eingesetzt) und ihre Stärke.

Es gibt in der Schwangerschaft zwei Ultraschallmethoden, über die Bauchdecke und durch die Scheide. Von der Wirkung her sind beide gleich. Der Unterschied ist, daß der Schallkopf bei der vaginalen Methode viel näher an die Gebärmutter und das Ungeborene herankommt. Wenn es aber größer wird, ist das ganze Kind nicht mehr von der Scheide aus zu untersuchen und wird deshalb über die Bauchdecke geschallt.

Ist Ultraschall schädlich?

Was tun diese Wellen in dem sehr empfindlichen und verletzbaren embryonalen Gewebe? Gibt es Hinweise, daß dieses Verfahren schädlich ist?

Bei Frequenzen, die viel höher sind als jene, die in der Schwangerschaft benützt werden, und bei einer viel höheren Schallstärke gibt es zwei Arten von Schädigungsmöglichkeiten im lebenden

Gewebe. Erstens kann es zu einer Temperaturerhöhung kommen, die natürlich, wenn sie zu hoch ist, schädlich sein kann. Die Temperaturerhöhung, die durch das gängige Ultraschall in dem Embryo hervorgebracht wird, geht jedoch nicht über die normalen Temperaturschwankungen des menschlichen Körpers hinaus. Zweitens kann es bei sehr hohen Frequenzen zu mikroskopisch kleinen Bläschenbildungen in den Gewebsflüssigkeiten kommen. Auch dies ist bei den gängigen Frequenzen für die Schwangerschaft nicht der Fall. Somit scheint die Ultraschalluntersuchung nebenwirkungsfrei. Trotzdem gibt es immer wieder Untersuchungen, die diese völlige Bedenkenlosigkeit in Zweifel ziehen und auf mögliche feine Einwirkungen auf das embryonale Gewebe hinweisen, die doch Folgen für die Entwicklung des Kindes haben könnten (13). Diese Untersuchungen sind ernst zu nehmen, eindeutige Hinweise für Nebenwirkungen gibt es heute (noch) nicht.

So sollte unter anderem aus diesem Grunde der Ultraschall nicht als Spielzeug, als »Baby-Kino« benützt werden. Liegt ein deutlicher Grund für eine Ultraschalluntersuchung vor, dann kann diese, nach den jetzigen Erkenntnissen, bedenkenlos durchgeführt werden. Bei jeder Vorsorgeuntersuchung aber »eben einmal schauen, wie es dem Baby geht«, ein paar schöne Bilder machen oder sogar ein Video mitlaufen lassen – dieser Umgang mit dem Ultraschall erscheint zu leichtsinnig.

Es hat gewiß einen Sinn, daß das Ungeborene im Verborgenen gedeiht. Wir sollten uns immer wieder einmal fragen, was es für das Kind bedeutet, wenn in seine abgeschlossene Welt eingedrungen wird.

Wie viele Ultraschalluntersuchungen sind nötig?

Diese Frage kann nicht eindeutig mit einer Zahl beantwortet werden. In den Vorsorgerichtlinien sind momentan drei Untersuchungen vorgesehen. In Deutschland wird aber durchschnittlich mindestens siebenmal pro Schwangerschaft ein Ultraschall gemacht. Das hat sicher nicht immer einen medizinischen Grund.

Wichtig bei der Frage nach der notwendigen Häufigkeit ist, zwischen der normalen »Routine« und der gezielten Untersuchung bei bestimmten Komplikationen oder Problemen zu unterscheiden. In manchen Fällen ist es wichtig, engmaschig Verlaufskontrollen per Ultraschall zu erheben.

Bei der Routine – beim problemlosen Schwangerschaftsverlauf und der unauffälligen Vorgeschichte – wird der Ultraschall »nur« eingesetzt, um die Problemlosigkeit zu bestätigen und um möglicherweise »per Zufall« eine Fehlbildung oder Komplikation zu entdecken. Bei den Routinekontrollen werden aber ohnehin nur etwa 35% der sichtbaren Fehlbildungen entdeckt, der Rest wird übersehen (14). Außerdem müßte erst geklärt werden, ob die werdende Mutter (Eltern) eine pränatale Diagnostik im Sinne einer Fehlbildungssuche will (wollen) und was das für Konsequenzen haben könnte.

Die routinemäßige Anwendung des Ultraschalls führt im Vergleich zum Einsatz nur bei gezielter Fragestellung oder Verdachtsmomenten *nicht* zu einem besseren Verlauf der Schwangerschaft und Geburt (15). Aus diesem Grunde nimmt die anfängliche »Ultraschall-Euphorie« langsam wieder ab.

Es gibt werdende Mütter oder Eltern, die, wenn es nicht nötig ist, keine Ultraschalluntersuchungen wünschen und diese für ihr Vertrauen auch nicht brauchen. Wenn der Arzt keinen Hinweis auf Komplikationen hat und die Einstellung der Eltern respektieren kann, ist dies sicher vertretbar. Ansonsten sehen wir zur Kontrolle der Schwangerschaft zwei oder drei Ultraschalluntersuchungen als berechtigt an.

Die »Gefahr« des Ultraschalls, daß die Beziehung zum Kinde durch das oft verzerrte Schwarzweißbild auf dem Bildschirm gestört werden kann, wurde schon in der Einleitung dieses Kapitels angesprochen. Wer eine intensive innere Beziehung zum Wesen des Kindes entwickelt, wird diese durch die Ultraschallbilder meistens nicht vertiefen. Das Bedürfnis nach »Baby-Kino« nimmt ab, je stärker diese innere Beziehung wird.

Zusammenfassung: Der Ultraschall hat wesentliche Fortschritte in der Schwangerenvorsorge erzielt. Vor allem Risikoschwangerschaften können sicherer betreut werden. Der routinemäßige Einsatz des Ultraschalls ist sinnvoll, wenn er sich auf die empfohlenen drei Untersuchungen beschränkt. Das viele »Schallen«, zum Teil auf Wunsch der Mutter oder der Eltern, um das Baby einmal wieder zu sehen (Baby-Kino), kann nicht als völlig bedenkenlos betrachtet werden. Sowohl aus medizinischen als auch aus seelischen Gründen ist da eine Zurückhaltung empfehlenswert.

Dopplersonographie

Die Dopplersonographie wird eingesetzt, um die Blutströmungsgeschwindigkeit und den Strömungswiderstand in bestimmten Blutgefäßen des Ungeborenen und des Mutterkuchens zu messen. So kann eine Unterversorgung des Kindes durch einen ungenügend funktionierenden Mutterkuchen festgestellt werden sowie ein drohender Sauerstoffmangel als Folge der Unterversorgung.

Wirkungsweise

Zum Verständnis der Technik der Dopplersonographie kann hier nur folgendes vereinfacht gesagt werden: Die Dopplersonographie beruht auf Frequenzveränderungen von Ultraschallwellen durch die Reflektion auf sich bewegende Teilchen. Wenn Ultraschallwellen auf die Blutzellen im fließenden Blut treffen und zurückprallen, ändert sich die Frequenz dieser Wellen. Strömt das Blut in Richtung des Schallsenders, wird die Frequenz höher, in die andere Richtung wird sie niedriger. Jeder kennt dieses Phänomen der Veränderung der Frequenz: Ein Auto, das auf uns zukommt, ist in der Tonhöhe des Motorgeräusches höher, als wenn es an uns vorbeigefahren ist und sich von uns entfernt. So können Veränderungen in der Strömungsgeschwindigkeit des Blutes als Frequenzveränderungen der Schallwellen registriert werden. Diese wiederum werden umgesetzt in Strömungskurven auf dem Bildschirm. Anhand dieser Kurven können Änderungen der Blutstromgeschwindigkeit und der Widerstand in Blutgefäßen erfaßt werden. Auf diese Weise läßt sich das typische Bild der normal pulsierenden Strömung des Blutes von der Strömung bei Mangel- oder Unterversorgung unterscheiden.

Risiken des Dopplers

Die bei der Dopplersonographie gebrauchten Schallwellen haben eine höhere Frequenz als beim normalen Ultraschall. Somit ist das Risiko auf mögliche schädliche Einwirkung zumindest theoretisch größer. Gesicherte große Untersuchungen über eventuelle Gefährdung durch Dopplersonographie gibt es zur Zeit nicht (16)! Wenn über längere Zeit z.B. eine Schlagader im Gehirn »gedopplert« wird, ist es vorstellbar, daß durch örtliche Temperaturerhöhung Gewebsschädigungen entstehen. Von fachwissenschaftlicher Seite wird deshalb empfohlen, vorsichtshalber nicht zu lange am Stück ein Blutgefäß zu untersuchen. Wie lange »zu lange« ist, darüber besteht noch keine Eindeutigkeit, es schwankt zwischen 1,5 und 5 Minuten. Außerdem sollte der Doppler sicher nicht als Routineuntersuchung eingesetzt werden, sondern nur bei gezielter Problematik wie z.B. Wachstumsverzögerung oder eventuell bei Übertragung.

Die Dopplersonographie ist eine relativ neue Untersuchungsmethode, die viele Informationen über die Strömungsverhältnisse geben kann. Nicht immer ist die Interpretation dieser Informationen ganz eindeutig. Das bedeutet, daß eine praktische Konsequenz für die Schwangere nicht immer gegeben ist. Nach dem jetzigen Stand kann der Doppler bei ausgeprägter Wachstumsverzögerung und drohendem Sauerstoffmangel (wie das bei Terminüberschreitung der Fall sein kann) wichtige Zusatzinformationen bieten. Deshalb wird er ergänzend zu der gynäkologischen Untersuchung, dem Ultraschall und CTG benützt. Da diese Indikationen relativ selten sind, müßte der Einsatz der Dopplersonographie entsprechend gering sein.

Jeder muß sich darüber im klaren sein, daß neuere Untersuchungsmethoden wie diese häufiger eingesetzt werden als nötig. Der Grund hierfür kann die Finanzierung der teuren Dopplergeräte sein oder auch, daß der Arzt sich im Zweifelsfall absichern will und Erfahrungen sammeln muß.

Nur wenn in kritischen Situationen entscheidende Informationen über das Befinden des Ungeborenen zu erwarten sind, ist eine Doppleruntersuchung zu befürworten. Ansonsten ist Zurückhaltung angebracht.

Das CTG, der »Wehenschreiber«

Bei dem CardioTocoGramm (Herzwehenschreiber) wird die Herzfrequenz des Kindes und gleichzeitig die Spannung der mütterlichen Bauchdecke geprüft und damit das Vorhandensein von Wehen registriert.

Wo früher bei der Vorsorgeuntersuchung mit dem Holzrohr gehorcht wurde, ob und wie das kindliche Herz schlägt, wird jetzt in den meisten Praxen während der letzten drei Schwangerschaftsmonate ein CTG geschrieben. Während des zweiten Trimenons werden die Herztöne oft mit dem sogenannten Herzton-Doppler kontrolliert, einem kleinen Gerät, mit dem die Bewegung des Herzschlags hörbar gemacht wird.

Der Sinn des CTGs liegt in der Beurteilung des Herzfrequenzverlaufs über eine längere Zeit (meist 20 bis 30 Min.), und stellt fest, ob eine leichte Wehentätigkeit vorhanden ist.

Während der Geburt wird durch das CTG, neben der Beurteilung der Herzfrequenz und der Wehentätigkeit, vor allem die Reaktion der Herzfrequenz auf die Wehen beobachtet. Wenn eine mangelhafte Sauerstoffversorgung vorliegt, kann der Streß einer Wehe die kindliche Herzfrequenz beeinflussen.

Bei den üblichen CTG-Geräten wird die Herzfrequenz per Ultraschalldoppler registriert. Hierbei wird die Bewegung des Herzens durch das oben beschriebene Dopplerprinzip vermittelt. Dieses elektronische Signal wird graphisch aufgezeichnet und gleichzeitig umgesetzt in ein hörbares Signal. Es ist also nicht der Herzton selber, der beim CTG verstärkt gehört werden kann, sondern die Herzklappenbewegung, die über Dopplerschall registriert und mittels eines Tongenerators in einen Ton umgesetzt worden ist.

Die Intensität der Dopplerschallwellen ist bei dem CTG sehr gering, so daß dadurch keine Belastung oder schädliche Nebenwirkung für das kindliche Herz zu befürchten ist. Trotzdem sollte es natürlich nicht unnötig angewandt werden.

Im Rahmen der Vorsorgeuntersuchung kann es sinnvoll sein, ein CTG zu schreiben, wenn vorzeitige Wehen bestehen und die Häufigkeit der Wehen beurteilt werden soll, oder wenn der Zustand des Kindes präziser beurteilt werden muß. Besteht z.B. der Verdacht einer Mangelversorgung, wie das bei einer Wachstumsverzögerung oder Terminüberschreitung der Fall sein kann, gibt der Herzfrequenzverlauf Auskunft über das kindliche Befinden. So nehmen die üblichen Schwankungen der Frequenz über längere Zeit ab, wenn das Kind in eine beginnende Mangelversorgung gerät.

Meistens werden vor der 28. Woche keine CTGs geschrieben. Ab welcher Woche sinnvollerweise eine CTG-Kontrolle gemacht wird und wie oft das wiederholt werden muß, ist vom individuellen Schwangerschaftsverlauf abhängig. Als eindeutiger Grund zur Überwachung gelten unter anderem die Wachstumsverzögerung und die Terminüberschreitung.

Fruchtwasserpunktion und Chorionzottenbiopsie

Die pränatale Diagnostik (s. S. 189) bedient sich neben dem Ultraschall der Chromosom- und DNA-Analyse. Sie hat als Ziel die Frühentdeckung von genetischen Veränderungen, um daraus Schlüsse über bestimmte Krankheiten ziehen zu können. In der Regel wird sie durchgeführt, um im Falle einer unbehandelbaren Krankheit oder Fehlbildung einen Abbruch aus eugenischen Gründen (d. h. es wäre für das Kind, die Eltern und die Gesellschaft besser, wenn es nicht geboren, sondern getötet wird) zu ermöglichen.

Zur Diagnosestellung einer Chromosomen- oder DNA-Abweichung ist eine Fruchtwasserpunktion, eine Chorionzottenbiopsie oder eine Punktion der Nabelschnur (selten) notwendig. Diagnosen, die auf diese Weise gestellt werden können, sind:

– karyotypische Abweichungen, d.h. Abweichungen des Chromosomensatzes wie Trisomie 21 (das dreifache statt zweifache Vorkommen des 21. Chromosoms) oder auch Trisomie 13 oder 18 sowie Abweichungen der Zahl der Geschlechtschromosomen (Turner- und Klinefelter-Syndrom);
– Abweichungen einzelner Gene, die durch DNA-Untersuchungen erkannt werden können, wie z.B. Mukoviszidose (eine Stoffwechselerkrankung), Muskelschwund (Duchenne) oder Hämophilie A und B.
– seltenere Erkrankungen aufgrund einer Enzymabweichung, die mittels eines Enzymtests nachgewiesen werden können, wie z. B. das adrenogenitale Syndrom (eine Hormonstörung der Nebenniere, die in der Frühschwangerschaft entdeckt und behandelt werden kann, um Veränderungen an den Geschlechtsorganen vorzubeugen) und manche Stoffwechselstörungen.

Bei wem wird eine Punktion oder Biopsie empfohlen?

Üblicherweise geht diese Empfehlung an:

1. alle Frauen ab 35 Jahren. Laut den Richtlinien für die Schwangerschaftsvorsorge muß jede schwangere Frau ab 35 auf die Möglichkeit der Fruchtwasserpunktion hingewiesen werden. Dies hängt damit zusammen, daß mit zunehmenden Alter der Frau das Risiko auf ein Kind mit einer chromosomalen Erkrankung zunimmt. Das Risiko, ein Kind mit Down-Syndrom zu bekommen, ist mit 31 Jahre 1:800 und mit 41 1:100. Positiver formuliert bedeutet das, daß eine Frau mit 41 Jahren zu 99 % eine Chance auf ein Kind ohne Down-Syndrom hat! Trisomie 21 (Down-Syndrom) ist die Chromosomenabweichung, die am häufigsten vorkommt.

   Die Altersgrenze für die Empfehlung einer Chromosomenanalyse ist bei 35 gesetzt worden. Ab diesem Alter ist das Risiko der Punktion (s.u.) etwas geringer als das Risiko auf ein Kind mit einer chromosomal bedingten Behinderung. In der BRD nimmt ungefähr jede zweite Frau ab 35 die Möglichkeit der Fruchtwasserpunktion wahr.

2. Frauen, die entweder selbst oder in der Verwandtschaft ein Kind mit einer Behinderung oder Fehlbildung haben oder die Verwandte mit vererbbaren unbehandelbaren Krankheiten haben. Wenn in der Verwandtschaft ein Kind mit einer chromosomal bedingten Krankheit oder Behinderung oder auch mit einem offenen Rücken vorgekommen ist, nimmt das Risiko der Wiederholung zu. In stärkerem Ausmaß gilt dies, wenn die Frau selber schon ein behindertes Kind geboren hat.

3. Frauen, bei denen aufgrund der Ultraschalluntersuchung der Verdacht auf eine chromosomale Erkrankung besteht. Manchmal können bei der Ultraschalluntersuchung Fehlbildungen gesehen werden, die ein Hinweis auf eine chromosomale Abwei-

chung sein können. Nur mit der Chromosomen- oder DNA-Analyse kann dieser Verdacht bestätigt oder entkräftet werden.
4. Frauen, bei denen laut Triple-Test (s. S. 219) ein erhöhtes Risiko besteht. Wenn dieser Verdacht bei einer gezielten Ultraschall-untersuchung bestehenbleibt, kann mittels der Fruchtwasser-punktion Sicherheit erlangt werden.

Wenn wir von dem »*Risiko,* ein Kind mit einer Fehlbildung zu be-kommen«, sprechen, ist mit dem Wort »Risiko« leider eine Wertung im negativem Sinne gegeben, obwohl dies von uns nicht so gemeint ist. Das Wort »Chance« beinhaltet eher eine positive Wertung, was allerdings auch nicht passend wäre. Deshalb werden wir das Wort Risiko, wenn auch nicht überzeugt, hier weiter benützen.

Die Fruchtwasserpunktion

Bei der Fruchtwasserpunktion wird mit einer dünnen Nadel unter Ultraschallkontrolle durch die Bauchdecke und Gebärmutter-wand hindurch Fruchtwasser entnommen. Sowohl die im Frucht-wasser vorhandenen, vom Ungeborenen stammenden Zellen als auch einige Substanzen (Enzyme oder Hormone) werden unter-sucht.

Um in den Zellkernen die Chromosomenzahl und die einzelnen Gene zu bestimmen, müssen die Zellen zuerst zwei bis drei Wo-chen »bebrütet« werden. Dann erst ist das endgültige Ergebnis zu erwarten. Da eine Fruchtwasserpunktion in der Regel nicht vor der 15. Woche gemacht werden kann, wird der Befund nicht vor der 17.-18. Woche mit den Eltern besprochen werden können. (Die sogenannte Früh-Amniozentese wird schon zwischen der 12. und 14. Woche gemacht, hierbei sind die Risiken aber deutlich hö-her, statt dessen wird in diesen Wochen eher die Chorionzotten-biopsie, s. S. 217, durchgeführt.)

Als unbeantwortete Frage gilt es zu überdenken, was es für das

Kind bedeuten könnte, wenn die Eihäute und manchmal auch der Mutterkuchen mit einer Nadel durchstochen werden? Die schützende Umhüllung wird unterbrochen, und ein Stückchen »Außenwelt« drängt herein. Ist das für das Kind ohne Bedeutung, oder kann es sich in seiner Integrität bedroht fühlen? Solche Fragen können nicht allgemeingültig beantwortet werden. Jeder Betroffene (Mutter, Vater, Arzt) muß aber damit umgehen. Solche Fragen nicht zu stellen, oder zu sagen, »darauf gibt es sowieso keine Antwort«, bedeutet, daß diese Aspekte lieber übersehen werden wollen.

Die Wartezeit von etwa zwei bis drei Wochen zwischen dem Eingriff und dem Befund ist emotional für die schwangere Frau eine sehr schwierige Zeit mit ambivalenten Gefühlen. Einerseits möchte sie sich auf ein – hoffentlich – gesundes Kind freuen, andererseits wagt sie es noch nicht, sich ganz auf das Kind einzulassen, weil sie noch nicht weiß, ob sie es wirklich haben und behalten will. Sie traut sich noch nicht, es zu lieben, und fühlt sich von diesem Zwiespalt oft wie zerrissen. Viele Frauen spüren in dieser Zeit vorübergehend keine Kindsbewegungen und wollen auch wenig an das Kind und ihr Schwangersein erinnert werden. Sie halten die Schwangerschaft innerlich noch auf Distanz, bis ihnen der Befund mitgeteilt wird.

Wenn das Kind etwas von der Verfassung der Mutter mitbekommen kann, dann wird es auch diesen vorübergehenden Mangel an Zuwendung und Vertrauen spüren können.

Risiken der Fruchtwasserpunktion

Das Risiko der Fruchtwasserpunktion ist die späte Fehlgeburt, d.h. es kann durch die Punktion dazu kommen, daß die Frau das Kind verliert (unabhängig davon, ob es gesund ist oder nicht). Dieses Risiko beträgt 1 Fehlgeburt auf 100 bis 200 Punktionen. Wenn das Down-Syndromrisiko bei den 35jährigen 1:200 ist und das Risiko der Punktion im günstigsten Falle auch, dann bedeutet dies, daß für jedes entdeckte Kind mit Down-Syndrom ein gesundes Kind »verloren« geht. Dieses Rechenbeispiel allein soll nicht als Argument gegen die Punktion gelten. Wer mit der Frage ringt, eine Punktion machen zu lassen oder nicht, hat sicher noch ganz andere Beweggründe oder Argumente. Trotzdem gehört diese Tatsache zur Urteilsbildung über diese diagnostische Methode dazu.

Chorionzottenbiopsie

Die Fruchtwasserpunktion hat unter anderem zwei Nachteile: erstens kann sie erst ab der 15. Schwangerschaftswoche durchgeführt werden, zweitens dauert es zwei bis drei Wochen, bis das Ergebnis der genetischen Untersuchung vorliegt. Dagegen bietet die Chorionzottenbiopsie in dieser Hinsicht Vorteile. Bei diesem Verfahren werden mit einer Nadel Zellen aus dem Gewebe der Anlage des Mutterkuchens entnommen. Dies geschieht entweder durch die mütterliche Bauchdecke oder durch die Scheide und ist schon zwischen der 9. bis 12. Woche vorzunehmen (vor der 9. Woche ist das Risiko zu hoch). Da Zellgewebe entnommen wird (statt Fruchtwasser mit nur vereinzelten Zellen, wie bei der Punktion), kann die Untersuchung der Chromosomen direkt ausgeführt werden, so daß Aussagen über den Chromosomensatz (Karyotypisierung) schon nach wenigen Tagen vorliegen können. Die DNA-Untersuchung braucht – wie die Fruchtwasserpunktion – länger. Der vollständige Befund kann somit schon in der 13. Woche bekannt sein, so daß ein eventueller Schwangerschaftsabbruch als Konsequenz eines pathologischen Resultates deutlich früher durchgeführt werden kann als bei der Fruchtwasserpunktion. Der wesentliche Nachteil dieser Biopsie ist, daß das Risiko der Fehlgeburt, bedingt durch den Eingriff, etwa zweimal größer ist als bei der Fruchtwasserpunktion. Aus diesem Grunde wird meistens die Fruchtwasserpunktion empfohlen.

Früherkennung und ihre Konsequenzen

Aufgrund des genannten Fehlgeburtsrisikos wird empfohlen, daß Frauen, die auf jeden Fall einen Abbruch aus »kindlicher« Indikation ablehnen (d.h. sie würden die Konsequenzen der Untersuchung nicht ausführen wollen), in der Regel keine Fruchtwasserpunktion oder Chorionzottenbiopsie machen lassen sollten.

Bei vielen Frauen oder Eltern hängt es von der Diagnose ab, ob sie sich für oder gegen die Fortsetzung der Schwangerschaft entscheiden. Wenn eine Chromosomenabweichung vorliegt, wird dieser Befund mit verschiedenen Ärzten besprochen, so daß die Frau oder Eltern sich ein Bild von dem zu erwartenden Leben machen können. Aufgrund dieser Beratungen sollen sie sich entscheiden.

Auch im späteren Verlauf der Schwangerschaft wird manchmal eine Fruchtwasserpunktion empfohlen. Ultraschalluntersuchungen in der Spätschwangerschaft können den Verdacht einer genetisch bedingten Fehlbildung nahelegen. Zur Sicherung oder zum Ausschluß diese Verdachts ist die Fruchtwasserpunktion notwendig. Sie kann auch durchgeführt werden zur Bestimmung von Stoffen wie Insulin (in manchen Fällen bei Zuckerkrankheit angebracht) oder Bilirubin (Gelbfarbstoff, bei Rhesus-Blutgruppen-Unverträglichkeit) im Fruchtwasser. Punktionen in der Spätschwangerschaft haben ein wesentlich geringeres Risiko als in der Frühschwangerschaft.

Therapie des Ungeborenen

Es gibt wenige Krankheiten, die, wenn sie früh genug entdeckt werden, noch vor der Geburt behandelt werden können. Es handelt sich hier um ein neues, sich entwickelndes Feld der Medizin und wird deshalb nur in darauf spezialisierten Zentren angeboten.

Diese Therapie kann medikamentös oder operativ sein. Bei bestimmten Herzleiden des Ungeborenen können der Mutter Medikamente gegeben werden, die über den Mutterkuchen zum Kind gelangen. Bei manchen Schilddrüsenerkrankungen des Kindes, die mit Ultraschall entdeckt werden, wird dem Kind ein Medikament in die Nabelschnurgefäße gespritzt. Hierzu ist eine Nabelschnurpunktion nötig: Wie bei der Fruchtwasserpunktion wird eine Nadel unter Ultraschallkontrolle durch die Bauchdecke der Mutter bis in ein Nabelschnurgefäß geführt. Auf diesem Wege kann auch kindliches Blut entnommen und untersucht werden, oder es wird ein Medikament verabreicht. Bei ausgeprägten Formen von Blutarmut (wie dies bei Blutgruppen-Unverträglichkeit der Fall sein kann, s. S. 299) kann dem Ungeborenen über die Nabelschnur eine Blutübertragung gegeben werden.

Krankhafte Wasseransammlungen in der Bauch- oder Brusthöhle des Ungeborenen können durch eine Drainage Entlastung bringen. Neuerdings können auch Operationen am Ungeborenen vorgenommen werden; z.B. bei einem bedrohlichen Nierenstau durch eine Fehlbildung am Harnleiter. Durch diese hochtechnisierte Medizin können manche Kinder, die sonst lebensbedrohlich krank oder mit einer Behinderung zur Welt kommen würden, ein »gesundes« Leben anfangen.

»Triple-Diagnostik«

Da für eine Frau das Risiko, ein Kind mit Down-Syndrom zu bekommen, mit dem Alter zunimmt, wird, wie ausgeführt, ab 35 Jahren die Fruchtwasserpunktion oder Chorionzottenbiopsie empfohlen. Was aber kann für die jüngeren Frauen getan werden? Gibt es für diese Altersgruppe eine Methode, um das individuelle Risiko zu erkennen?

Hierfür ist vor einigen Jahren der sogenannte Triple-Test entwickelt worden. Es handelt sich dabei um einen Suchtest, der allen Schwangeren angeboten werden kann. Aus Faktoren im mütterlichen Blut wird das individuelle Risiko für bestimmte kindliche Fehlbildungen (unter anderem Down-Syndrom und »offener Rücken« oder Spina bifida) errechnet.

In der 15. bis 18. Schwangerschaftswoche wird die Konzentration von drei (Triple = drei) Stoffen (Alpha-Feto-Protein, Beta-Choriongonadotropin und Östriol) im mütterlichen Blut bestimmt. Aus diesen drei Werten läßt sich in Zusammenhang mit dem Alter der Mutter und dem genauen Schwangerschaftsalter ein Erkrankungsrisiko berechnen. Wenn rein statistisch für eine 27 jährige Frau das Risiko für Down-Syndrom 1:1200 ist, kann die Triple-Berechnung ein erhöhtes Risiko, wie z.B. 1:600, oder ein niedrigeres Risiko wie 1:1600 ergeben. Da es sich hier nur um eine Wahrscheinlichkeitsberechnung handelt, kann man nie mit Gewißheit sagen, ob das Kind mit oder ohne Down-Syndrom oder Spina bifida geboren werden wird. Es kann lediglich gesagt werden, ob die Chance auf ein gesundes Kind größer oder geringer ist, als es für diese Altersgruppe zu erwarten ist. Wenn das Risiko erhöht ist (z. B. 1:600 statt 1:1200), wird zwar gesagt, daß es zweimal höher ist als erwartet, aber es wird oft vergessen, daß die Chance auf ein gesundes Kind trotzdem noch ca. 99,7 Prozent beträgt.

Dieser Test dient als eine Art Vorselektion für eine eventuelle weitere Diagnostik. Wenn ein erhöhtes Risiko berechnet wird, ist es der logische nächste Schritt, dies weiter abzuklären. Dafür eignet sich eine spezielle Ultraschalluntersuchung oder die Fruchtwasserpunktion. Mittels einer Ultraschalluntersuchung in einem medizinischen Zentrum kann die Diagnose »offener Rücken« gesichert werden. In bezug auf Down-Syndrom können Anzeichen im Ultraschall für oder gegen eine weitere Abklärung sprechen, aber nur mit der Punktion kann ein Verdacht auf Down-Syndrom endgültig bestätigt oder entkräftet werden. Wie schon im Kapitel über die Fruchtwasserpunktion erwähnt, sollte dieser Eingriff wegen des Fehlgeburtsrisikos nur dann durchgeführt werden, wenn als Konsequenz eines ungünstigen Befundes ein Schwangerschaftsabbruch gewollt wird.

Eine ähnliche Überlegung könnte man auch für den Triple-Test anstellen. Wer eine Schwangerschaft bedingungslos angenommen hat und einen Abbruch aufgrund einer Fehlbildung oder Krankheit auf keinen Fall vornehmen ließe, braucht keine statistische Risikoberechnung. Wenn die Bestätigung eines erhöhten Risikos durch eine Fruchtwasserpunktion nicht in Anspruch genommen wird, kann eine Risikoberechnung nur Verunsicherung, Angst und Spannung verursachen.

In manchen Praxen wird aber Blut für diese Untersuchung abgenommen, ohne entsprechende Erklärung oder Aufklärung. Es empfielt sich, bei jeder Blutentnahme (und natürlich auch bei anderen Untersuchungen) immer nach Sinn und Zweck zu fragen.

Wer sich ein eigenes Urteil über den Triple-Test bilden möchte, kommt um eine kleine statistische Denkübung nicht herum, obwohl das eigentliche Urteil von ganz anderen Einsichten abhängen wird. Die Einstellung zum ungeborenen Leben ist selbstverständlich entscheidender als eine Rechenaufgabe.

Trotzdem folgendes Beispiel: Wenn bei 1000 Frauen ein Triple-Test durchgeführt wird, wird bei etwa 40 Frauen ein erhöhtes Risiko für ein Kind mit einem offenen Rücken gefunden. Nur zwei von diesen 40 Kindern werden dann tatsächlich diese Fehlbildung haben, bei den restlichen 38 hat das erhöhte Risiko nichts zu bedeuten, sie sind »normal« gesund.

Für etwa 90 weitere Frauen wird sich ein erhöhtes Risiko für ein Kind mit Down-Syndrom ergeben. Auch hier werden nur zwei von diesen 90 Kindern wirklich ein Down-Syndrom haben, die restlichen 88 sind wiederum »normal«.

Dies bedeutet, daß 130 (40+90) von den 1000 Frauen gesagt bekommen, daß mit dem Kind vielleicht etwas nicht in Ordnung und eine nähere Abklärung und Untersuchung notwendig ist. Möglicherweise wird bei einem Teil dieser 130 Frauen eine Fruchtwasserpunktion durchgeführt, um damit zwei Kinder mit

Down-Syndrom und zwei mit einem offenen Rücken zu entdekken.

Um bei vier kranken Kinder eine Diagnose stellen zu können und eventuell abzutreiben, wird vielleicht durch eine Fehlgeburt nach einer Punktion ein gesundes Kind verlorengehen. Außerdem werden etwa 126 Frauen oder Elternpaare sehr verängstigt und verunsichert, bevor ihnen gesagt werden kann, daß doch alles in Ordnung ist. Da mit diesem Test nicht jede Erkrankung erfaßt wird, könnte von den 870 Frauen, bei denen kein erhöhtes Risiko festgestellt wurde, dennoch unentdeckt ein Kind mit Down-Syndrom oder einem offenen Rücken geboren werden.

Weiter ist noch zu bedenken, daß diese vier schwangeren Frauen mit einem kranken Kind zum Zeitpunkt der Befundbesprechung und der Empfehlung zum Schwangerschaftsabbruch inzwischen in der 20. bis 21. Woche sind. Der Test wird nämlich in der 16. bis 18. Woche abgenommen, und das Ergebnis braucht etwa drei Tage. Das Ergebnis wird besprochen, dann wird gegebenenfalls ein Termin zur Punktion gemacht. Die Chromosomen-Analyse dauert dann nochmal zwei bis drei Wochen (über diese Wartezeit s. S. 215). Somit kann ein eventueller Abbruch frühestens in der 20. Woche stattfinden.

Da die meisten Frauen ungefähr ab der 18. Woche Kindsbewegungen spüren, hat die Beziehung zu dem Kind inzwischen eine andere emotionale Dimension bekommen. Auch medizinisch bedeutet ein Abbruch zu dieser Zeit weit mehr als einen »kleinen Eingriff«. Es ist eher wie eine Geburt, da das Kind bereits 20 bis 25 cm lang ist. Aus diesen Überlegungen wird klar, daß die anfängliche Euphorie über den Triple-Test schon wieder nachläßt. Neuere und sichere Methoden sind aber schon in Entwicklung (z.B. die Untersuchung von kindlichen Blutzellen im mütterlichen Blut), so daß die vorgeburtliche Diagnostik noch selbstverständlicher und raffinierter werden wird.

Über die Beratung bei der pränatalen Diagnostik

Das vordergründige Ziel der pränatalen Untersuchungsmethoden ist es, dafür zu sorgen, daß die werdende Mutter oder die Eltern in die Lage versetzt werden, selbst über die Fortsetzung der Schwangerschaft zu entscheiden, wenn eine Behinderung oder unheilbare Krankheit festgestellt wird. Viele Eltern fühlen sich dieser Entscheidung nicht gewachsen und scheinen hiermit überfordert zu werden. Die Medizin liefert die kahlen Befunde, und die Eltern müssen sich darüber ein ethisches Urteil bilden.

Die pränatale Medizin im Hinblick auf die Ausführung eines Abbruchs aus »kindlicher« Indikation hat mit der eigentlichen Aufgabe des Arztes im Sinne von Heilung und Vorbeugung von Krankheiten, Linderung des Leidens und Begleitung von schweren Schicksalen nichts zu tun. Trotzdem wird es von vielen als ärztliche Aufgabe betrachtet, weil damit der betroffenen Frau aus einer schwierigen Situation geholfen werden kann.

Alle Beratungen in Zusammenhang mit der pränatalen Diagnostik und ihren Konsequenzen werden von Ärzten ausgeführt. Bei der Frage, ob eine Frau sich auf die pränatale Diagnostik einlassen will und die Konsequenzen davon ihr weiteres Leben tragen wird, handelt es sich aber nicht um medizinische, sondern um ethische Grundsätze.

Wie kann eine schwangere Frau sich am besten beraten lassen, wenn sie darum ringt, eine eigene Anschauung über das Wesen des Ungeborenen und die Bedeutung von Leid und Krankheit im Leben zu gewinnen?

Wer kann ihr die Konsequenzen von einem Leben mit einem behinderten Kind vor Augen führen? Aber auch: Wer kann mit ihr besprechen, welche Schuld- und Trauergefühle nach einem Abbruch aus sogenannter kindlicher Indikation entstehen?

Hier ist nicht in erster Instanz ein Mediziner gefragt, sondern viel eher ein erfahrener Heilpädagoge oder Psychologe. Dies wird aber von den meisten Ärzten nicht so gesehen, sie möchten das absolut in ihrem Kompetenzbereich behalten. Leider gibt es deshalb nur sehr wenige nicht-medizinische Beratungsstellen zur vorgeburtlichen Diagnostik, siehe dazu Adressenliste.

Die Beratung bezieht sich zuerst auf die Frage, ob die werdende Mutter oder die Eltern eine pränatale Diagnostik wollen. Diese Frage wird hauptsächlich in Zusammenhang mit der Fruchtwasserpunktion oder Chorionzottenbiopsie gestellt, da hiermit Risiken verbunden sind. Es geht aber weniger um Risikozahlen als um die Grundeinstellung zu dem Kind. Die Frau muß sich bewußt werden, ob sie das Kind, das sich bei ihr »angemeldet« hat, bedingungslos annehmen will, auch wenn es »anders« sein wird, krank oder behindert, und dies in einer Zeit, in der es möglich ist, solches Leben sich nicht weiter entwickeln zu lassen. Sie muß sich fragen, ob sie mit Hilfe der pränatalen Medizin etwas über das »Wie« ihres Kindes erfahren möchte, um sich daraufhin zu entscheiden, ob sie die Schwangerschaft weiter austragen will.

Für manche Frauen ist diese Frage ohne weiteres klar zu beantworten, andere brauchen Zeit zur Besinnung. Manchmal kann es schwer sein, sich gegen die Selbstverständlichkeit, mit der in der Praxis untersucht wird (»wir nehmen noch eben Blut ab, um zu sehen, ob mit dem Kind alles in Ordnung ist«) zu wehren. Hier sollte ruhig gefragt werden, warum eigentlich das Blut abgenommen wird, und dann noch etwas Bedenkzeit erbeten werden.

In bezug auf die Chromosomenanalyse wird diese Frage meist explizit gestellt. Wenn die Frau sich dafür entscheidet, folgt im Falle eines auffälligen Befundes ein zweites Beratungsgespräch.

Beim Ultraschall, der inzwischen so zur Routine geworden ist, wird vorher selten über grundlegende Fragen nachgedacht. Wenn dabei doch eine Fehlbildung (z.B. offener Rücken) entdeckt wird und dies von einem Spezialisten bestätigt wurde, folgt unmittelbar die zweite Stufe der Beratung.

Dabei wird der Frau oder den Eltern erklärt, was dieser Befund für das Leben eines Kindes bedeuten kann, was für Lebenschancen es haben könnte und welcherart die Einschränkungen oder Behinderungen sein werden. Diese Gespräche werden bevorzugt von einem Team, bestehend aus einer Frauenärztin(arzt), Kinderärztin und eventuell einem Humangenetiker geführt. Daraufhin soll die Frau sich entscheiden, ob sie die Schwangerschaft austragen möchte oder abbrechen lassen will.

Die Schwangere wird damit vor eine fast unlösbare Entscheidung gestellt. Die Einflüsse auf ihren Entscheidungsprozeß sind vielfältig. Auch die gesellschaftliche Meinung spielt eine Rolle: Was wird die Verwandtschaft und die Nachbarschaft sagen? Wie ist die Einstellung des behandelnden Arztes?

Echte ärztliche Vorsorge bedeutet, daß die Entscheidungsnot der betroffenen Frau gesehen und so begleitet wird, daß ihr Raum und Anregungen zur eigenen Urteilsfindung gewährt werden. Wenn der Arzt ihr aus Mitleid helfen will und ihr Argumente bietet, die nicht ihre eigenen sind, wird sie womöglich später nicht mehr zu ihrer Entscheidung stehen können. Nur sie oder sie und ihr Partner werden ihr Leben lang mit den Folgen dieser Entscheidung leben müssen.

Die Möglichkeit der pränatalen Diagnostik und des Abbruchs aus kindlicher Indikation hat einen Wandel in der Reaktion der Gesellschaft auf die Geburt eines behinderten Kindes zur Folge gehabt. Früher zeigten die Menschen, die um das Elternpaar mit einem solchen Kind standen, Betroffenheit und Mitgefühl. So wurde emotionaler Beistand und Hilfe angeboten und die Akzeptanz des Schicksals erleichtert. Heute begegnen diese Eltern mehr und mehr einer vorwurfsvollen Verurteilung. »Das hätte man doch verhindern können!« bis hin zu finanziellen Vorwürfen: »Und der Staat soll dafür bezahlen?« Wenn die Eltern sich aus einem Wissen um wahre Schicksalszusammenhänge für die Geburt entscheiden, werden sie mit ihrem Kind alleingelassen, und die Anfangsbedingungen für das neue Leben werden noch schwieriger.

Zusammenfassung: Die moderne pränatale Diagnostik ermöglicht es, mittels Ultraschall oder Chromosomanalyse schon frühzeitig in der Schwangerschaft festzustellen, ob das Ungeborene eine bestimmte Behinderung oder Krankheit hat. Dies bedeutet, daß in den meisten Fällen gesagt werden kann, daß »alles in Ordnung« ist. In manchen Situationen kann eine Behandlung des Ungeborenen vorgenommen werden oder hat die Diagnose Konsequenzen für den Geburtsverlauf. Bei anderen Diagnosen wiederum steht die Frage des Abbruchs zur Debatte.

Die Gesetzgebung erlaubt es, im Falle einer früh diagnostizierten und nicht behandelbaren Krankheit bis zur 24. Woche einen Schwangerschaftsabbruch durchzuführen. Dies bedeutet, daß aufgrund eines Untersuchungsbefundes in der Frühschwangerschaft ein Urteil über den erwarteten Verlauf und den Wert des Lebens gefällt wird und dieses Leben nicht mehr als schützenswert betrachtet wird. Wo das ungeborene Leben im »Normalfall« nach der 12. Woche einen gesetzlichen Schutz genießt, wird bei solchen Befunden ein anderer Maßstab gesetzt.

Es wird angenommen, daß die genetische Ausgangssituation für den Verlauf und den Wert eines Lebens bestimmend sei. Deshalb sei es ethisch vertretbar, wenn der Mensch nach besten Wissen und Gewissen eingreift.

Die Mediziner bieten die Diagnose, das Gesetz die Entscheidungsmöglichkeit zum Abbruch, und die Gesellschaft mit ihrer Einstellung dem behinderten und kranken Kind gegenüber bildet das soziale Klima. In diesem Kontext muß die Frau oder das betroffene Elternpaar tiefste Lebensfragen bewegen und vielleicht die schwerwiegendste Entscheidung seines Lebens treffen.

Die Beratungsmöglichkeiten in diesem Entscheidungsprozeß sind noch sehr wenig vorhanden und einseitig. Zu wünschen wäre für viele eine nicht-nur-medizinische Beratung, die die Notwendigkeit der eigenen Urteilsbildung sieht und alles dafür tut, diese zu fördern und fordern.

Komplikationen und Besonderheiten in der Schwangerschaft

Einleitung

Die Vorsorgeuntersuchungen in der Schwangerschaft werden durchgeführt, um Erkrankungen, Entgleisungen oder Komplikationen rechtzeitig zu entdecken. Gegebenenfalls folgt dann eine Behandlung, z. B. bei Blutarmut oder bestimmten Infektionen. Es kann aber auch eine Komplikation eintreten, für die es keine Therapie gibt, wie z.b. eine Fehlgeburt.

Soll eine schwangere Frau über alles, was in einer Schwangerschaft »anders« laufen kann, Bescheid wissen? Es gibt Frauen, die alles über Schwangerschaft und Entbindung lesen. Durch dieses angelesene Wissen können sich dann manche kaum mehr auf das einlassen, was sie selbst spüren und erleben. Außerdem kann ein Übermaß an Wissen Angst und Unsicherheit auslösen. Das muß aber nicht sein. Es kommt ganz darauf an, wie mit diesem Wissen umgegangen wird.

Heute laufen wöchentlich medizinische Aufklärungsprogramme im Fernsehen, und jede Zeitschrift hat ihre medizinische Fragenrubrik. Das entspricht dem heutigen Bedürfnis nach Aufklärung und ist durchaus zeitgemäß. Das Wissen über Krankheiten bleibt nicht länger den Ärzten vorbehalten, es wird Gemeingut. Hierdurch nimmt die Abhängigkeit der Patienten wie auch die Machtposition der Ärzte ab. Autonomie und Selbständigkeit des Patienten sind an der Zeit.

Dabei geht es selbstverständlich nicht darum, daß jeder sich selbst behandeln kann. Dies soll vom Fachmann/-frau gemacht werden. Auch die Vertrauensbasis der Arzt-Patienten-Beziehung braucht nicht beeinträchtigt zu werden, wenn der Patient den Dialog wünscht und zunehmend Einblicke in Diagnose und Therapie bekommt. Es geht um Vertrauen und gegenseitige Achtung, nicht um Ausgeliefertsein durch Unwissenheit. Das letzte paßt nicht mehr zu den Menschen dieser Zeit.

In diesem Sinne soll hier über Krankheiten und Komplikationen in der Schwangerschaft geschrieben werden. Als Nachschlagewerk kann es benützt werden, wenn mehr Verständnis für bestimmte Verläufe gewünscht wird, oder wenn nach dem Arztbesuch doch noch Fragen offen sind. Was nicht mehr groß und unbekannt ist, wird auch keine unnötigen Ängste zu verursachen.

Hier kann natürlich nur in groben Zügen auf einige Erkrankungen und Komplikationen eingegangen werden. Wie im Einzelfall gehandelt und behandelt wird, ist selbstverständlich von vielen Details abhängig und muß vom Arzt oder von der Hebamme beurteilt werden.

Bevor auf die einzelne Probleme eingegangen wird, sollen zum besseren Verständnis noch zwei Aspekte der Schwangerschaft näher besprochen werden.

Noch einmal: die »anderen Umstände«

Mit dem Eintreten der Schwangerschaft verändert sich vieles, nicht nur in der Gebärmutter. Viele Schwangere beschreiben ein verändertes Lebensgefühl, sowohl seelisch als auch körperlich: die oft erwähnten »anderen Umstände«. Dies ist individuell verschieden stark ausgeprägt. Es in Worte zu fassen, ist nicht einfach. So kann manchmal der Eindruck einer gewissen Unantastbarkeit entstehen. Die Dinge, die um eine Schwangere passieren, berühren sie nicht mehr so. Es ist kein Unbeteiligtsein, aber die werdende Mutter hat ihre eigene Welt mit ihren eigenen Erlebnissen. Doch auch das Gegenteil kann auftreten, wenn Eindrücke aus der Umgebung sie ganz besonders tief berühren. So entsteht ein erhöhtes Bedürfnis nach Harmonie, Schönheit und Ruhe. Sowohl seelische als auch physische Disharmonien werden schlecht ertragen, sie können fast weh tun. Das Zimmer oder die Wohnung muß schön und leise sein. Plötzliche unerwartete Störungen werden möglichst gemieden.

Auch der Bezug zum Körper ändert sich. Dies kann sich in einem erhöhten Schlafbedürfnis äußern. Oft entwickeln sich andere Eßgewohnheiten mit ausgeprägten Abneigungen oder Heißhunger. Auch der Geruchssinn kann sehr empfindlich werden. Dies kann sich steigern bis zu einer Abneigung der Ernährung gegenüber. Übelkeit, Appetitlosigkeit, bis zum Erbrechen können die Folge sein. Andere körperliche Funktionen verändern sich ebenso. Es entstehen die »kleineren Schwangerschaftsbeschwerden« wie ein Spannungsgefühl in der Brust, Trägerwerden der Verdauung, häufigeres Wasserlassen (auch wenn die Gebärmutter noch nicht auf die Blase drückt), Sodbrennen, Wassereinlagerung in den Beinen, Neigung zu Krampfadern und Hämorrhoiden und Blutarmut.

Woher kommen diese Veränderungen? Warum beschränken sich diese »anderen Umstände« nicht auf die Gebärmutter?

Eine Schwangerschaft in sich gedeihen lassen bedeutet Platz machen für etwas anderes, etwas Neues und gleichzeitig ein »Sichselbst-Zurücknehmen«. Ein Teil der Leiblichkeit wird dem neuen Leben zur Verfügung gestellt, und die schwangere Frau kann nicht mehr so vollständig in ihrem Körper sein wie vor der Schwangerschaft. Das Gefüge Körper-Seele-Geist ist sozusagen etwas gelockert. Die Seele hat nicht mehr die vertraute Verbindung mit dem Körper und ist dadurch gegenüber Störungen und Disharmonien empfindlicher geworden. Durch diese veränderten Verhältnisse reagiert der Körper anders, und viele Körperfunktionen werden mehr oder weniger beeinträchtigt.

Diese Lockerung macht das Gedeihen der Schwangerschaft möglich, da in einem festen Gefüge sich schwer etwas Neues entwickeln kann. Viele Frauen empfinden diesen Zustand als sehr wohltuend und genießen die »anderen Umstände«.

Natürlich kann versucht werden, all diese seelischen und kör-

perlichen Veränderungen nur durch eine schwangerschaftsbeding-
te hormonelle Umstellung zu erklären. Es sind aber sowohl die
hormonellen Veränderungen als auch die seelische Verfassung, die
eine Schwangerschaft ermöglichen. Beides tritt während der
Schwangerschaft auf und ist aus der Ganzheit des Geschehens zu
verstehen. So gesehen sind die hormonellen und seelischen Veränderungen eine Folge der »anderen Umstände« durch die Schwangerschaft.

Manchmal gehen die Äußerungen dieses Vorgangs über das
Normale hinaus und krankhafte Veränderungen können die Folge
sein. Mit diesem Verständnis der »anderen Umstände« möchten
wir auf Schwangerschaftskomplikationen wie Schwangerschaftserbrechen, Bluthochdruck, Schwangerschaftsvergiftung und Blutarmut eingehen.

Wenn die Schwangerschaft zu einer Bedrohung wird

Meistens bedeutet eine Schwangerschaft ein freudiges Ereignis.
Nur selten wird sie zu einer Bedrohung für die Frau. Was früher in
einen lebensgefährlichen Zustand münden konnte, gibt es heute
zum Glück nur noch selten.

Nirgendwo liegen die Extreme von Geburt und Tod, Freude
und Trauer so nah beieinander wie während der Schwangerschaft
und bei der Geburt.

In manchen Fällen kann man den Eindruck haben, daß die
Hingabe oder das Sich-zur-Verfügung-Stellen für ein neues Leben ins Extrem geht. Wieso kann diese soziale Geste, für einen
anderen da zu sein, zu einer Gefahr werden? Warum kann eine
Schwangerschaft unter Umständen für die Frau zu einer Bedrohung werden?

Die Gefahren können in der Frühschwangerschaft auftreten
als Bauchhöhlenschwangerschaft; in der Spätschwangerschaft als
Schwangerschaftsvergiftung (Gestose und Eklampsie); während

der Geburt als Verletzungen der Gebärmutter oder Scheide oder als sehr starke Nachblutung; und schließlich auch noch nach der Geburt als Wochenbettfieber. In den letzten Beispielen ist in der Regel das Kind gesund geboren, bevor die Probleme anfangen. Heutzutage sind, zumindest in unserer zivilisierten Welt, diese Komplikationen fast immer erfolgreich zu behandeln. In der dritten Welt ist die mütterliche Sterblichkeit im Zusammenhang mit Schwangerschaft und Geburt jedoch noch eine große Sorge.

Es ist nicht leicht zu verstehen, wenn eine Schwangerschaft so endet. Was wird damit gewollt? Warum muß die Mutter so für das Kind leiden? Warum erscheint die Schwangerschaft so »rücksichtslos«? Was für eine Beziehung besteht da zwischen Mutter und Kind? Auch wenn die Antworten nicht direkt kommen, die Fragen *dürfen* gestellt werden. Als Schicksalsfragen können sie mit durch das Leben getragen werden, um sie sich immer wieder neu zu stellen.

Die Fehlgeburt

Wenn die erwartungsvolle Ahnung, schwanger zu sein, sich durch einen Test oder durch den Arzt bestätigt hat, entsteht in der Regel eine freudige Stimmung in der Seele. Die Nachricht wird oft noch einige Zeit in Zweisamkeit gehütet, bevor es Verwandten und Bekannten erzählt wird. In dieser ersten Zeit wachsen Hoffnung und Liebe, und eine erste Beziehung zu dem Ungeborenen wird aufgenommen. Groß kann deshalb das Leid sein, wenn es zu einer Fehlgeburt kommt.

In den ersten drei Monaten der Schwangerschaft geschieht mit dem Embryo, dem Mutterkuchen und der Gebärmutter sehr viel, danach wächst das Ungeborene nur noch. Dies ist auch der Zeitraum, in dem am ehesten etwas passieren kann. Die meisten Fehlgeburten finden vor der 12. Woche statt.

Man bezeichnet das Absterben einer vollständig angelegten Schwangerschaft als Fehlgeburt. Dies kann zweierlei Folgen haben. Es kann zu einer spontanen Ausstoßung (Embryo und Fruchtblase) kommen, wobei stärkere Blutungen, häufig begleitet von menstruationsartigen Unterleibsschmerzen, auftreten. Hier wird die komplette und die inkomplette Fehlgeburt unterschieden, bei der letzten Form wird die Schwangerschaft nicht vollständig ausgestoßen und ist meistens eine stärkere Blutung vorhanden.

Es kann aber auch unbemerkt zu einem Absterben der Frucht kommen, ohne jegliche Blutung oder Schmerzen. Einige Tage später verschwinden die sekundären Schwangerschaftszeichen wie Spannungsgefühl in der Brust oder Übelkeit am Morgen. Bei einer Ultraschallkontrolle wird dann gesehen, daß der Embryo nicht mehr lebt und wächst. Dies nennt man die vermißte Fehlgeburt (missed Abortion).

Die embryonale Entwicklung kann auch schon sehr früh gestört sein, so daß nur die Fruchtblase weiterwächst, ohne daß es dabei zu einer Fruchtentwicklung kommt. Eine solche leere Fruchtblase (Windei) kann einige Wochen wachsen, bis sie dann spontan ausgestoßen wird. Wird es mittels Ultraschall vorher entdeckt, wird eine Ausschabung empfohlen.

Auch kann eine Schwangerschaft, noch bevor sie festgestellt wurde, unbemerkt durch eine sehr frühe Fehlgeburt verlorengehen. Dabei fällt dann höchstens eine etwas verstärkte und verspätete Monatsblutung auf.

Laut Untersuchungen enden etwa 30% aller Befruchtungen in einer Fehlgeburt, die meisten davon unbemerkt. Jede vierte bis fünfte Frau hat in ihrem Leben mindestens eine erkannte Fehlgeburt.

Blutungen in der Frühschwangerschaft

Nicht jede Blutung in der Frühschwangerschaft muß jedoch eine Fehlgeburt bedeuten. Bei einer nicht sehr starken Blutung, meist ohne Schmerzen, kann die Schwangerschaft (noch) in Ordnung sein. Dennoch ist jede Blutung in der Schwangerschaft ein Warnzeichen und sollte Anlaß sein, zur(m) Ärztin/Arzt oder ins Krankenhaus zu gehen. Wenn die Ultraschalluntersuchung zeigt, daß der Embryo lebt und somit die Schwangerschaft intakt ist, ist Ruhe die Therapie. Abhängig von der Blutungsstärke und dem sonstigen Befund kann sogar eine stationäre Aufnahme nötig sein. Meist hört die Blutung dann schnell auf und verläuft die weitere Schwangerschaft ohne größere Probleme. Eine medikamentöse Behandlung ist nur selten nötig.

Wenn festgestellt wird, daß die Blutung eine Fehlgeburt bedeutet, ist in der Regel eine Ausschabung notwendig. Wenn das nicht geschieht, kann es sein, daß Reste des Mutterkuchens in der Gebärmutter zurückbleiben und langanhaltende stärkere Blutungen und Entzündungen verursachen. War die Schwangerschaft noch sehr früh (vor der 7. Woche), kann möglicherweise – natürlich abhängig von der Untersuchung und der Blutungsstärke – auf eine Ausschabung verzichtet werden.

Bei der vermißten, stillen Fehlgeburt wird meistens eine Ausschabung empfohlen. Da es hier nicht zu einer Blutung kommt und der Gebärmuttermund meistens noch fest geschlossen ist, wird vor der Ausschabung ein Medikament (Prostglandine) vor den Muttermund gegeben, so daß dieser sich etwas öffnet. Wird bei diesem Befund keine Ausschabung gemacht, kommt es nach einiger Zeit auch zu einer spontanen Blutung. Diese kann wiederum stark sein und lange anhalten. Auch können selten Störungen in der Blutgerinnung entstehen. Deshalb wird in der Regel empfohlen, nicht auf die spontane Blutung zu warten.

Das Warum und die Trauer

Natürlich steht die Frage nach dem *Warum* groß im Raume. Warum konnte das passieren? Was habe ich falsch gemacht? Bin ich daran schuld?

Auf die Frage nach dem Warum wird eigentlich keine medizinische Antwort verlangt. Trotzdem kann es wichtig sein, zu wissen, daß die Ursache bei jeder zweiten bis dritten Fehlgeburt vor der 14. Woche in einer Fehlbildung des Embryo liegt, durch die er nicht lebensfähig ist, häufig aufgrund chromosomaler Veränderungen. Bei der Untersuchung des Gewebes nach der Ausschabung können solche Veränderungen festgestellt werden. In allen sonstigen Fällen muß unbefriedigenderweise gesagt werden, daß meistens keine nachweisbare Ursache vorliegt. Würde ein Grund oder eine Ursache erkannt, wüßte man wenigstens, was in einer eventuellen nächsten Schwangerschaft anders gemacht werden sollte. Leider ist uns diese Möglichkeit meistens nicht gegeben. Körperlicher oder seelischer Streß spielen natürlich eine Rolle, sind aber nur im Extremfall in ursächliche Verbindung mit einer Fehlgeburt zu bringen.

Von ärztlicher Seite wird die Bedeutung dieses Geschehens oft heruntergespielt. Wenn bereits eine seelische Beziehung zu dem angekündigten Kind bestanden hat, bedeutet eine Fehlgeburt den Verlust eines ganz intim-nahen Wesens. Das kann eine tiefe Trauer auslösen, die unter Umständen lange anhält. Diese Trauer darf sein, sie hat ihre Berechtigung und ihre Bedeutung. Auch wenn es »nur eine Fehlgeburt in der 8. Schwangerschaftswoche« war! Es bringt eine Frau nicht viel weiter, wenn sie sich vormacht, das nach zwei Tagen schon wieder vergessen zu haben.

Wer mit dem Partner oder sonst mit einem engen Vertrauten diese Erlebnisse bewegen kann, die Trauer äußern, die verlorenen Hoffnungen und Erwartungen aussprechen, der kann diesen Erlebnissen Raum im Seelenleben geben. Sie haben ihren Platz und dürfen diesen behalten.

Hilfreich für die Verarbeitung einer Fehlgeburt ist wiederum die Einstellung zu dem ungeborenen Menschen. Was will dieses Menschenwesen, wenn es sich nur so kurz mit meinem oder unserem Leben verbindet? Im Vorangegangenen (S. 184) wurde beschrieben, daß sich mit fertilitätsfördernden Therapien keine Schwangerschaft herbeizwingen läßt, letztendlich ist die »Entscheidung des Dritten« vonnöten. Das Wissen um die vorgeburtliche Existenz des Menschenwesens läßt auch eine Fehlgeburt in einem anderen Licht erscheinen. Wenn dieses Menschenkind sich entscheidet, zu kommen, so kann es auch sein, daß es sich entscheidet, wieder zu gehen. Wie die Befruchtung oder die Geburt läßt sich auch der Zeitpunkt des Todes nur geringfügig von der Medizin beeinflussen. Die Gründe für das Kommen und Gehen der Menschenseele sind für uns nicht zu durchschauen. Wir können aber versuchen, sie zu respektieren. Auch wenn wir nicht verstehen, warum ein Menschenkind sich nach einigen Schwangerschaftswochen – oder auch Monaten – wieder zurückzieht, können wir doch versuchen, das als seine Entscheidung, als seinen Willen anzuerkennen. Das macht die Trauer nicht geringer, aber die Beziehung kann bestehenbleiben und sogar weiter gepflegt werden. Die Berührung dieser Individualität mit der Mutter, mit den Eltern, hat ihren Sinn und ihre Bedeutung. Für manche Eltern ist es hilfreich, dem Kind seinen Namen zu geben und auf diese Weise über es und mit ihm zu sprechen.

Das Fehlgeburtsrisiko nimmt mit dem Alter der Frau zu. Auch wenn eine Frau zweimal hintereinander eine Fehlgeburt hatte, ist das Risiko für eine dritte Fehlgeburt erhöht. In einem solchen Fall können einige spezielle Untersuchungen angestellt werden, um eventuell eine behandelbare Ursache zu finden. Die Darstellung dieser Untersuchungen und Behandlungen gehört nicht mehr in dieses Buch.

Die »stille« Geburt

Bis jetzt wurde nur von der frühen Fehlgeburt gesprochen, da diese am häufigsten vorkommt. Nach dem dritten Monat kann es aber auch noch zu einer Fehlgeburt kommen. Dies ist verständlicherweise seelisch noch schwieriger zu verarbeiten. Auch medizinisch ist die Behandlung aufwendiger, da dann eine normale Ausschabung nicht ausreicht.

Noch einschneidender ist der Tod des Ungeborenen in den letzten drei Schwangerschaftsmonaten. In dieser Zeit sind die Kinder normalerweise bereits lebensfähig. Trotzdem kommt es immer wieder, wenn auch selten, vor, daß sie in dieser Phase, oder auch kurz vor der Geburt, sterben. Manchmal ist hierfür eine medizinische Ursache zu finden, es kann aber auch völlig ungeklärt bleiben. Das Leid und die Trauer, die mit einer sogenannten »stillen« Geburt verbunden sind, sind unermeßlich groß. Die Geburt eines toten Kindes verläuft wie jede andere Geburt, es geht nicht schneller, und die Wehenschmerzen sind nicht geringer. Eine gute und großzügige Schmerzlinderung ist aber immer möglich. Leider läßt die seelische Betreuung von Eltern, die ein totes Kind bekommen haben, in vielen Kliniken noch sehr zu wünschen übrig. Sie brauchen aber eine kompetente Begleitung und Hilfe beim Umgang mit der Trauer und dem Abschied. Für diese Fragen sind in den meisten Städten Selbsthilfegruppen gebildet worden. Für Kontaktadressen s. S. 381. Ein empfehlenswertes Buch für Eltern, die ihr Kind auf diese Weise verloren haben, ist »Gute Hoffnung – jähes Ende« von Hannah Lothrop, s. Literaturverzeichnis.

Eileiterschwangerschaft und Bauchhöhlenschwangerschaft

Die Befruchtung der Eizelle durch die Samenzelle findet in der Nähe des Eierstockes statt. Die befruchtete Eizelle wird dann durch den Eileiter in Richtung der Gebärmutterhöhle fortbewegt. Auf diesem Weg finden schon viele Zellteilungen statt. Erst nach sieben Tagen hat die Eizelle die Gebärmutterhöhle erreicht und nistet sich ein.

Würde sie – in sehr seltenen Fällen – aber nicht vom Eileiter aufgenommen oder ist dieser an manchen Stellen verengt oder vernarbt, kann es sein, daß die Eizelle sich nicht in der Gebärmutterwand einnistet, sondern im Eileiter (Eileiterschwangerschaft) oder sogar in der Nähe des Eierstocks. Wenn sie sich in der Eileiterwand einnistet und da weiterwächst, wird die Wand nach einiger Zeit unter Spannung stehen. Das kann Schmerzen verursachen, und sie kann reißen oder platzen. Dies wiederum wird unter Umständen starke Blutungen verursachen.

Die Bauchhöhlenschwangerschaft ist in der Regel eine Eileiterschwangerschaft, die Eizelle kann sich aber auch statt in dem Eileiter irgendwo in der Bauchhöhle einnisten. Die ersten Anzeichen von einer solchen Fehleinnistung sind, nach Ausbleiben der Regelblutung, leichte bis mäßige Unterleibsschmerzen und leichte Schmierblutungen. Der Schwangerschaftstest kann positiv sein. Erst später kann es zu akuten Schmerzen, inneren Blutungen und Kreislaufschwäche kommen.

Dank der frühen Ultraschalluntersuchung durch die Scheide ist es möglich, schon einige Tage nach Ausbleiben der Regelblutung festzustellen, ob die Eizelle sich normal in der Gebärmutterhöhle eingenistet hat. So läßt sich heute die Bauchhöhlenschwangerschaft entdecken und behandeln, bevor es zu gefährlichen Blutungen oder größeren Verletzungen des Eileiters kommt. Die Behandlung besteht aus einer operativen Entfernung der fehleingenisteten Schwangerschaft per Bauchspiegelung, also ohne Bauchschnitt, aber in Vollnarkose. Die Folge einer Eileiterschwangerschaft kann sein, daß der betroffene Eileiter in seiner Funktion beeinträchtigt oder sogar undurchgängig wird.

Die Häufigkeit der Bauchhöhlenschwangerschaften beträgt ungefähr eine auf hundert Geburten. Dies bedeutet, daß es keine große Seltenheit ist.

Über die Ursachen kann nur manchmal etwas gesagt werden. Wenn die Frau früher ausgeprägte Eileiterentzündungen durchgemacht hat oder sich einer größeren Operation im Unterleib unterziehen mußte, oder wenn aus anderen Gründen Verwachsungen und Vernarbungen im Bereich der Eileiter entstanden sind, wird das als erhöhtes Risiko aufgefaßt. Aber natürlich gibt es wiederum viele Frauen mit durchgemachten Eileiterentzündungen oder Vernarbungen, die normal schwanger werden. Ebenso gibt es genug Frauen, die ohne solch einen ersichtlichen Grund eine Eileiterschwangerschaft bekommen.

Somit sind die eigentlichen Fragen »Warum habe ich das gehabt? War das schon wirklich ein Kind? Was wollte es?« nicht beantwortet und können nur als Schicksalsfragen gestellt werden.

Schwangerschaftserbrechen

Für manche Frauen kann die morgendliche Übelkeit sogar das erste Zeichen einer Schwangerschaft sein. Die meisten kennen diese Beschwerden aus den ersten Wochen bis Monaten. Es ist, als ob sie nach einer erholsamen Nacht schwieriger in ihren Körper und in den Tag hineinkommen. Noch bevor sie an Essen denken, kann die Übelkeit schon hochkommen.

Im vorigen Kapitel wurden die »anderen Umstände« beschrieben, das veränderte Zusammenspiel zwischen Körper, Seele und

Geist. Sicher müssen sich Körper und Seele am Anfang der Schwangerschaft unter diesen neuen Umständen erst orientieren und einen neuen Bezug zueinander und zu der Welt finden. So ist es auch zu verstehen, daß viele Frauen sich erst in der zweiten Hälfte der Schwangerschaft richtig wohlfühlen.

Dieses Bemühen um einen neuen Bezug zur Welt, zum Körperlichen und damit auch zu der Ernährung, kann erschwert werden. Dazu kommt, daß die Seele in ihrer neuen Verfassung leicht verletzlich ist, sich vielleicht unverstanden fühlt und nach Ruhe und Alleinsein sehnt. Disharmonien und Spannungen werden viel stärker erlebt. Der Eindruck entsteht, daß Seele und Körper keine Zeit und Ruhe haben, sich auf die neue Situation einzustellen oder einzulassen. Das ist nicht der einzige Grund, daß es zu ausgeprägtem Schwangerschaftserbrechen kommt, wobei jede Nahrungsaufnahme abgelehnt wird oder durch Erbrechen wieder zurück kommt. Die Gründe oder Ursachen des Erbrechens sind vielfältig, und im Einzelfall spielt oft einiges zusammen.

Manchmal kommt das Erbrechen vor bei Frauen, die ihrem Zustand gegenüber eine etwas ambivalente Haltung haben. Auf der einen Seite ist die Schwangerschaft sehr erwünscht, und die Frau sehnt sich danach, andererseits fehlt ihr das Selbstvertrauen, sich mit ihren veränderten Bedürfnissen ihrer Umgebung gegenüber durchzusetzen und sich in ihrem Schwangersein zu behaupten. Auch kann sie oft schwer mit der Verantwortung und mit ihren Ängsten umgehen.

Nahrungsaufnahme kann gesehen werden als Ausdruck eines Bejahens der Lebenssituation, als eine Bestätigung der Verbindung mit der Welt, dem Körper, oder einfach mit dem Leben.

Das Schwangerschaftserbrechen kann Ausdruck sein für die Schwierigkeit, sich in den neuen Zusammenhängen zurechtfinden. Frauen, die in diesen ersten Schwangerschaftswochen mit dieser Neuorientierung zu ringen haben, verlangen häufig nach etwas mehr innerer Ruhe oder auch nach sozialer Sicherheit.

Das Selbstverständnis und die Kraft fehlen, voll zu diesem neuen Zustand zu stehen. Das häufige Erbrechen schwächt dabei noch mehr, so daß im Extremfall ein Teufelskreis nur durch eine Krankenhausaufnahme unterbrochen werden kann. Bevor es dazu kommt, ist vor allem Ruhe und die Gelassenheit wichtig. Es geht vorbei, spätestens nach den ersten drei Monaten hört es in der Regel auf. Manche Frauen brauchen halt etwas mehr Zeit und Mühe, sich auf die neuen Umstände einzustellen. Wenn die Umstellung aber so »an die Substanz« geht und kaum mehr etwas drinnen bleibt, ist eine ärztliche Untersuchung und Behandlung dringend notwendig.

Zu der Behandlung können Gespräche gehören, die mit auf die obengenannten Fragen eingehen. Auch gibt es aus anthroposophischer und homöopathischer Sicht medikamentöse Behandlungsmöglichkeiten. Hilfreich sind auch bittere Nahrungsmittel wie Grapefruit oder bittere Kräutertees. Wenn das Erbrechen so ausgeprägt wird, daß es eine Eigendynamik entwickelt, ist meistens eine Infusionstherapie nicht zu vermeiden.

Blutarmut

Bei der Schwangerschaftsvorsorge wird regelmäßig der Hämoglobingehalt bestimmt, weil es häufig in dieser Zeit zu einer Blutarmut kommt. Meistens handelt es sich um eine leichte Abweichung, manchmal sind die Werte auch sehr niedrig. Die Blutarmut in der Schwangerschaft ist oft auf einen Eisenmangel zurückzuführen, da der Eisenbedarf in der Schwangerschaft deutlich steigt. Eisen gilt als wichtiger Baustein des Hämoglobins, dies wiederum sorgt für den Sauerstofftransport im Blut.

Schon in den ersten Wochen der Schwangerschaft kann der Hämoglobinwert niedriger werden. Die Erklärung, daß das heranwachsende Kind soviel braucht und die Mutter dadurch einen Eisenmangel bekommt, kann natürlich nicht einleuchten, wenn das Embryo erst einige Zentimeter groß ist. Es ist eher der Veränderung und Lockerung des Leib-Seelen-Gefüges zuzuschreiben. So wie viele Funktionen im Körper sich während der Schwangerschaft ändern, trifft dies auch auf das Verhalten des Eisens im Blut zu.

Eisen ist ein Metall, das schon immer vom Menschen benutzt wurde, um in die Welt einzugreifen und selbst tätig zu sein. Auch im Blut dient das Eisen zum vollen Tätigsein in der Welt, indem es die Muskeln und Organe mit Sauerstoff versorgt. Eisen paßt in diesem Sinne zu einem festen, aktiven Leib-Seelen-Gefüge und weniger zu einem gelockerten. Normalerweise haben Frauen einen etwas niedrigeren Eisengehalt im Blut als Männer. Dies könnte bedeuten, daß Männer tätigkeitsorientierter in ihrem Körper sind als Frauen.

Die ersten Zeichen einer Blutarmut sind Blässe und Müdigkeit. In der Schwangerschaft tritt das Eigensein etwas zurück, um Platz für das neue Lebewesen zu machen. Die Schwangere braucht und kann nicht mehr so nach außen hin tätig sein wie vorher. In diesem Sinne könnte man sagen, daß die herabgesetzten Hämoglobinwerte – und damit der geringere Eisengehalt – Ausdruck der »anderen Umstände« sind.

Natürlich kann es auch hier zu weit gehen, so daß eine richtige Blutarmut eintritt, wodurch schließlich auch die Versorgung des Kindes in Mitleidenschaft gezogen wird. Da der Eisengehalt im Blut durch die Ernährung zu beeinflussen ist, sollten diese Frauen besonders auf eine Ernährung mit Vollkornbrot, Getreide, frischem Gemüse, Obst und gegebenenfalls Fleisch achten (s. S. 76). Von den meisten Ärzten wird eine Therapie mit Eisentabletten verschrieben, wobei aber nicht bei jedem herabgesetzten Hämoglobinwert Tabletten eingenommen werden müssen. Eisenspritzen sind nur nötig, wenn eine Darmerkrankung vorliegt, wobei der Darm nur ungenügend Eisen aufnehmen kann. Eine lästige Nebenwirkung von Eisentabletten ist Verstopfung. Als Alternative sind Kräuterblutsaft oder Neukönigsförder Mineraltabletten® zu empfehlen.

Die »*Schwangerschaftsvergiftung*«

Was im Volksmund mit dem bedrohlichen Begriff »Schwanger-schaftsvergiftung« angedeutet wird, ist ein komplexes und schwie-riges medizinisches Geschehen. Es umfaßt alle Probleme zwi-schen schwangerschaftsbedingten Wassereinlagerungen, Blut-hochdruck und Eiweißverlust im Urin (Gestose) bis zu schweren Krampfanfällen (Eklampsie). Diese ernsthaften Komplikationen einer Schwangerschaft können hier nicht in Einzelheiten bespro-chen werden. Um aber ein Verständnis dafür zu bekommen, was sich in der Schwangerschaft im Körper abspielen kann, sollen hier die Grundzüge dieser Krankheit besprochen werden.

Ausgangspunkt für die Dynamik dieses Geschehen ist die schon mehrfach erwähnte Lockerung des Gefüges von Leib-Seele-Geist. Die heranwachsende Schwangerschaft braucht einen Freiraum im Körper der Mutter. Dies wird ermöglicht durch eine Art auferleg-te Zurückhaltung von seiten der Mutter. Sie kann sich einfach kör-perlich nicht mehr so behaupten wie vorher. Der Umgang mit den stofflich-organischen Vorgängen wird dadurch ein anderer.

Wie schon gesagt, sind viele Schwangerschaftskomplikationen als eine überschießende Lockerung oder Änderung des Leibesge-füges zu verstehen. So auch dieser Gestose-Komplex.

Ödeme

Viele Frauen haben gegen Ende der Schwangerschaft Wassereinla-gerungen in den Beinen, manchmal auch in den Händen und im Gesicht. Hierdurch entsteht eine rasche Gewichtszunahme. Durch die veränderten Umstände gelingt es anscheinend nicht mehr, die Körperflüssigkeit im lebendigen Fluß zu halten. Nor-malerweise hat der Körper die Fähigkeit, die Körperflüssigkeiten nicht der Schwerkraft zu überlassen, sondern in ein körpereigenes

Kräftesystem aufzunehmen. Wenn dies nicht mehr ganz gelingt, nimmt der Einfluß der Schwere zu, es kommt zu Wassereinlagerungen, Stauungen und Krampfadern. Das eingelagerte Wasser wird nicht mehr im fließenden Körperleben aufgenommen. Dem Körper fehlt die Kraft, es wieder aus der Schwere zu »befreien« und zu integrieren. Am Ende des Tages, wenn Müdigkeit aufkommt und der Körper in der Aufrechten mehr mit der Schwere zu kämpfen hat als in der Horizontalen, nehmen die Einlagerungen (Ödeme) zu. In der Regel sind sie harmlos. Mit etwas Schonung und einer Mittagsruhe (»Beine hoch«) sind sie meistens in einem erträglichen Rahmen zu halten.

Die früher empfohlene Behandlung der Ödeme durch salzlose Kost hat sich nicht als wirksam erwiesen, wird aber immer noch empfohlen. Wirksamer ist der Brennessel-Tee.

Eiweiß im Urin

Bei der Schwangerenvorsorgeuntersuchung wird der Urin u. a. auf Eiweiß untersucht. Vermehrtes Eiweiß im Urin kann Eiweißverlust durch unzureichende Nierentätigkeit bedeuten. Es ist die Aufgabe der Niere, die überflüssigen Substanzen auszuscheiden und die lebenswichtigen zu behalten. Sie soll also wahrnehmen und unterscheiden, was ausgeschieden werden darf und was nicht. Eiweiß ist eine wichtige Lebenssubstanz. Wenn durch Eiweißverlust ein Mangel eintritt, entstehen wiederum vermehrt Ödeme. Kann die Niere nicht mehr adäquat unterscheiden, was sie ausscheiden oder behalten soll, treten Krankheitszeichen auf.

Viele Schwangere haben gegen Ende der Schwangerschaft gelegentlich etwas Eiweiß im Urin, ohne daß dies eine größere Bedeutung hätte. Tritt es aber häufig und vermehrt auf und außerdem zusammen mit Wassereinlagerungen und Bluthochdruck, ist eine intensive Überwachung und gegebenenfalls Behandlung angesagt.

Blutdruck

Wenn jemand einen etwas erhöhten oder zu niedrigen Blutdruck hat, merkt er das in der Regel nicht. Bei deutlich zu niedrigem Druck können Schwindel und Schwäche auftreten. Von einem zu hohen Druck wird meistens nichts gemerkt oder erst, wenn es schon (fast) zu spät ist. Deshalb wird bei jeder Vorsorgeuntersuchung der Blutdruck gemessen.

Als Folge des Lockerungszustandes in der Schwangerschaft entsteht häufig ein zu niedriger Blutdruck mit Müdigkeit, Schwindel und Schwäche. Das paßt in das geschilderte Bild der veränderten Umstände. Wenn der Blutdruck längere Zeit zu niedrig bleibt, kann eine Behandlung nötig sein, um eine gute Versorgung des Kindes zu gewährleisten.

Wenn aber das Leib-Seelen-Gefüge sich zu sehr zu lockern droht und außerdem Wassereinlagerungen und Eiweißverlust entstehen, kann eine Gegenreaktion hervorgerufen werden: Der Körper »merkt«, daß er etwas tun muß, um der überschießenden Neigung entgegenzuwirken. Die Folge ist ein Ansteigen des Blutdrucks. Man könnte den Bluthochdruck auffassen als einen Versuch, sich wieder mehr mit dem Körper zu verbinden. Aber sicher gibt es auch noch andere Erklärungen für seine Entstehung. Doch hat die Schulmedizin noch keine schlüssige Erklärung für das komplexe Geschehen der Gestose.

Ein anhaltender, deutlich erhöhter Blutdruck in der Schwangerschaft muß medikamentös behandelt werden, da es sonst zu Gefäßveränderungen im Mutterkuchen und in den mütterlichen Organen kommen kann. Bei längerem Bestehen solcher Veränderungen kann die Versorgung des Kindes beeinträchtigt werden.

Anthroposophische und homöopathische Konstitutionsbehandlungen können in manchen Situationen vorbeugend oder im Anfangsstadium hilfreich sein. Wenn es trotzdem zu überhöhten Blutdruckwerten und Eiweißverlust kommt, sollte auf eine schulmedizinische Therapie nicht verzichtet werden.

244

Gestose

Unter Gestose versteht man das gleichzeitige Auftreten von Ödemen, Eiweiß im Urin und Bluthochdruck. Gestose ist eine Komplikation, die hauptsächlich im letzten Drittel der Schwangerschaft auftreten kann. Abgesehen von den genannten Krankheitszeichen bedeutet sie eine verminderte Versorgung des Kindes. Richtig zu heilen ist diese Krankheit nicht. Wenn sie vorliegt, bleibt sie bis zur Entbindung und die ersten paar Tage danach. Es kann versucht werden, den Blutdruck zu senken oder durch Bettruhe die Versorgung des Kindes zu verbessern. Wenn eine Gestose nicht behandelt wird oder die Patientin nicht ausreichend auf die Behandlung anspricht, kann dies zu ernsthaften Folgen führen (s.u.). Möglicherweise muß dann die Geburt frühzeitig eingeleitet oder die Schwangerschaft durch Kaiserschnitt beendet werden.

Eklampsie

Die Folgen von dem Trias Ödeme, Eiweiß im Urin und Bluthochdruck können im Extremfall für Mutter und Kind bedrohlich werden. Mehrere Komplikationen sind möglich: Die Versorgung des Kindes kann beeinträchtigt werden durch die mangelnde Funktion des Mutterkuchens; die Leberfunktion der Mutter kann gestört werden mit ernsthaften Folgen für den Blutabbau und die Blutgerinnung; und es kann zu den gefürchteten Schwangerschaftskrämpfen (Eklampsie) kommen. Diese Krämpfe sind vergleichbar mit großen epileptischen Krampfanfällen. Das gehört mit zu den gefährlichsten Komplikationen der Schwangerschaft und kann nur als akuter Notfall im Krankenhaus behandelt werden. Warnzeichen für einen drohenden Krampfanfall sind Unruhegefühl, Kopfschmerzen, Augenflimmern, Ohrensausen, Zittern in den Gliedmaßen, manchmal Oberbauchschmerzen rechts und Übelkeit. Diese Warnzeichen müssen ernst genommen werden.

Die Eklampsie kommt glücklicherweise nur sehr selten vor, unter anderem dank der Früherkennung und Behandlung. Die Gestose als schwangerschaftsbedingtes Trias gibt es dagegen öfter: etwa 4-5 % der Schwangeren werden vor allem im letzten Drittel der Schwangerschaft damit konfrontiert. Bei intensiver Überwachung und nötigenfalls gezielter Therapie ist der weitere Schwangerschaftsverlauf in der Regel in gute Bahnen zu lenken.

Infektionskrankheiten in der Schwangerschaft

Schwangere Frauen sind im allgemeinen etwas empfänglicher für Infektionskrankheiten als die Nichtschwangeren. Ihre Abwehrlage ist geschwächt. Dies könnte man als Konsequenz der Lockerung des Leib-Seele-Geist-Gefüges auffassen. Wer sich nicht mehr ganz in Leib und Seele behauptet, wer sich etwas zurücknimmt, um dem neuen Leben Entwicklungsmöglichkeiten zu erlauben, kann sich schlechter gegen Angriffe von außen wehren, so auch gegen Infektionskrankheiten.

Die Aufgabe des Immunsystems besteht darin, fremde Einflüsse von außen abzuwehren. Im gewissen Sinne ist das sich neu entwickelnde embryonale Leben für den mütterlichen Organismus natürlich auch ein wenig fremd. Der Körper muß es zulassen und darf es nicht abwehren. Auch deshalb muß die Abwehrreaktion der Schwangeren etwas abgeschwächt sein.

Trotz dieser verminderten Abwehrlage wird eine schwangere Frau nicht schnell krank. Sie hat meist eine gute, in sich ruhende Gesundheit. Es ist, als ob die Natur hier auf andere Weise einen Schutz gewährt.

Wer eine Infektionskrankheit wie Masern oder Keuchhusten durchgemacht hat oder gegen sie geimpft wurde, hat in der Regel

Antikörper gebildet und somit einen unterschiedlich langen Schutz gegen eine erneute Ansteckung erlangt. Aber nicht bei allen Infektionskrankheiten tritt anschließend dieser Schutz auf, so z.B. nicht bei Chlamydien oder Gonorrhoe. Diese Krankheiten können deshalb mehrfach durchgemacht werden. Ihnen ist auch durch eine Schutzimpfung nicht vorzubeugen.

Das »Problem« der Infektionskrankheiten in der Schwangerschaft ist, daß die werdende Mutter nicht allein ist. Es ist nicht nur sie, die erkrankt. Häufig erkrankt das werdende Kind mit. Ob das für das Ungeborene eventuell gefährlich ist, hängt von der Entwicklungsphase ab, in der es sich gerade befindet: In der Frühschwangerschaft, d.h. in den ersten zwölf Wochen, »erarbeitet« es sich gerade die Organe, die Gliedmaßen und die Körperform. Manche Infektionskrankheiten, die in dieser Schwangerschaftsphase auftreten, können (müssen nicht!) deshalb Form und Funktion der Organe, die gerade angelegt werden, stören. So können ernsthafte Fehlbildungen entstehen. In manchen Fällen ist die Störung aber so gravierend, daß eine Weiterentwicklung des Embryos nicht mehr möglich und eine Fehlgeburt die Folge ist.

Das bekannteste Beispiel hierfür ist die Rötelninfektion in der Frühschwangerschaft, wobei es unter Umständen zu Fehlbildungen an Augen, Ohren und am Herzen kommen kann, oder auch zur Fehlgeburt.

Infektionen in der späteren Schwangerschaft können zu Wachstumsverzögerung oder zu Krankheitssymptomen des Neugeborenen führen, abhängig von der Art und dem Zeitpunkt der Infektion.

Das Thema Infektionskrankheiten ist für schwangere Frauen häufig angstbeladen. Durch Berichterstattung in den Medien werden die Folgen bestimmter Erkrankungen manchmal dramatisch dargestellt. Auch von ärztlicher Seite kann so auf die Infektionsvorsorge hingewiesen werden, daß Verunsicherung und Angst ausgelöst werden. Kenntnisse über manche Infektionen, sorgfältige Vorbeugung und Vorsorge sind sinnvoll und notwendig. Die realen Verhältnisse dürfen dabei aber nicht vergessen werden. Wie häufig kommt z.B. eine Toxoplasmose-Infektion in der Schwangerschaft überhaupt vor?

»Darf ich in der Schwangerschaft keine Katze mehr berühren? Wird das Kind in jedem Fall behindert, wenn ich Röteln, Masern oder Ringelröteln in der Schwangerschaft bekomme?«

Wer die Risiken im richtigen Verhältnis sieht, kann gut gelaunt und ohne Angst schwanger sein und trotzdem wissen, wie mit Katzen umzugehen ist oder was zu tun ist, wenn man in Kontakt mit einem Kind mit Ringelröteln gekommen ist.

Die für die Schwangerschaft gefährlichen Infektionskrankheiten werden hier in alphabetischer Reihenfolge besprochen, wobei jeweils die Symptome, die Risiken für das Ungeborene und die Therapie zur Sprache kommen.

Auf die Frage des Für und Wider von Impfungen wird hier nicht eingegangen, dafür verweisen wir auf die entsprechende Literatur (s. S. 385). Es werden aber die Möglichkeiten für Impfungen während der Schwangerschaft im letzten Abschnitt erwähnt.

Chlamydien

Die Chlamydieninfektion gehört zu den sexuell übertragbaren Krankheiten. Es handelt sich dabei um Mikroorganismen, die sich in den Zellen der Schleimhäute, hauptsächlich im Bereich der Geschlechtsorgane und des Blasentraktes, vermehren und die durch Geschlechtsverkehr übertragen werden.

Eine Chlamydieninfektion kann lange Zeit unbemerkt bleiben, kann aber auch zu einem breiten Symptomspektrum führen. Befindet die Infektion sich in der Blase oder Harnröhre, treten schlecht behandelbare, wiederkehrende Blasenentzündungen auf. Sind die inneren Geschlechtsorgane der Frau befallen, kann sowohl eine heftige akute Eileiterentzündung entstehen wie auch eine langsam schleichende Reizung der Eileiter, die eine Verengung oder einen Verschluß derselben zur Folge haben kann.

Die Infektion von Muttermund und Gebärmutterhalskanal (Zervizitis) ist die häufigste Form der Chlamydieninfektion bei der Frau. Im nicht-schwangeren Zustand verursacht sie wenig Beschwerden und bleibt somit unbemerkt und unbehandelt. Dadurch kann sie sich ausweiten zu einer Eileiterentzündung.

Während der Schwangerschaft wird die Chlamydienzervizitis als eine mögliche Ursache von vorzeitigen Wehen, Frühgeburt und vorzeitigem Blasensprung in Betracht gezogen. Unter der Geburt kann die Infektion auf das Kind übergehen und eine eitrige Entzündung der Augen oder in seltenen Fällen eine Lungenentzündung verursachen.

Chlamydien können nur mit einem speziellen Abstrich vom Muttermund oder aus der Harnröhre nachgewiesen werden. Jede Chlamydienzervizitis in der Schwangerschaft sollte mit Antibiotika behandelt werden. Das für die Schwangerschaft geeignete Antibiotikum (Erythromycin) kann auch in der Frühschwangerschaft gegeben werden. Auch wenn der Partner keine Beschwerden hat, ist es nötig ihn gleichzeitig (!) mitzubehandeln, da er seine Frau sonst erneut infizieren kann. Er wird aber mit einem anderen Antibiotikum (Doxycyclin) therapiert, das etwas effektiver ist, aber einer Frau in der Schwangerschaft nicht gegeben werden darf.

Nach einer durchgemachten Chlamydieninfektion besteht kein Immunschutz gegen eine erneute Infektion. Wenn eine Infektion nachgewiesen und behandelt wurde, kann es sein, daß sie nach einiger Zeit wiederkommt. Die Chlamydien können sich »versteckt« halten und wieder auftreten. Das Wiederkommen der Infektion braucht also nicht eine neue Ansteckung zu bedeuten.

Es wird geschätzt, daß etwa 5% der Schwangeren eine Chlamydienzervizitis haben. Davon bleibt ein Großteil ohne Beschwerden. Wenn diese Frauen nicht behandelt werden und während der Geburt reichlich Chlamydien im Scheidenbereich sind, kann das Neugeborene die genannte Augenentzündung und in Ausnahmefälle eine Lungenentzündung bekommen. Aus diesem Grund wird seit kurzem bei jeder Schwangeren eine Untersuchung auf Chlamydien durchgeführt.

Zusammenfassung: Die Chlamydieninfektion ist eine sexuell übertragene Krankheit, die während der Schwangerschaft nicht selten auftritt. Sie ist örtlich begrenzt auf den Scheiden- und Blasenbereich, kann während der Schwangerschaft vorzeitige Wehen verursachen und während der Geburt zu einer Infizierung des Neugeborenen führen. Die Behandlung ist antibiotisch, wobei der Partner mitbehandelt werden soll.

Cytomegalie (Speicheldrüsenviruskrankheit)

Die Infektion mit dem Cytomegalie-Virus verläuft meistens unbemerkt, deshalb ist dieses Virus wenig bekannt.

Wenn ein Erwachsener mit dem Cytomegalie-Virus angesteckt wird – über Körperflüssigkeiten wie Speichel, Blut, Samen oder Scheidensekret –, entwickelt sich meistens nur eine leichte grippeähnliche Erkrankung. Anschließend bleiben die Viren jedoch im Körper, ohne sich bemerkbar zu machen. Nur ganz gelegentlich kann es zu einer neuen Symptomatik führen. Für die BRD schätzt man die Durchseuchung der geschlechtsreifen Bevölkerung auf etwa 45% bis 55%.

Wenn eine Frau in der Frühschwangerschaft zum ersten Mal infiziert wird, kann die Infektion auf das Kind übertragen werden. In geringerem Maße gilt dies auch dann, wenn eine schon vorhandene Infektion wieder aufflammt. Bei etwa 5% der Ungeborenen, die in den ersten drei Monaten der Schwangerschaft infiziert werden, kann dies ein ausgeprägtes typisches Fehlbildungssyndrom mit unter anderem Leber- und Milzvergrößerung, Gehirnveränderungen und Blutarmut verursachen. Bei einem Großteil der infizierten Kinder ist aber bei der Geburt alles in Ordnung. Es kann allerdings im späteren Leben zu Hörstörungen oder meist leichten psychomotorischen Entwicklungsverzögerungen kommen.

Bei Verdacht auf eine Cytomegalie-Infektion kann die Diagnose nur mittels spezieller Laborverfahren (z.B. Abstrich vom Muttermund) oder durch Blutuntersuchungen gestellt werden.

Bis heute steht weder eine Impfung zur Vorbeugung noch eine Therapie zur Verfügung.

Zusammenfassung: Es handelt sich hier um ein weitverbreitetes Virus, das kaum nennenswerte Beschwerden macht, in seltenen Fällen aber das ungeborene Kind infizieren und dadurch Fehlbildungen verursachen kann. Gezielt vorbeugende Maßnahmen wie auch eine Therapie sind nicht möglich. Generell vorbeugend ist eine gute Abwehrlage durch vielseitige Ernährung und rhythmische Lebensweise.

Gonorrhoe (»Tripper«)

Gonorrhoe gehört zusammen mit Syphilis zu den klassischen sexuell übertragbaren Erkrankungen. Der Tripper verursacht vor allem beim Mann Beschwerden: Schmerzen beim Wasserlassen und Eiterabsonderung aus der Harnröhre. Frauen können längere Zeit eine Infektion mit dem Gonorrhoe-Bakterium haben, ohne es zu bemerken. Dadurch können bei ihnen schleichende Eileiterentzündungen entstehen, die eine Verklebung und damit Unfruchtbarkeit zur Folge haben.

Während der Schwangerschaft ist die Gonorrhoe-Infektion kaum eine Bedrohung für das Kind. Nur unter der Geburt, wenn sich Gonorrhoe-Bakterien in der Scheide befinden und diese auf das Kind übergehen, kann das zu einer Infektion der Augen führen und im schlimmsten Fall Blindheit verursachen. Aus dem Grunde werden seit Anfang dieses Jahrhunderts bei allen Neugeborenen die sogenannten Silbernitrat-Augentropfen verabreicht (s. dazu auch S. 135).

Zusammenfassung: Die Gonorrhoe ist eine sexuell übertragbare Infektionskrankheit, die nur noch relativ selten vorkommt. Wenn sich zum Zeitpunkt der Entbindung reichlich Gonokokken in der Scheide befinden, können dadurch die Augen des Kindes infiziert werden. Dies kann zur Erblindung führen, wenn es nicht behandelt wird. Silbernitrat-Augentropfen verhindern diese Infektion. Die Notwendigkeit, alle Neugeborenen damit vorbeugend zu behandeln, ist heute aber nicht mehr so gegeben wie früher.

Hepatitis (Gelbsucht)

Hepatitis ist eine Entzündung der Leber, welche sich unter anderem in einem Gelbwerden der Haut äußert. Die Hepatitis-Infektion wird durch Viren verursacht, wobei es verschiedene Viren bei den diversen Formen der Hepatitis gibt. Die häufigsten sind Hepatitis A und B und in den letzten Jahre Hepatitis C. Hepatitis A kann über Ausscheidungsprodukte übertragen werden (also bei mangelhaften hygienischen Verhältnissen), heilt ohne Resterscheinungen aus und gibt einen lebenslangen Schutz nach durchgemachter Erkrankung.

Hepatitis B ist überwiegend durch Blutprodukte, infizierte Spritzen oder Geschlechtsverkehr übertragbar. Der Verlauf der Erkrankung ist schlecht vorhersagbar. Sie kann akut verlaufen und dann restlos abheilen, sie kann aber auch chronisch schleichend mit bleibender oder sogar langsam zunehmender Leberschädigung verlaufen. Außerdem gibt es Menschen, die zwar keine Beschwerden oder Symptome haben, aber trotzdem das Hepatitis B Virus mit sich tragen und auch weitergeben können. Diese »stillen Träger« sind also selber nicht krank, können aber ständig andere über die genannte Ansteckungswege mit dem Virus infizieren.

Hepatitis C ist in der Übertragung und im weiteren Verlauf mit B vergleichbar, wobei die C-Form deutlich aggressiver ist. Auch bei Hepatitis C gibt es die symptomlosen Träger, die z.B. über Bluttransfusionen das Virus weitergeben können.

Eine Hepatitis während der Schwangerschaft verläuft fast immer ohne Schädigung des Kindes. Wenn die werdende Mutter eine chronische B-Infektion hat oder »nur« Träger des B-Virus ist, kann sie dieses Virus über den Mutterkuchen auf das Ungeborene übertragen. So entsteht für das Kind die Gefahr, Virusträger zu werden oder eine schleichende Lebererkrankung zu bekommen. Dies tritt aber nur sehr selten ein. Am häufigsten findet die Übertragung von der Mutter auf das Kind kurz vor oder unter der Geburt statt. In diesen Fällen kann das Neugeborene direkt nach der Geburt noch geimpft werden. Dadurch ist 80% bis 90% der Ansteckungen vorzubeugen.

Seit 1994 wird bei jeder Schwangeren gegen Ende der Schwangerschaft eine gezielte Blutuntersuchung nach Hepatitis B durchgeführt. Wenn Hepatitis-B-Antigene gefunden werden, sollte das Neugeborene sofort nach der Geburt eine passive und eine aktive Impfung bekommen, wobei die aktive Impfung nach einem und nach sechs Monaten wiederholt werden muß.

Zusammenfassung: Für die Schwangerschaft hat vor allem Hepatitis B eine Bedeutung. Wenn bei einer Schwangeren Hepatitis B nachgewiesen wurde, ist eine Virusübertragung auf das Ungeborene kurz vor der Entbindung möglich. In einem solchen Fall verhindert eine aktive und passive Impfung des Neugeborenen, direkt nach der Geburt, die Entstehung der Lebererkrankung bei dem Kind.

Herpes

Man unterscheidet Herpesvirus Typ 1 und 2, wobei Typ 1 sich überwiegend auf den Mund- und Lippenbereich beschränkt (auch bekannt als sogenannte Fieberbläschen an den Lippen) und Typ 2 im Genitalbereich auftritt. Wir sprechen hier nur über Typ 2, weil hauptsächlich dieser Konsequenzen für die Schwangerschaft haben kann. Die Herpes 2 Infektion gilt als sexuell übertragbare Erkrankung und ist in Abhängigkeit von der Lebensweise und der Häufigkeit des Partnerwechsels mehr oder weniger weit verbreitet (unter Nonnen 3%, bei häufigem Partnerwechsel 90%).

Die Erstinfektion kann völlig unbemerkt verlaufen, oder sie beschränkt sich örtlich auf Schleimhautbläschen im Genital- oder Mund-Rachenbereich mit oft über Wochen hin geschwollenen Lymphknoten. Nur selten sind allgemeine Krankheitszeichen vorhanden. Nach Abklingen dieser ersten Infektion bleiben einige Viren »ruhend verborgen« (latent) im Körper und können sich so immer wieder neu manifestieren (Rezidiv-Infektion). Es treten dann wieder Schleimhautbläschen (nicht immer schmerzhaft) auf mit örtlicher Lymphknotenschwellung. Nach etwa einer Woche ist alles wieder verschwunden. Das Wiederauftreten der Infektion wird durch Abwehrschwäche, Streß, fieberhafte Entzündung oder auch durch eine Schwangerschaft gefördert.

Bei 0,1% bis 1% der Schwangeren kann eine wiederaktivierte oder eine erste Infektion mit Herpes 2 festgestellt werden. Die Übertragung auf das Ungeborene erfolgt sehr selten, kann allerdings eine Fehlgeburt verursachen. Häufiger ist die Ansteckung unter der Geburt, wenn die Infektion gerade zu diesem Zeitpunkt vorhanden ist und das Kind sich während des Durchtritts durch den Geburtskanal mit Herpesviren infiziert. Die so erworbene Infektion kann bei dem Neugeborenen eine ernsthafte Erkrankung verursachen, die in manchen Fällen tödlich endet. Diese Gefahr ist bei Erstinfektionen wesentlich größer als bei Wiederaktivierung. Aus diesem Grunde wird Frauen, bei denen kurz vor der Entbindung eine Erstinfektion mit Herpes festgestellt wird, eine Kaiserschnittentbindung empfohlen. Bei den Rezidivinfekten ist meistens eine normale Entbindung möglich, obwohl die Meinungen hierüber geteilt sind. Auf dem Wege des Kaiserschnitts kann eine Ansteckung des Kindes nur vermieden werden, wenn ein eventueller Blasensprung nicht länger als 4 Stunden zurückliegt.

Eine Impfung gegen Herpes gibt es nicht.

Seit einigen Jahren gibt es ein antivirales Medikament gegen Herpes (Aciclovir), durch das die Behandlung der Neugeboreneninfektion erheblich verbessert werden konnte. Bei den wiederkehrenden Infektionen der Erwachsenen ist dieses Medikament nur mäßig erfolgreich. Wenn eine Erstinfektion früh genug mit Aciclovir behandelt wird, ist es möglich, dadurch späteren Rezidiv-Infektionen vorzubeugen. In der Schwangerschaft darf dieses Medikament nicht verabreicht werden.

HIV und AIDS

Über das Human Immundeficiency Virus (HIV) und das damit im Zusammenhang stehende Krankheitsbild des Acquired Immuno Deficiency Syndrom (erworbenes Immundefekt-Syndrom oder AIDS) ist schon viel geschrieben worden. Wir beschränken uns deshalb nach einer kurzen Zusammenfassung auf die Konsequenzen der Erkrankung für Schwangerschaft, Geburt und Neugeborenes.

Die Übertragung von HIV geschieht durch Sexualkontakt oder durch Blut- und Blutprodukte. Einen bis sechs Monate nach der Übertragung sind Antikörper gegen HIV im Blut nachweisbar. Dann wird der HIV-Test als Nachweis dieser Antikörper (nicht von den Viren!) positiv. Darauf folgt die sogenannte Latenzphase. Der positive Test ist ein Hinweis darauf, daß Viren im Körper sind und auch auf andere übertragen werden können. Beschwerden oder Krankheitszeichen bestehen nicht. Diese Phase kann ein halbes Jahr oder auch viele Jahre anhalten, bevor die eigentliche Erkrankung ausbricht. Es ist noch nicht bekannt, ob tatsächlich jede HIV-Infektion zu der AIDS-Krankheit führt. Viele Faktoren scheinen den Verlauf der Infektion zu beeinflussen.

AIDS hat als Erkrankung meistens ein Vorstadium, das mehrere Jahre anhalten kann und gekennzeichnet wird durch Leistungsabnahme, Lymphknotenschwellungen oder auch Fieberschübe. Erst entwickelt sich das Bild der allgemein geschwächten Abwehrlage.

Die Selbstbehauptung der Umwelt gegenüber wird unzureichend. Krankmachende Mikroorganismen können nicht mehr abgewiesen werden und bekommen Zugang zum Körper. Selbst harmlose und opportunistische Infektionen (= Infektionen, die sich nur bei einer unzureichenden Abwehrlage manifestieren können) bekommt der Körper nicht mehr in den Griff.

Auf die Frage, ob sich bei einer HIV-positiven Frau das Risiko, AIDS zu bekommen, erhöht, wenn sie schwanger wird, ist keine eindeutige Antwort zu geben. In der Regel kommt es nicht zu einer Beschleunigung des Verlaufes.

So wie bei der Hepatitis kommt es auch bei HIV-positiven Schwangeren bei etwa 15%-20% (in Mitteleuropa) zu einer Virusübertragung auf das Kind. Bei den anderen erreichen nur die Antikörper der Mutter über den Mutterkuchen das kindliche Blut. Die meisten Infizierungen mit dem Virus entstehen kurz vor, während oder kurz nach der Entbindung.

Neugeborene von HIV-positiven, oder auch von AIDS-kranken Müttern haben immer einen positiven HIV-Test als Nachweis der Antikörper, ohne jedoch Virusträger sein zu müssen. Wenn diese Antikörper nach etwa zehn bis zwölf Monaten abgebaut worden sind, kann der Test negativ werden, sofern keine Virusübertragung stattgefunden hat. So werden etwa 80%-85% der HIV-positiven Neugeborenen wieder negativ. Dies bedeutet, daß maximal jedes fünfte Neugeborene von HIV-positiven Mütter Virusträger ist, die anderen also nicht infiziert sind. Neuerdings gibt es einen Test (PCR), mit dem auch sofort geprüft werden kann, ob das Neugeborene Virus-Träger ist.

Im allgemeinen gilt, daß sich bei HIV-infizierten Neugeborenen schneller das Bild der AIDS-Erkrankung entwickelt, als dies bei Erwachsenen der Fall ist.

Im Rahmen der Schwangerenvorsorge soll jeder Schwangeren ein HIV-Test angeboten werden. Ob sie ihn machen lassen möchte, entscheidet sie selber.

Heute wird einer HIV-positiven Schwangeren im allgemeinen

ein Abbruch (in der Frühschwangerschaft) empfohlen, da das Infektionsrisiko dieser nicht-behandelbaren Krankheit 15%-20% beträgt. Da die meisten Kinder sich in der Spätschwangerschaft oder während der Geburt infizieren, kann in der Frühschwangerschaft nicht bestimmt werden, ob im Einzelfall das Kind zu den 15%-20% gehören wird. Aus dem Grunde wird die Möglichkeit des Abbruch mit allen HIV-positiven Schwangeren besprochen.

Wenn die Schwangerschaft ausgetragen wird, sind spezielle Schutzmaßnahmen für die Kreißsaalmitarbeiter zu treffen. Eine Kaiserschnittentbindung ist nicht von vornherein nötig, da das Infektionsrisiko für das Kind hierdurch nicht geringer wird. Wohl wird empfohlen, auf das Stillen zu verzichten, da eine Virusübertragung auch über die Milch stattfinden kann.

Eine erfolgreiche Behandlung von HIV-Trägern, durch die das Virus wieder aus dem Körper verschwindet, gibt es (noch) nicht. Wohl gibt es Therapien, durch die versucht wird, die Trägerzeit bis zum Ausbruch von AIDS zu verlängern. Auch im Bereich der anthroposophischen Medizin werden hier Therapieansätze entwikkelt (s. Literaturverzeichnis).

Zusammenfassung: Bei einer HIV-infizierten Schwangeren (»nur« Virus-Trägerin oder auch AIDS-krank) wird das Virus kurz vor der Geburt in etwa 15%-20% auf das Ungeborene übergehen. Meistens wird eine HIV-Infektion auf die Dauer zu einer AIDS-Erkrankung führen.

Listeriose

Listerien sind Mikroorganismen, die vor allem in der Tierwelt weit verbreitet sind. So können sie auch in Ausscheidungsprodukten (verunreinigtes Wasser, Dünger), in Milchprodukten und in rohem Fleisch vorkommen. Über die Ansteckungswege und Ansteckungsquellen ist noch wenig bekannt. Genannt werden Tierkontakte oder infizierte Milchprodukte, aber auch über Kontakte mit Trägern, die Listeriose ausscheiden, scheint eine Ansteckung möglich zu sein.

Normalerweise verläuft eine Infektion mit Listeriose unbemerkt, so daß im Alter von 20 bis 30 Jahren schon jeder zweite angesteckt wurde. Eine richtige Erkrankung durch Listeriose tritt nur bei Abwehrgeschwächten, bei Schwangeren oder bei Neugeborenen auf und verläuft dann unspezifisch mit Fieber, Halsschmerzen, Blasenschmerzen oder Durchfällen. Pro Jahr werden etwa zwei bis drei Erwachsene pro 100.000 infiziert.

Wenn eine Schwangere an Listeriose erkrankt, was eine Seltenheit ist, kann das Ungeborene über den Mutterkuchen angesteckt werden. In der Frühschwangerschaft wird dies oft eine Fehlgeburt zur Folge haben. Ist die Schwangerschaft schon weiter fortgeschritten, kann ein infiziertes Kind geboren werden, das schon bald nach der Geburt erkrankt mit Fieber, Schwäche, Atemproblemen und Leberschwellung. Trotz intensiver antibiotischer Therapie kann dies manchmal tödlich ausgehen. Wenn das Kind sich kurz vor oder während der Entbindung ansteckt, können ein bis fünf Wochen später Zeichen einer Hirnhautentzündung auftreten. Diese ist unter Umständen schwer behandelbar.

Da die Übertragungswege noch nicht ganz geklärt sind, sind vorbeugende Maßnahmen nicht eindeutig zu geben. Trotzdem wird allgemein empfohlen, während der Schwangerschaft auf rohe Eier, rohe Milch und rohes Fleisch zu verzichten. Obwohl auch schon Ansteckungen über Weichkäse oder andere Käsesorten vermutet wurden, ist die Diskussion hierüber einigermaßen überzogen. Absolute Sicherheit kann für nichts im Leben und somit auch in der Schwangerschaft nicht gegeben werden. Angst vor Ansteckung kann zur sozialen Isolierung und völlig unausgewogenen Eßgewohnheiten führen, die zumindest nicht sehr gesund sind und in keinem Verhältnis zu den geringen Risiken stehen.

Zusammenfassung: Listeriose ist eine sehr selten auftretende Krankheit, die manchmal schwerwiegende Folgen für das Neugeborene hat und gegen die man sich nur beschränkt schützen kann.

Masern

Heutzutage haben 98% der schwangeren Frauen entweder in der Kindheit Masern durchgemacht, oder sie sind geimpft worden. Deshalb kommt Masern selten in der Schwangerschaft vor.

Wenn Erwachsene Masern bekommen, kann der Verlauf aber schwerer sein als bei Kindern.

Durch eine Maserninfektion in der Schwangerschaft kommt es nicht zu Fehlbildungen des Kindes. Es besteht also kein Grund zu einer Fehlbildungsdiagnostik und gegebenenfalls weiteren Schritten. Wohl kann es – wie bei vielen hochfieberhaften Infektionskrankheiten in der Schwangerschaft – zu einer Fehl- oder Frühgeburt kommen. Durch sorgfältige Begleitung und Behandlung kann dieses Risiko aber gesenkt werden.

Wenn eine Schwangere, die meint, keinen Masernschutz durch Impfung oder durchgemachte Erkrankung zu haben, mit einem an Masern erkrankten Kind in Kontakt gekommen ist, sollte zuerst geprüft werden, ob tatsächlich keine Antikörper gegen Masern bei ihr vorhanden sind. Wird der fehlende Schutz bestätigt, kann durch Gabe von einem sogenannten Abwehreiweiß (Immunglobuline) die Erkrankung verhindert oder gemildert werden. Es wird vom Schwangerschaftsalter, von der allgemeinen Gesundheitslage der Frau und von anderen Faktoren abhängen, ob diese Maßnahme sinnvoll erscheint.

Bedrohlich können die Masern in der Schwangerschaft nur dann werden, wenn die Mutter kurz vor oder kurz nach der Geburt akut erkrankt. Diese werden auf das Kind übertragen, und da ein Neugeborenes noch wenig Abwehrmöglichkeiten hat, können solche Infektionen schwer verlaufen. Zur Unterstützung der Abwehr können dem Kind Immunglobuline (Antikörper) gegeben werden.

Weil Masern durch ein Virus verursacht wird, gibt es keine spezifische antibiotische Therapie.

Während der Schwangerschaft sollen Frauen sich nicht aktiv,

d.h. mit abgeschwächt lebendigen Viren, gegen Masern impfen lassen. Eine passive Impfung mit Immunglobulinen ist, wie gesagt, wohl möglich.

Zusammenfassung: Nur wenn eine Frau kurz vor oder nach der Entbindung an Masern erkrankt, kann dies für das Neugeborene bedrohlich werden. Während der Schwangerschaft hat Masern keinen negativen Einfluß auf das Ungeborene.

Mumps

Wie auch bei Masern haben fast alle Frauen im fruchtbaren Alter entweder Mumps in der Kindheit gehabt oder sind geimpft worden. Im Gegensatz zu Masern ist es trotz Mumpsimpfung, wenn diese länger zurückliegt, möglich, noch einmal in abgeschwächter Form von dem Mumpsvirus infiziert zu werden. Auch gibt es bei Mumps relativ viele sogenannte Impfversager, d.h. die Impfung schlägt nicht an und bietet nicht den erwarteten Schutz.

Wenn eine Schwangere Mumps bekommt, hat dies keine Folgen für das Kind. Die Infektion wird nicht auf das Kind übertragen, und deshalb sind keine Fehlbildungen oder Entwicklungsstörungen zu erwarten.

Erkrankt die Mutter aber kurz vor oder kurz nach der Geburt an Mumps, kann das Neugeborene auch schwer krank werden. Zur Unterstützung der Abwehrmöglichkeiten des Kindes wird in solchen Fällen manchmal empfohlen, dem Kind Immunglobuline (Antikörper) zu spritzen.

So wie bei Masern sollte auch die Mumpsimpfung nicht während einer Schwangerschaft verabreicht werden.

Keuchhusten (Pertussis)

Keuchhusten gehört zu den Kinderkrankheiten, die die meisten Kinder im Alter zwischen 1,5 und 5 Jahre durchmachen. Die Pertussis-Bakterien werden durch Tröpfchenübertragung weiter verbreitet, also durch Anhusten. Über mehr als zwei Meter ist der Keuchhusten nicht ansteckend, auch mit einem Mundschutz ist die Ansteckungsgefahr kleiner.

Etwa vierzehn Tage nach Ansteckung entstehen die ersten Krankheitszeichen in Form eines erkältungsartigen Hustens. In dieser Zeit besteht die größte Ansteckungsgefahr. Erst ungefähr zehn bis vierzehn Tage später treten die typischen Keuchhustenanfälle auf, die vier bis sechs Wochen anhalten können, aber dann kaum mehr ansteckend sind. Nach durchgemachtem Keuchhusten ist ein lebenslanger Immun-Schutz gegeben.

Keuchhusten bei Erwachsenen verläuft in der Regel milder als bei Kindern. Wenn eine Schwangere Keuchhusten bekommt, findet keine Übertragung auf das Ungeborene statt. Das einzige Problem kann sein, daß durch ausgeprägte Hustenanfälle vorzeitige Wehen ausgelöst werden.

Für Kinder sind die ersten drei Lebensmonate die gefährlichste Zeit für Keuchhusten. Dann können nämlich die Hustenanfälle sehr hartnäckig und bedrohlich werden.

Gegen die meisten anderen Infektionskrankheiten hat das Neugeborene einen sogenannten *Nestschutz*. Das bedeutet, daß es noch Antikörper der Mutter hat, die es gegen eine Infektion schützen. Der Schutz dieser Antikörper bleibt etwa drei bis sechs Monate bestehen. Bei Keuchhusten gibt es solch einen Nestschutz leider nicht. Die ersten Impfungen gegen Keuchhusten können auch erst ab dem dritten Lebensmonat gegeben werden. Deshalb ist in dieser Zeit darauf zu achten, Kontakte mit Keuchhustenkindern zu vermeiden oder diese auf sicherem Abstand zu halten.

Wenn eine Schwangere kurz vor der Geburt »keuchhustet«, oder wenn ein Geschwisterkind um den Geburtstermin oder kurz danach erkrankt, ist das Neugeborene unbedingt durch eine antibiotische Therapie zu schützen.

Zusammenfassung: Keuchhusten ist eine bakterielle Kinderkrankheit. Wenn ausnahmsweise eine schwangere Frau Keuchhusten bekommt, hat dies keine Konsequenzen für das Ungeborene. Wird aber ein Neugeborenes in den ersten drei Lebensmonaten infiziert, kann es daran schwer erkranken.

Pilzinfektionen

Pilzscheideninfektionen (meistens »Candida«) treten in der Schwangerschaft häufiger auf als sonst. Die Erscheinungen (Juckreiz, brennendes Gefühl, Schmerzen beim Geschlechtsverkehr und manchmal Ausfluß) können mehr oder weniger ausgeprägt sein. Eine Pilzscheideninfektion wird nicht auf das Ungeborene übertragen und bedeutet somit keine Bedrohung. Wohl kann eine ausgeprägte Infektion vorzeitige Wehen auslösen. Wenn die Frau während der Entbindung eine Pilzinfektion hat, kann diese auf das Neugeborene übertragen werden, dadurch kann ein Mundsoor entstehen. Deshalb wird gegen Ende der Schwangerschaft bei der Vorsorge oft gezielt auf Pilzinfektionen geachtet.

Warum bekommen manche Frauen so häufig Pilzinfektionen und andere gar nicht? Hier kann nur andeutungsweise auf diese Frage eingegangen werden. Eine Pilzinfektion ist nicht nur eine Frage der Infektion, sondern eher eine der Abwehr. So »holt« eine Frau sich keinen Pilz im Schwimmbad, sondern z.B. dadurch, daß sie länger im nassen kalten Badeanzug sitzt oder liegt. Das vermindert die Abwehr in diesem Bereich, so daß die Pilze sich breitmachen können. Es gibt viele Gründe, warum die Abwehrlage und damit die Lebenskräfte im Unterleib geschwächt sein können. Frauen mit wiederholten Pilzinfektionen haben z.B. oft kalte Füße, sind in der unteren Körperhälfte etwas weniger »anwesend«

und neigen eher zur »Kopflastigkeit«. Hinzu kommt, daß während der Schwangerschaft die Abwehrkräfte gegen Fremdes überhaupt etwas herabgesetzt sind.

Allgemeine Maßnahmen gegen die Neigung zu Pilzinfektionen können durch die Ernährung getroffen werden (wenig Zucker, wenig blähende Speisen). Des weiteren sollte im Genitalbereich nur mit Wasser und ohne Seife oder Duschgel gewaschen (da sonst die schützende Fettschicht weggewaschen wird), und für warme Füße gesorgt werden. Auch das ständige Tragen von Slipeinlagen fördert die Neigung zur Pilzinfektion (als Alternative gibt es waschbare Binden aus Baumwolle oder Seide – auch für die Menstruation). In der anthroposophischen und homöopathischen Therapierichtung gibt es durch eine Konstitutionsbehandlung gute Erfolge.

Nicht jede Pilzinfektion braucht behandelt zu werden, meistens geht sie auch von selbst vorüber. Hilfreich sind auch Sitzbäder mit Eichenrinde. Wenn die Beschwerden nicht nachlassen, können die gängigen Scheidenzäpfchen und Cremes gegen Pilzinfektionen auch in der Schwangerschaft gebraucht werden. Bei Wiederholung ist es ratsam, daß der Partner sich auch behandelt.

Ringelröteln (Erythema infektiosum)

Ringelröteln sind eine harmlose Kinderkrankheit, die durch Viren verursacht werden. Wie auch bei Keuchhusten sind sie mittels Tropfenübertragung ansteckend, also über Körperkontakt oder durch Anhusten. Etwa sechs bis zwölf Tage nach Ansteckung treten die erste Symptome auf: leichtes Fieber, Kopfschmerzen und erst einige Tage später ein Ausschlag auf den Wangen. Dieser Ausschlag, manchmal juckend, breitet sich über den ganzen Körper aus und verschwindet erst nach etwa acht Tagen wieder. Da die roten Flekken in der Mitte wieder erblassen, können Ringelfiguren entstehen. Ansonsten kann der Ausschlag eine Ähnlichkeit mit Röteln haben.

So ist der Name entstanden. Nur ausnahmsweise können zusätzlich Gelenkbeschwerden auftreten. Ansteckend sind Ringelröteln schon vor den ersten grippe-ähnlichen Symptomen und mit Ausbruch des typischen Ausschlags in der Regel schon nicht mehr. So ist der Schutz vor Ansteckung meistens nicht gut durchführbar.

Wenn Erwachsene Ringelröteln bekommen, können diese auch ohne Ausschlag oder nur mit Gelenkbeschwerden verlaufen, wobei die Gelenkschmerzen sogar Monate lang anhalten können.

Ungefähr die Hälfte der Erwachsenen hat als Kind Ringelröteln durchgemacht und sich so einen entsprechenden Schutz erworben, der ein Leben lang anhält. Ob diese Antikörper und somit der Schutz vorhanden sind, ist mittels einer einfachen Blutuntersuchung festzustellen.

Obwohl Ringelröteln als Kinderkrankheit harmlos sind, müssen sie das für eine Schwangere nicht sein. Wenn eine Frau in den ersten drei Monaten der Schwangerschaft von Ringelröteln angesteckt wird, kann dies zu einer Infektion des Kindes führen und so eine Fehlgeburt verursachen. Tritt keine Fehlgeburt ein, wird sich die Schwangerschaft problemlos weiterentwickeln. Fehlbildungen als Folge einer Ringelrötelninfektion sind nicht bekannt. In dieser Phase der Schwangerschaft gilt also das »Alles-oder-nichts-Gesetz«.

In den letzten sechs Monaten der Schwangerschaft kann eine Ansteckung mit Ringelröteln in 5% bis 10% einen fatalen Ausgang haben. Wenn es zur Infektion des Ungeborenen kommt, kann eine ausgeprägte Wassereinlagerung entstehen, die es möglicherweise nicht überlebt. Stirbt das Kind in der Gebärmutter, kommt es zu einer späten Fehlgeburt oder einer frühen Totgeburt. Wird mittels Ultraschall die Wassereinlagerung rechtzeitig entdeckt, läßt sich die Schwangerschaft frühzeitig per Kaiserschnitt beenden, um dem Kind bessere Chancen bieten zu können. Auch wird neuerdings die Methode eines kompletten Blutaustauschs bei dem Ungeborenen angewendet.

Zur Zeit gibt es keine Impfungsmöglichkeiten gegen Ringelröteln. Auch eine spezifische Therapie in Form einer antiviralen Behandlung steht noch nicht zur Verfügung. Obwohl es kaum möglich ist, sollen Schwangere Kontakt mit Ringelröteln meiden und im Zweifelsfall eine Blutuntersuchung machen lassen. Wer sie als Kind schon gehabt hat, braucht sich natürlich keine Sorgen zu machen und braucht die Nähe nicht zu scheuen.

Zusammenfassung: Ringelröteln sind für Kinder und Erwachsene völlig harmlos, können aber für das Ungeborene lebensgefährlich werden. Schwangere ohne Immunschutz sollten nicht in die Nähe von Kindern mit Ringelröteln kommen.

Röteln

Wie die Ringelröteln, sind auch die Röteln eine harmlose Kinderkrankheit. Das Rötelnvirus wird mittels Tropfen übertragen. Zwei Wochen nach der Ansteckung treten die Krankheiterscheinungen auf: ein fleckiger Hautausschlag, hauptsächlich auf dem Rumpf, Fieber und geschwollene Lymphknoten. Der Ausschlag bleibt nur zwei bis vier Tage bestehen, und dann ist meistens auch alles schon wieder vorbei. In sehr seltenen Fällen können Gelenkbeschwerden oder Anzeichen einer Hirnhautbeteiligung auftreten. Wie Ringelröteln sind die Röteln schon ansteckend, *bevor* die Krankheitszeichen da sind. Somit ist durch Vermeidung des näheren Kontaktes kein Schutz möglich.

In 20% bis 30% verläuft die Erkrankung so abgeschwächt oder untypisch, daß sie nicht als solche erkannt wird. Auch kann sie mit anderen Kinderkrankheiten verwechselt werden. Aus diesem Grunde wissen viele Erwachsene nicht, ob sie Röteln durchgemacht haben. Nur mit einer Antikörperbestimmung im Blut läßt sich diese Frage klären. Wer einmal Röteln gehabt hat, behält einen lebenslangen sicheren Schutz.

Mädchen, die im Alter von zehn bis fünfzehn noch keine Antikörper haben, wird eine Schutzimpfung empfohlen. Auf diese Weise läßt sich der manchmal bedrohlichen Rötelninfektion in der Frühschwangerschaft vorbeugen. Bei etwa 2% der Frauen schlägt die Impfung nicht an. Zusammen mit denen, die weder Röteln durchgemacht haben, noch geimpft wurden, sind zur Zeit ungefähr 5% der Schwangeren ohne Rötelnschutz. Der Impfschutz ist bei 80% bis 90% nach fünfzehn Jahre noch vorhanden, längere Untersuchungen liegen noch nicht vor.

Wenn eine Frau im ersten Drittel der Schwangerschaft Röteln bekommt, kann die Infektion auf das Kind übertragen werden. Je jünger die Schwangerschaft ist, desto größer ist das Risiko, daß es zu einer Fehlgeburt kommt oder daß Fehlbildungen an den Augen, Ohren und/oder am Herzen entstehen. In den ersten sechs Wochen beträgt das Fehlbildungsrisiko 56%, zwischen der 12. und 17. Woche nur noch 10%. Nach der 17. Woche kann es zwar noch zu einer Infektion des Ungeborenen kommen, bleibende Folgen hat das jedoch nicht mehr. Bis vor kurzem wurde aufgrund dieser Statistik jeder Schwangeren, die in den ersten 12 Wochen Röteln bekam, ein Abbruch ermöglicht, da es keine Methode gab, herauszufinden, ob im Einzelfall das Ungeborene infiziert war. Heute ist es möglich, mit der Chorionzottenbiopsie oder einer Untersuchung des fetalen Blutes eine genaue Differenzierung zu machen. Hierdurch kann Angst genommen und können »unnötige« Schwangerschaftsabbrüche vermieden werden. Wenn ein Abbruch von vornherein nicht in Frage kommt, sind nähere Untersuchungen (auch wegen des Fehlgeburtsrisikos der Chorionzottenbiopsie) nicht sinnvoll. Ob und wie ausgeprägt das infizierte Neugeborene Fehlbildungen entwickeln wird, ist aber (noch) nicht festzustellen.

Bei jeder Schwangeren wird bei der ersten Vorsorgeuntersuchung Blut abgenommen, um unter anderem Röteln-Antikörper zu bestimmen. Bei fehlenden Antikörpern besteht kein Schutz, und sie könnte angesteckt werden. Kommt eine Schwangere ohne Rötelnschutz versehentlich in Kontakt mit einem an Röteln erkrankten Kind, sollte umgehend noch einmal eine Blutuntersuchung auf Antikörper gemacht werden. Ist die Abwehrlage tatsächlich unzureichend, kann mit einem Abwehreiweiß (Immunglobuline) versucht werden, die Infektion zu verhindern. Gelingt dies nicht oder wurde diese Behandlung nicht durchgeführt oder nicht rechtzeitig begonnen und kommt es zu einer Rötelnerkrankung, die auch durch Blutuntersuchungen bestätigt wird, dann muß über eventuelle Folgen für das Kind gesprochen werden.

Statistisch sieht die Situation so aus: Bei Röteln während der ersten 12 Schwangerschaftswochen werden etwa 80% der Embryonen infiziert. Etwas weniger als die Hälfte davon wird Fehlbildungen entwickeln, dies entspricht also etwa 40%.

Bei der Entscheidung über einen eventuellen Abbruch sollte bedacht werden, daß die Fehlbildungen in der Regel die Augen (unterschiedlich ausgeprägt blind), die Ohren (unterschiedlich ausgeprägt taub) und das Herz (meistens behandelbar) betreffen.

Zusammenfassung: Das Durchmachen von Röteln in der Kindheit gibt den besten und lebenslangen Schutz. Wenn eine Frau diese Chance nicht hatte, läßt sie sich am besten vor der Pubertät impfen. Röteln in der Schwangerschaft können in den ersten 17 Wochen in etwa 30% bis 40% der Fälle zu Fehlbildungen beim Kind führen. Nach der 17. Woche besteht hierzu keine Gefahr mehr.

Eine gezielte Therapie gegen Röteln gibt es nicht. Impfungen dürfen nicht während der Schwangerschaft verabreicht werden.

Scharlach

Scharlach ist eine Kinderkrankheit mit hohem Fieber, Halsschmerzen (Angina) und einem kleinfleckigen Hautausschlag. Schon zwei bis fünf Tage nach Ansteckung tritt die Erkrankung in Erscheinung, nach vier bis sieben Tagen ist sie wieder abgeklungen. Auf den entzündeten Mandeln sind durch einen Rachenabstrich Streptokokken nachweisbar. Fast immer verläuft die Krankheit harmlos, nur selten kommt es zu Komplikationen an den Nieren, Gelenken oder am Herzen. Um dem vorzubeugen und um den Krankheitsverlauf abzukürzen, wird üblicherweise eine antibiotische Behandlung mit Penizillin empfohlen.

Bei Säuglingen und Erwachsenen kommt es sehr selten und wenn, dann sehr schwach zu Scharlachsymptomen. Meistens treten sie zwischen dem dritten und vierzehnten Lebensjahr auf.

Kommt es ausnahmsweise zu einer Scharlachinfektion in der Schwangerschaft, hat dies keiner Konsequenzen für das Kind. Eine Penizillintherapie ist auch in der Schwangerschaft und Stillzeit möglich. Komplikationen oder Fehlbildungen als Folge von Scharlach sind nicht beobachtet worden. Mütter mit Scharlach können auch ohne Bedenken weiter stillen, wobei aber von manchen ein Mundschutz empfohlen wird.

Die Ansteckung verläuft über Tröpfchen oder Körperkontakt. Nach durchgemachter Erkrankung ist zwar ein Immunschutz vorhanden, da aber verschiedene Streptokokkentypen Scharlach verursachen, kann auch eine zweite oder dritte Infektion mit einem anderen Typus stattfinden.

Syphilis

Die früher weitverbreitete Geschlechtskrankheit Syphilis (Lues) ist heute stark zurückgegangen. Die Erkrankung wird mit einem Bakterium (Treponema pallidum) beim Geschlechtsverkehr übertragen.

Im Rahmen der ersten Schwangerschaftsvorsorgeuntersuchung wird bei jeder Frau Blut abgenommen, wobei auch nach Syphilis-Antikörpern gesucht wird. Hiermit kann festgestellt werden, ob eine Lues-Infektion stattgefunden hat und wenn ja, in welchem Stadium sie sich befindet.

Nach der Inkubationszeit, die drei Wochen bis drei Monate

dauern kann, sind nämlich vier Krankheitsstadien zu unterscheiden. Das Primärstadium ist ein schmerzloses Geschwür, meist im Genitalbereich. Im Sekundärstadium, etwa vier Wochen später, breitet sich die Erkrankung über den ganzen Körper aus, und es kann zu Erscheinungen auf der Haut, Lymphknotenschwellungen und Erkrankungen der Nieren und des Nervensystem kommen. Dann folgt die Latenzphase, ohne Krankheitszeichen oder Beschwerden. Aus der Tertiärphase können sich manchmal viele Jahre später bleibende, teilweise ernsthafte Schädigungen an verschiedenen Organen zeigen.

Syphilis läßt sich gut mit Penizillin behandeln.

Bekommt eine Schwangere Syphilis oder war sie schon daran erkrankt, bevor sie schwanger wurde, kann dies weitreichende Folgen für das Ungeborene haben. Die Gefährdung tritt aber erst *nach* dem 4. Schwangerschaftsmonat auf. Wird die Syphilis vorher entdeckt und behandelt, nimmt die Schwangerschaft einen ungestörten weiteren Verlauf.

Welche Konsequenzen die Infektion für das Kind haben wird, hängt unter anderem vom Syphilis-Stadium und von der Schwangerschaftswoche ab. Diese Folgen reichen von Totgeburt über deutliche Krankheitszeichen bei der Geburt bis zu der verspätet auftretenden Form, wobei sich möglicherweise erst nach einigen Jahre die ersten Anzeichen von Syphilis zeigen.

Durch die systematischen Untersuchungen nach Syphilis-Antikörpern und durch die gute Behandelbarkeit ist die Krankheitsübertragung auf das Ungeborene mit ihren Folgen zu einer seltenen Ausnahme geworden.

Toxoplasmose

Der Mikroorganismus Toxoplasma gondii hat einen ausgefallenen Lebensweg. Der Hauptwirt des Toxoplasma ist die Katze, nur in deren Darm kann es sich geschlechtlich fortpflanzen. Nur eine frisch angesteckte Katze scheidet einige Wochen lang eine Art Toxoplasma-Eier aus. Durch Kontakt mit diesem Katzenkot können Menschen und Tiere sich anstecken. Außerdem können Menschen sich infizieren, wenn sie rohes Fleisch von angestecktem Vieh essen.

Die Erstinfektion mit Toxoplasmose verläuft meistens ohne Krankheitszeichen und bleibt somit unbemerkt. Ungefähr ein Drittel der Infizierten bekommt eine leichte grippeähnliche Erkrankung, und nur sehr selten treten ernsthaftere Komplikationen am Gehirn (vorübergehend) oder an der Netzhaut des Auges auf. Danach bleibt die Toxoplasmose in der Regel für das weitere Leben ruhend (latent) im Körper. Sie wird, im Gegensatz z.B. zu Herpes, nicht mehr reaktiviert, auch nicht während der Schwangerschaft. Höchstens bei einer schweren Abwehrschwäche kann es zu erneuten Krankheitszeichen kommen.

Nur die Erstinfektion mit Toxoplasmose kann in der Schwangerschaft Konsequenzen haben. In der Bundesrepublik rechnet man damit, daß etwa 30% bis 60% der Erwachsenen Toxoplasmose-Träger sind. Diese Träger können *keine* Erstinfektion mehr bekommen und können andere *nicht* anstecken, auch das Ungeborene im Mutterleib nicht.

Wenn eine Schwangere zum ersten Mal mit Toxoplasmose infiziert wird – über rohes Fleisch oder Katzenkot – geht diese Infektion bei etwa 50% auf das Kind über. Vor der 16. Woche findet noch kein Übertritt statt, da der Mutterkuchen in dieser Zeit noch anders strukturiert ist.

Je nach dem Zeitpunkt der Infektion in der Schwangerschaft kann das Kind bei der Geburt krank sein, wobei vor allem Leber, Milz, Gehirn und Netzhaut betroffen sind. Auch können sich in den ersten Lebensjahren bleibende Störungen im Gehirn mit möglicherweise epileptischen Anfällen und Rückständen in der intellektuellen Entwicklung zeigen. Fehlbildungen entstehen aufgrund einer Toxoplasmoseinfektion nicht.

Durch Blutuntersuchungen ist im Anfang der Schwangerschaft

festzustellen, ob schon einmal eine Toxoplasmoseinfektion stattgefunden hat, ob die Schwangere also noch empfänglich ist. Wenn keine Empfänglichkeit mehr vorliegt, bestehen weiter keine Risiken. Werden keine Antikörper im Blut nachgewiesen und die Frau ist demnach noch empfänglich, kann etwa im 7. Monat noch einmal eine Kontrolluntersuchung gemacht werden. Für diese Frauen ist es wichtig, auf rohes Fleisch zu verzichten und im Umgang mit Katzen auf Hygiene zu achten. Nur wenn der Kot von erkrankten Katzen über den Mund in den Darm des Menschen gerät, kann dieser angesteckt werden. Eine Katze wird höchstens einige Wochen in ihrem Leben Oozyten ausscheiden, danach ist bei ihr die akute Erkrankung vorbei. Hiermit wird klar, daß man sich ohne viel Umstand gegen Ansteckung schützen kann und daß die Ansteckungsgefahr durch Katzen nicht so groß ist, wie es manchmal in den Medien erscheint. Eine schwangere Frau braucht ihre Katzen nicht wegzugeben oder zu meiden.

Wird eine erste Infektion in der Schwangerschaft festgestellt, ist diese antibiotisch zu behandeln. Wenn am Anfang der Schwangerschaft der Verdacht einer frischen Infektion besteht, kann dies durch Antikörperbestimmung sichergestellt werden, um dann eine Therapie zu beginnen.

Zusammenfassung: Über Toxoplasmose wird viel geredet, und viele haben Angst vor Ansteckung. Etwa 50% der Schwangeren hatten vor der Schwangerschaft schon die erste Infektion und laufen deshalb aufgrund des Immunschutzes keine Gefahr. Die anderen können sich ohne viel Mühe schützen (kein rohes Fleisch und kein Kontakt mit Katzenkot). Wird doch eine frische Infektion festgestellt, kann diese antibiotisch behandelt werden. Statistisch wird momentan bei etwa 3000 Geburten ein infiziertes Neugeborenes geboren.

Windpocken und Gürtelrose
(Varizellen und Zoster)

Windpocken sind eine sehr ansteckende Kinderkrankheit, deren Viren sich in kleinen Tropfen, die vom Wind (Wind-Pocken) weitergetragen werden, verbreiten. Bei Kindern ist es eine ungefährliche Krankheit. Nach einer Inkubationszeit von zwei bis drei Wochen wird das Kind krank mit Fieber und Übelkeit. Es entwickeln sich über den ganzen Körper Bläschen mit wässerigem Inhalt, auch auf der behaarten Kopfhaut und auf den Schleimhäuten. Diese gehen rasch auf, um dann krustig abzuheilen. Sie sind nicht schmerzhaft, können aber jucken. Nach zehn Tagen ist meist alles vorüber. Schon drei bis vier Tage vor Krankheitsbeginn ist das Kind ansteckend und bleibt dies, bis die Krusten weg sind.

Bei Erwachsenen kann die Erkrankung schwerer verlaufen, nicht selten kommt eine schwierig behandelbare Lungenentzündung dazu. Vor allem abwehrgeschwächte Erwachsene wie diejenigen, die eine Chemotherapie bekommen, AIDS-Patienten und, wenn auch in viel geringerem Maße, Schwangere können durch Windpocken schwer krank werden. Da in der Bundesrepublik 93%-94% der Erwachsenen einen Immunschutz aufgrund einer in der Kindheit durchgemachte Windpockenerkrankung haben, gibt es jedoch nur wenige, die noch empfänglich dafür sind.

Sind die Windpocken ausgeheilt, können einige Viren in bestimmten Nervenzellen verborgen (latent) ruhen und warten. Bei ausgeprägter Schwäche oder Streß können diese Viren sich wieder bemerkbar machen in Form einer Gürtelrose. Dies tritt meist bei älteren Menschen auf. Dabei erscheinen ähnliche Bläschen wie bei Windpocken in einem abgegrenzten Hautbezirk, jetzt aber stark schmerzend. Kinder können sich an diesen Bläschen anstecken und so die Windpocken bekommen.

Wenn eine Frau während der ersten 21 Wochen der Schwangerschaft Windpocken bekommt, können in sehr seltenen Fällen (1,2%) Fehlbildungen an den Gliedmaßen und Vernarbungen an der Haut des Kindes entstehen. In den meisten Fällen aber (98.8 Prozent!) wird die Schwangerschaft sich ganz normal weiterentwickeln.

Für das Neugeborene kann eine bedrohliche Situation entstehen, wenn die Mutter um den Geburtstermin (etwa vier Tage vor bis zwei Tage nach der Entbindung) erkrankt. Das Kind hat sich schon über den Mutterkuchen anstecken können, und nach einer kurzen Inkubationszeit von einigen Tage erkrankt ungefähr jedes vierte Kind einer kranken Mutter an einer schweren Form der Windpocken, die in manchen Fällen tödlich ausgehen kann. Wenn diesen Kindern direkt nach der Geburt Immunglobuline gegeben werden, ist der Infektion häufig vorzubeugen, oder sie ist zumindest zu lindern.

Erkrankt die Schwangere zwischen dreißig und fünf Tagen vor der Entbindung, kann das Neugeborene in den ersten vier Lebenstagen höchstens einen Hautausschlag mit Bläschen bekommen ohne weitere Komplikationen.

Bekommt eine Schwangere Gürtelrose, so hat dies keinerlei Konsequenzen für die Schwangerschaft, so daß auch keine weitere Behandlung erforderlich ist.

Kommt eine Schwangere in Kontakt mit Windpocken oder Gürtelrose, so sollte sie zum Arzt gehen. Wenn sie sich über ihren Immunschutz nicht sicher ist, d.h. wenn sie nicht weiß, ob sie die Windpocken gehabt hat, werden zuerst im Blut die Windpocken-Antikörper bestimmt. Hat sie keine und ist sie somit empfänglich, können Immunglobuline (Antikörper) gespritzt werden. Hierdurch wird häufig einer Erkrankung vorgebeugt. Ein Schutz für später entsteht somit aber nicht.

Um den gefürchteten Neugeborenen-Windpocken vorzubeugen, wenn die Schwangere kurz vor dem Geburtstermin erkrankt, werden auch Immunglobuline verabreicht, und es kann versucht werden, die Entbindung noch einige Tage aufzuhalten. Wenn das Kind trotzdem geboren wird, bekommt es auch Immunglobuline. In der Geburtsklinik werden Mutter und Kind streng von den anderen Neugeborenen isoliert, bis alle Bläschen verkrustet sind. Gegen Stillen ist nichts einzuwenden.

Impfen gegen Windpocken ist zwar möglich, wird aber nur bei abwehrgeschwächten Risikopatienten empfohlen. Während der Schwangerschaft ist diese Impfung nicht möglich.

Zusammenfassung: Windpocken kommen bei Schwangeren recht selten vor und haben nur sehr selten Folgen für das Ungeborene, es sei denn, die Mutter erkrankt in der Zeit um den Geburtstermin. Dann kann das Neugeborene bedrohlich krank werden.

Impfungen in der Schwangerschaft

Im allgemeinen gilt, möglichst keine Impfungen während der Schwangerschaft durchführen zu lassen. Die Impfstoffe sind zu unterscheiden in Lebendimpfstoffe (abgeschwächt) und Totimpfstoffe. Die erste Kategorie sollte überhaupt nicht gegeben werden. Hierzu gehören Masern-, Mumps-, Röteln- und Tuberkuloseschutzimpfung. Bei dringenden Auslandsreisen ist, wenn nötig, eine Impfung gegen Gelbfieber, Typhus und Cholera möglich, ohne das Kind zu gefährden (möglichst aber erst nach der 12. Woche). Impfungen gegen Tollwut, Zeckenencephalitis oder Diphterie sind bei drohender Gefahr erlaubt. Die Tetanusimpfung kann bedenkenlos in der Schwangerschaft gegeben werden.

Diese Auflistung gilt als Orientierung. Letztendlich muß die Betroffene mit ihrem Arzt Vor- und Nachteile abwägen und entscheiden.

Vorzeitige Wehen und Frühgeburt

Wehen

Normalerweise bedeuten Wehen den Anfang der Geburt: ein rhythmisches schmerzhaftes Zusammenziehen der Gebärmutter und gleichzeitig ein Sich-Öffnen des Muttermundes. Die Gebärmutter ist, wie auch das Herz, ein Hohlorgan und Muskelorgan zugleich. Die Muskelkraft des Herzens wird fortdauernd rhythmisch eingesetzt, die der Gebärmutter nur während der Geburt.

Warum setzen irgendwann Wehen ein; woher weiß der Körper, daß es so weit ist und das Kind geboren werden kann oder soll?

Vieles deutet darauf hin, daß das Kind selbst den Anstoß gibt, wenn es geboren werden will. Es gibt der Mutter sozusagen ein Signal, worauf diese mit Wehen reagiert. Freigesetzte Hormone lassen die Wehen entstehen, aber nur dann, wenn Mutter und Kind dazu bereit sind. Ist dies noch nicht der Fall, z.B. bei einer frühzeitigen Geburtseinleitung, kann es lange dauern, bis die Gebärmutter auf die Medikamente (Hormone) anspricht und mit Wehen reagiert.

Der Einfluß von Wehen auf das Verhältnis zwischen Leib und Seele und umgekehrt

Eine Wehe kann aufgefaßt werden als ein schmerzhafter Krampf der Gebärmuttermuskulatur. Jeder weiß aus Erfahrung, daß Schmerz oder Krampf einen sich zusammenziehen läßt. Dabei kann man nicht verträumt oder entspannt sein. In voller Wachheit wird der Schmerz erlebt, er zieht die Seele tief in das Leibliche hinein.

Die Therapie bei krampfartigen Schmerzen ist entsprechend: durch die Anwendung von Wärme wird versucht, Entspannung zu bewirken und so die Seele wieder etwas vom Leibe zu lösen.

Im vorangehenden haben wir von der Lockerung des Leib-Seele-Geist-Gefüges gesprochen. Da die werdende Mutter mit ihrer Seele und ihrem Geist nicht so stark mit der Leiblichkeit verbunden ist, hat sie eher die Neigung zum Verträumten, sie ist ein wenig aus sich »heraus« (s. S. 52). Wo die Mutter Platz macht, kann das Kind ungestört und geschützt gedeihen.

In diesem Sinne bewirken die Wehen auch ein Ende des gelockerten Zustandes. Durch die krampfartigen Wehenschmerzen wird die Seele wieder hereingezogen. Leib und Seele bekommen wieder ihren normalen, festeren Bezug zueinander.

Es kann aber auch umgekehrt sein: gegen Ende der Schwangerschaft nimmt die Lockerung ab, die Seele verbindet sich wieder stärker mit dem Leib, und dadurch können die Wehen einsetzen.

Daß die engere Verbindung von Seele und Körper die Wehenneigung fördert, weiß jede Schwangere. Wenn sie plötzlich erschrickt, »vor Schreck *zusammen*fährt« merkt sie, wie die Seele sich in den Körper festgreift: In dem Moment wird der Bauch hart, es setzen Kontraktionen oder sogar einige Wehen ein. Das ist eine ganz natürliche, harmlose Reaktion. Auch körperlicher oder seelischer Streß sorgen für eine engere Anbindung der Seele an den Körper. Der lockere, entspannte und etwas gelöste Zustand der Schwangerschaft wird dadurch gestört: Die Wehenneigung wird gefördert.

So führen einerseits die Wehenschmerzen Seele und Körper enger zusammen, und andererseits ermöglicht die festere Anbindung der Seele an den Körper die Entstehung von Wehen.

Vorzeitige Wehen

Während der ganzen Schwangerschaft zieht die Gebärmutter sich unregelmäßig zusammen. Solche Kontraktionen tun nicht weh, und nur aufmerksame Frauen mit einer dünnen Bauchdecke werden sie bemerken. Es handelt sich hierbei nicht um Wehen, und so haben sie auch keine Wirkung auf den Muttermund. Man könnte sie als eher »Übungen« der Gebärmutter für die spätere Wehentätigkeit bezeichnen. Normalerweise wird dieser Wehenbereitschaft durch die beschriebene Lockerung entgegengewirkt. Unter bestimmten Umständen können daraus aber vorzeitige Wehen entstehen.

Ursachen

Die Ursachen hierfür liegen im Seelischen oder im Leiblichen, manchmal aber auch beim Kind.

Unter *seelischen Ursachen* sind alle Situationen zu verstehen, in denen die Seele zu stark in das Leibliche hineingepreßt wird. Hier werden nur einige Beispiele genannt. Wer ängstlich angespannt und schreckhaft ist, kann dadurch in eine seelische Verkrampfung geraten. Angst um das Ungeborene, Angst vor vorzeitigen Wehen, Angst vor der Geburt – all dies kann solche Formen annehmen, daß die Seele sich zu sehr an das Körperliche klammert und Wehen entstehen.

Fehlende Geborgenheit in der Partnerschaft oder Streß in der Wohn- oder Arbeitssituation führen auch leicht zu einer solchen Verfassung. Wenn die Vertrauensgrundlage nicht ausreicht, kann die Schwangere sich nicht so entspannen und lösen, wie sie möchte. Sie ist in ihrem Zustand so verletzlich und empfindsam. Fühlt sie diese schützende Geborgenheit nicht von außen, muß sie sich stärker zusammenhalten. Die gesamte körperliche Hülle ist dünner und durchlässiger.

Auch Frauen, die sich fest vornehmen, eine schöne und natürliche Schwangerschaft und Geburt bewußt zu durchleben, können sich selber manchmal mit ihrem Kopf im Wege stehen. Wer sich an bestimmte Vorstellungen klammert, kann sich auch schlechter lösen und sich auf das, was kommt, einlassen. Auch dies kann die Entstehung vorzeitiger Wehen begünstigen.

Zu den *körperlichen Ursachen* gehört alles, was körperlich Streß macht. Schwere körperliche Arbeit mit viel Heben, Tragen und Laufen kann die Wehentätigkeit ebenfalls fördern. Aber auch mangelhafte Ernährung oder Krankheit können den Körper der Schwangeren so belasten, daß dadurch Wehen verursacht werden. Jedes Fieber wirkt wehenfördernd.

Zu dieser Kategorie von Ursachen gehören auch die Infektionen im Scheidenbereich. Bei der Vorsorgeuntersuchung läßt sich jedoch feststellen, ob Bakterien oder seltener Pilze vorliegen. Auch wenn diese von der Schwangeren nicht bemerkt werden, können sie eine Reizung des Muttermundes bewirken, durch die wehenfördernde Substanzen (Prostaglandine) freigesetzt werden.

Die Entzündung der Blase, die während der Schwangerschaft leichter als sonst zu einer Nierenbeckenentzündung führt, gehört zu den häufigen Verursachern von vorzeitigen Wehen.

Können verfrühte Wehen auch vom *Kind* angeregt werden? Wenn ein Kind aus irgendeinem Grund in der Gebärmutter nicht mehr gut gedeihen kann, z.B. durch Unterversorgung über den Mutterkuchen, ist es besser, daß es geboren wird, auch wenn das noch etwas zu früh ist. Immer wieder kommt es vor, daß Mütter solcher Kinder vorzeitige Wehen bekommen. Im Nachhinein erkennt man dann, wie gut es war, daß die Wehen sich nicht bremsen ließen und das Kind früher geboren wurde.

Bei dieser Auflistung von Ursachen ist zu bedenken, daß selten eine allein der Auslöser ist. Die Infektion im Scheiden- oder Blasenbereich kann z.B. zusammen mit seelischem Streß auftreten. Vor allem für den Behandlungsansatz ist es wichtig, dies im Auge zu behalten.

Schließlich bleibt eine kardinale Frage unbeantwortet. Warum bekommt diese Frau mit Streß, seelischen Spannungen oder Infektionen wohl vorzeitige Wehen und jene, die vielleicht sogar viel größere Probleme hat, nicht? Letztendlich hängt es von der individuellen Lebenssituation ab, was bestimmte Umstände bewirken können und was nicht.

Voraussetzungen einer Behandlung

Wenn die Gebärmutter ab und zu hart wird, sind das noch keine vorzeitigen Wehen. Frauen, die etwas ängstlich eingestellt sind und durch eine dünne Bauchdecke die Regungen der Gebärmutter genauestens verfolgen, können dies irrtümlicherweise als Wehen interpretieren. Aus dieser ängstlichen und erhöhten Aufmerksamkeit kann ein Teufelskreis entstehen: Normale Kontraktionen verursachen Angst, Angst und Spannung verursachen eine erhöhte Wehenbereitschaft, das wiederum bringt mehr Angst und Angespanntheit, und so geht es weiter. Das intensive Kontrollieren mittels Wehenschreiber kann den gleichen Effekt haben. So gibt es Frauen, die vor allem am Wehenschreiber Wehen haben, und sonst viel weniger. Deshalb ist es wichtig zu wissen, daß zwei bis drei Kontraktionen pro Stunde normal sein können, ohne daß dies weitere Auswirkungen hat. Die erhöhte Aufmerksamkeit kann natürlich auch von ärztlicher Seite ausgehen. Wenn die Bedeutung von Kontraktionen überbewertet und der Frau gesagt wird, besonders aufzupassen und bei vermehrter Wehentätigkeit sofort wiederzukommen, kann das bei manchen Frauen eine entgegengesetzte Wirkung haben. Für eine andere kann es aber gerade notwendig sein.

Da der Einfluß der Seele beim Auftreten von vorzeitigen Wehen groß ist, ist es schwierig, den Mittelweg zwischen gelassener Entspannung und Vertrauen einerseits und der nötigen Aufmerksamkeit und Kontrolle andererseits zu finden. Jede Schwangere weiß aus Erfahrung, wie schnell sie von einer kurzen, vielleicht nicht so bedacht formulierten Bemerkung des Arztes oder der Hebamme verunsichert und verängstigt werden kann.

Wenn eine Schwangere mit Neigung zu vorzeitigen Wehen versucht, so konsequent wie möglich alle therapeutischen Ratschläge von der Hebamme, Freundin, Verwandten und vom Arzt zu befolgen, gerät sie leicht in eine Verkrampfung, die nicht gerade förderlich ist. Auf den entspannten Mittelweg kommt es an.

Im Zusammenhang mit vorzeitigen Wehen wird oft über den

Einfluß von Geschlechtsverkehr gesprochen. Da Geschlechtsverkehr bei Überschreitung des Geburtstermins von manchen Hebammen empfohlen wird, um Wehen zu fördern, ist es verständlich, daß auch bei der Neigung zu vorzeitigen Wehen seine Wirkung anzunehmen ist. Dabei spielen mehrere Einflüsse zusammen: Zuerst kann die Bewegung am Muttermund einen Wehenreiz bedeuten, des weiteren wird der Orgasmus der Frau meistens von Kontraktionen der Gebärmutter begleitet, und schließlich sind im Ejakulat des Mannes kleine Mengen Hormone (Prostaglandine) vorhanden, die in größerer Konzentration wehenanregend wirken. Man kann nicht generell sagen, daß auf Geschlechtsverkehr besser verzichtet werden sollte. Bei manchen Frauen kommt es dadurch schnell zur Wehentätigkeit, bei anderen kaum. Abhängig von der Ernsthaftigkeit der Wehen, von der Schwangerschaftswoche und von der individuellen Reaktion, kann jede Frau für sich herausfinden, was geht und wann es zuviel wird.

Wirksamer als das genaue Befolgen von Ratschlägen ist ein gesundes Zwiegespräch mit dem Körper. Wenn die Frau die Sprache ihres Körpers versteht und sich darauf verlassen kann, weiß sie, was sie sich zumuten kann und wann Ruhe angesagt ist. Wenn sie sich das bewußt macht, wird sie ihr unabhängiges Selbstvertrauen wiederfinden.

Behandlungskriterien und -möglichkeiten

Wenn vorzeitige Wehen eine Verkürzung des Gebärmutterhalses und Eröffnung des Muttermundes verursachen, spricht man von einer drohenden Frühgeburt. Dann ist eine Behandlung notwendig. Bestehen nur unregelmäßige Kontraktionen ohne Reaktion am Muttermund, braucht dies nicht wehenhemmend behandelt zu werden. Werden diese Kontraktionen aber zunehmend regelmäßiger und häufiger, ist Vorsicht geboten.

Bei der Neigung zu vorzeitigen Wehen wird ein bakteriologischer Abstrich vom Muttermund gemacht, um festzustellen, ob eine Infektion vorliegt. Ist dies der Fall, kann es nötig sein, diese mit Antibiotika zu behandeln.

Droht durch vorzeitige Wehen eine Frühgeburt, muß diese abgewendet werden. Körperliche Schonung bis hin zur Bettruhe ist dabei angesagt. Von der strengen Bettruheverordnung, die früher noch zu wochenlangem Liegen führte, ist man inzwischen wieder abgekommen. Aber »Krankschreibung« ist notwendig, ebenso Schonung im Haushalt. Die Schwangere sollte sich immer einmal wieder hinlegen. Wie groß die Belastung noch sein darf und wie ausgeprägt die Schonung sein muß, ist nur durch aufmerksame Selbstbeobachtung herauszufinden. Bei hartnäckigen Wehen ist eine Krankenhausaufnahme meist nicht zu umgehen.

Wenn es nötig ist, *medikamentös* zu behandeln, wird von den meisten Frauenärzten zuerst *Magnesium* eingesetzt. Magnesium ist ein Spurenelement, für das in der Schwangerschaft ein erhöhter Bedarf besteht. Bei Mangel kann es zu Muskelkrämpfen kommen. So ist Magnesium erfolgreich bei Wadenkrämpfen einzusetzen, die gehäuft während der Schwangerschaft auftreten. Bei Wehentätigkeit scheint es entspannend auf die Gebärmuttermuskulatur zu wirken.

Ein Medikament, das immer kritischer beurteilt wird, ist das häufig benützte Fenoterol (*Partusisten®*). In den vergangenen Jahren wurden viele Frauen mit vorzeitigen Wehen mit diesem Mittel behandelt, entweder als Tabletten oder als Infusion. Bei der Gabe per Infusion geht die Wehentätigkeit rasch zurück. Die Wirkung der Tabletten wird von vielen Experten bezweifelt. Ein Problem bei diesem Medikament sind die Nebenwirkungen, vor allem schneller Pulsschlag und innere Unruhe. Leider wirken diese Symptome sich ungünstig auf die seelische Verfassung der oft schon innerlich sehr angespannten Schwangeren aus. Die Risiken und Nebenwirkungen dieser Therapie und die fragliche Wirkung vor allem der Tablettenform erklären die wachsende Zurückhaltung bei der Anwendung.

Auch auf dem Gebiet der Homöopathie, Naturheilkunde und anthroposophischen Medizin gibt es Behandlungsmöglichkeiten.

In diesem Zusammenhang verdient die Pflanze *Bryophyllum* (Goethe-Pflanze, Keimzumpe, Brutbäumchen oder auch fette Henne genannt) besondere Erwähnung. Sie wirkt vor allem allgemein entspannend und krampflösend, aber auch speziell auf Gebärmutterkrämpfe (Wehen). Außerdem fördert Bryophyllum die aufbauende regenerative Tendenz, vor allem wenn die Frau angespannt ist und eine »kopflastige« Neigung hat. In der Behandlung der vorzeitigen Wehen wird es als Pulver, Tabletten, Tropfen und im Extremfall per Infusion gegeben. Nebenwirkungen sind nicht bekannt.

Frühgeburt

Der Zeitpunkt der Geburt ist für ein Kind ganz wesentlich. An den errechneten Termin halten sich bekanntlich nur die wenigsten. Manche wollen früher kommen, andere später. Was das Kind damit ausdrücken will, wissen wir nicht, aber diese Freiheit kann man ihm ab einem bestimmten Zeitpunkt lassen. Es ist gut, daß die Zeiten der programmierten Geburtshilfe weitgehend vorbei sind.

Man spricht von einer Frühgeburt, wenn das Kind vor der 37. Schwangerschaftswoche geboren wird. Die untere Grenze liegt heutzutage ungefähr bei der 25. Woche, darunter hat das Kind keine oder kaum Überlebenschancen. Das große Spektrum zwischen der 25. und der 37. Woche bietet unterschiedliche Probleme. Ein Kind aus der 36. Woche ist häufig munter und fit und kann sich ohne weitere Einschränkungen entwickeln. Dagegen wird ein Neugeborenes aus der 26. Woche vielleicht wochenlang künstlich beatmet und lange Zeit im Brutkasten auf der Intensivstation einer Kinderklinik oder Kinderabteilung liegen. Für diese ganz Kleinen sind die Risiken für Komplikationen entsprechend groß.

Daß diese Kinder ein geringes Gewicht haben und so klein sind, ist nicht das Hauptproblem. Entscheidender ist die Unreife einiger Organe. So können durch Unreife der Lungenbläschen Schwierigkeiten mit der Atmung und der Sauerstoffaufnahme auftreten. Dadurch und durch eine erhöhte Blutungsneigung können wiederum Hirnblutungen oder auch andere Komplikationen entstehen. Unter Umständen resultieren hieraus mehr oder weniger schwerwiegende und bleibende Schäden für die psychomotorische Entwicklung. Außerdem haben diese zu jungen Kinder eine erhöhte Anfälligkeit für Infektionen.

Obwohl die Fortschritte in der Behandlung dieser Frühgeborenen enorm sind, bleiben die Kinder im Anfang sehr gefährdet. Dazu kommt, daß es eine erhebliche Belastung für die Beziehung zwischen Eltern und Kind bedeutet, wenn die ersten Lebensmonate auf einer Intensivstation verbracht werden müssen. Die körperliche Nähe und Wärme muß entbehrt werden, und Angst und Sorgen sind zunächst sicher ständig anwesend. Erst in letzter Zeit gibt es einige Kinderkliniken, in denen die enge Beziehung zu Mutter oder Vater als therapeutisch hilfreich betrachtet und somit ermöglicht und gefördert wird. Hier wird den mutigen und erfolgreichen Methoden der Wiener Kinderärztin Marcovich gefolgt (s. Lit.).

Es wird vieles zur Vorbeugung oder Vermeidung von Frühgeburten getan. Trotzdem gelingt dies häufig nicht.

Anlaß zur Frühgeburt geben die vorzeitigen Wehen, der vorzeitige Blasensprung, die Insuffizienz des Muttermundes und die Wachstumsverzögerung des Kindes. Die vorzeitigen Wehen wurden im vorangehenden ausführlich behandelt.

Insuffizienz des Muttermundes

Normalerweise ist der Muttermund während der Schwangerschaft fest geschlossen. Ein festes Bindegewebe hält den Druck des Kindes auf den »Ausgang« der Gebärmutter aus. Gegen Ende der Schwangerschaft wird dieses Gewebe unter Einfluß von Hormonveränderungen und Wehen weicher, und der Muttermund öffnet sich allmählich.

Die Insuffizienz des Muttermundes oder Cervixinsuffizienz bedeutet eine Bindegewebsschwäche dieses »Verschlusses«. Wenn das Ungeborene größer wird und mehr Druck auf den Muttermund ausübt, öffnet sich dieser allmählich, ohne daß Wehen vorhanden sind. So droht – je nach Schwangerschaftswoche – eine Fehlgeburt oder eine Frühgeburt. Die reine Muttermundinsuffizienz kommt jedoch höchst selten vor. Meistens sind vorzeitige Wehen die Ursache einer Muttermundsverkürzung und -eröffnung.

Als mögliche Behandlung der Cervixinsuffizienz wird eine *Cerclage*, das sogenannte Muttermundbändchen, angelegt, womit der Muttermund »zugebunden« wird. Der Nutzen dieses Eingriffs wird unter Fachleuten widersprüchlich diskutiert. Da die echte Insuffizienz aber so selten vorkommt, ist dieser Eingriff auch selten notwendig. Ist bei einer Schwangeren in der Vergangenheit wiederholt eine späte Fehlgeburt aufgrund einer Insuffizienz eingetreten, kann eine vorbeugende Cerclage in der 14.-18. Woche erwogen werden. Ob eine Cerclage in späteren Wochen wesentlich zur Verlängerung der Schwangerschaft beiträgt, ist fraglich. Nach der 28.–32. Woche wird heute keine Cerclage mehr empfohlen. Wenn neben der Insuffizienz auch vorzeitige Wehen im Spiel sind, kann eine Cerclage diese Wehentätigkeit sogar anregen.

Als Alternative zu der Cerclage in der zweiten Schwangerschaftshälfte gilt das sogenannte Arabin-Pessar, ein Gummiring, der um den Muttermund gelegt wird und diesen geschlossen hält.

Vorzeitiger Blasensprung

Man spricht von einem vorzeitigen Blasensprung, wenn Fruchtwasser abgeht, bevor Wehen eingesetzt haben (s. auch S. 350). Wenn die Blase nach der 37. Woche »springt«, wird in der Regel eine baldige Entbindung angestrebt. Oft wird ein Blasensprung Wehen auslösen. Bleiben diese aus, müssen sie eventuell medikamentös angeregt werden. Die Blase kann aber auch viel früher aufgehen und so eine Frühgeburt oder sogar eine Fehlgeburt verursachen.

Die schwerwiegendste Komplikation beim vorzeitigen Blasensprung ist die sogenannte aufsteigende Infektion. Normalerweise bietet die Fruchtblase dem Kind einen idealen Schutz gegen jegliche Bakterien. Fällt dieser Schutz weg, können Bakterien aus dem Scheidenbereich hochwandern und sich rasch in der Fruchthöhle vermehren. So entsteht eine Infektion, die sowohl das Kind als auch die Eihäute, den Mutterkuchen und gegebenenfalls die Gebärmutter befallen kann. Wenn diese Situation nicht schnell und adäquat behandelt wird, kann sie für Mutter und Kind sehr gefährlich werden.

Das Vorgehen im Falle eines Blasensprungs vor der 36. Woche ist abhängig von der Schwangerschaftswoche und weiteren individuellen Gegebenheiten. Abzuwägen ist das Risiko der Infektion gegen das der Frühgeburt. Bei einem Blasensprung in z.B. der 28. Woche ist das eine schwere Entscheidung. Auf jeden Fall ist eine stationäre Aufnahme mit strenger Bettruhe notwendig. Wenn keine Anzeichen einer Infektion vorhanden sind, kann man versuchen, Zeit zu gewinnen. Dies kann eine wochenlange Behandlung bedeuten. Dabei wird häufig eine Lungenreifung (s.u.) durchgeführt wie auch eine antibiotische Behandlung zur Vorbeugung einer Infektion. Gegebenenfalls kann es nötig sein, wehenhemmende Medikamente einzusetzen. Gelingt es nicht, eine Infektion zu vermeiden, wird es zur Entbindung kommen müssen, was möglicherweise einen Kaiserschnitt bedeutet. Kinder, die durch eine aufsteigende Infektion bei vorzeitigem Blasensprung infiziert wurden, müssen, vor allem wenn es sich um ein Frühgeborenes handelt, oft auf der Kinderintensivstation antibiotisch behandelt werden.

Gelegentlich kann ein vorzeitiger Blasensprung sich wieder schließen, und die Schwangerschaft wird sich normal weiterentwickeln. Fruchtwasser wird von den Eihäuten ständig neu gebildet und wieder aufgenommen, deshalb liegt ein Kind nach solch einem wiedergeschlossenem Blasensprung nicht »trocken«.

Auch die Wachstumsverzögerung des Kindes kann der Grund

für eine bewußt gewählte Frühgeburt sein (s. auch S. 287). Wenn das Kind zunehmend schlechter mit Sauerstoff versorgt wird, deshalb nicht mehr wächst und in eine kritische Situation gerät, kann das mittels Ultraschall, Doppler und CTG-Untersuchungen meist rechtzeitig festgestellt werden. Unter Umständen kann dies bedeuten, daß das Kind besser im Brutkasten weiterversorgt wird als in der Gebärmutter. In einem solchen Falle muß es auf schonendstem Wege, also per Kaiserschnitt, auf die Welt geholt werden.

Lungenreifung

Den Problemen, die durch die Unreife der Lungen beim Frühgeborenen auftreten können, läßt sich zum Teil vor der Geburt durch eine sogenannte *Lungenreifungsbehandlung* vorbeugen. Wenn die drohende Frühgeburt rechtzeitig erkannt wird und nicht zu schnell verläuft, wird der Mutter über zwei Tage per Spritze ein Cortison-Präparat (Celestan) verabreicht (in Ausnahmefällen wird ein anderes Medikament, Ambroxol, bevorzugt). Dies bewirkt eine Reifebeschleunigung der kindlichen Lungen. Eventuell kann diese Behandlung nach zehn Tagen noch einmal wiederholt werden. Frühgeborene Kinder, die so »vorbehandelt« wurden, haben deutlich weniger Probleme mit der Atmung und der Sauerstoffversorgung.

Es ist natürlich nicht nötig, alle Frauen mit vorzeitigen Wehen so zu behandeln. Nur wenn zu erwarten ist, daß eine Frühgeburt sich nicht verhindern läßt und die Schwangerschaft noch in einem Alter ist, in dem diese Atemprobleme auftreten können (manche Ärzte nehmen die 34. Woche als Grenze, andere die 36.), kann diese Behandlung in Erwägung gezogen werden.

Wachstumsverzögerung

Während der Vorsorgeuntersuchungen wird immer darauf geachtet, ob das Kind gut wächst. Wachstum gilt als deutlichstes Zeichen dafür, daß es dem Ungeborenen gut geht und die Versorgung und Ernährung ausreichend ist. Mutter und Hebamme oder Arzt sind zufrieden, wenn festgestellt wird, daß das Kind wieder ein Stück größer geworden ist.

Die gängigste Methode, um dies festzustellen, ist die Bestimmung der Höhe der Gebärmutter (Fundusstand) – z.B. zwei Querfinger oberhalb des Nabels oder drei Querfinger unterhalb des Rippenbogens – oder die Messung des Abstandes zwischen Schambein und oberem Rand der Gebärmutter mit einem Meßband (Symphyse-Fundus-Abstand).

Mit Ultraschall kann die Größe des Kindes noch genauer gemessen werden. Dabei wird in der Frühschwangerschaft der Abstand zwischen Kopf und Steiß (Schädel-Steiß-Länge, SSL) und der Abstand zwischen beiden Schläfen (Biparietaler Durchmesser, BIP) genommen; in der späteren Schwangerschaft neben dem BIP die Länge des Oberschenkelknochens (Femurlänge, FL) und der Querdurchmesser des Rumpfes (Abdominotransversaler Durchmesser, ATD) wie auch andere Maße.

Die meisten modernen Ultraschallgeräte können anhand der so erfaßten Werte eine Schätzung des momentanen Gewichtes und der Schwangerschaftswoche geben. Diese technische Möglichkeiten sind aber mit Vorsicht zu genießen. Es wird nämlich auf diese Weise eine Genauigkeit vorgetäuscht, die mit der Wirklichkeit nicht unbedingt übereinstimmt. Wenn ein Wert z.B. zwei Millimeter größer oder kleiner gemessen wurde, was durchaus möglich ist, errechnet der Computer schon eine andere Schwangerschaftswoche. Außerdem wird mit solchen Berechnungen immer ein Mittelwert angegeben, zu dem man sich die Streubreite hinzudenken muß. So ist der Mittelwert des BIPs in der 36. Woche 93 mm, wo-

287

bei aber alles, was zwischen 86 und 99 mm liegt, als »normal« gilt. Deshalb sind diese Computerberechnungen der Ultraschalldaten sorgfältig zu interpretieren.

Warum werden Wachstum und Größe soviel Bedeutung beigemessen? Es darf doch große und kleine Kinder geben?

Das eigentliche Problem, das man rechtzeitig entdecken möchte, ist die Unterversorgung des Kindes. Bekommt es über längere Zeit etwas zuwenig Ernährung und Sauerstoff über den Mutterkuchen, wird es zuerst mit einem geringerem Wachstum darauf reagieren. Wenn die Versorgung sich nicht bessert, sondern noch knapper wird, wird es weniger lebhaft werden. Es wird träge, und die Kindsbewegungen nehmen ab (was die Schwangere selbst merken kann). Es bleibt aber noch genügend Sauerstoff für die lebenswichtigen Organe wie Gehirn, Herz und Nieren übrig. Kann durch eine ausgeprägte Unterversorgung aber auch der Bedarf dieser Organe nicht mehr gedeckt werden, gerät das Kind in Lebensgefahr.

Man nennt diese Ursache der Wachstumsverzögerung auch die unzureichende Funktion des Mutterkuchens (Plazentainsuffizienz). Die Ursachen wiederum der Plazentainsuffizienz können in einer Gestose oder Bluthochdruck (s. S. 244), im Rauchen, in Mangelernährung oder in körperlicher oder seelischer Erschöpfung liegen, aber häufig ist keine eindeutige Erklärung oder Ursache nachweisbar.

Neben der Plazentainsuffizienz sind als weitere Ursachen der Wachstumsverzögerung anzuführen: bestimmte Fehlbildungen, manche Infektionskrankheiten und die Mehrlingsschwangerschaft (s. S. 296).

Die echte Plazentainsuffizienz, die eine Bedrohung für das ungeborene Leben sein kann, kommt relativ selten vor. Da dies aber so schwerwiegende Konsequenzen haben kann, wird eine Wachstumsverzögerung manchmal überinterpretiert und überbehandelt.

Das Problem der »Normwerte«

Es ist nicht leicht, die Diagnose Wachstumsverzögerung klar zu stellen. So wie es kleine und große Kinder bei der Geburt gibt, so gibt es sie natürlich auch vor der Geburt. Reife Neugeborene, die am Termin geboren werden, gelten als »normalgewichtig«, wenn das Geburtsgewicht etwa zwischen 2500/2800 und 4200/4500 g liegt. Diese große Spannbreite kann es deshalb auch schon am Ende der Schwangerschaft geben.

In der Frühschwangerschaft läßt sich noch mit ziemlicher Genauigkeit sagen, wieviel z.B. die Schädel-Steiß-Länge in der 13. Woche betragen soll. Andererseits kann man bei unbekannter Schwangerschaftsdauer aus den gemessenen Werten schließen, in welcher Woche die Schwangerschaft sich befindet. Die Spannbreite des »Normbereiches« ist in den ersten Monaten noch recht schmal. Im letzten Drittel der Schwangerschaft ist es nicht mehr möglich, anhand der Ultraschallmessung die Schwangerschaftswoche zu bestimmen, da die individuellen Größenverhältnisse zunehmend eine Rolle spielen. Viele Bedingungen spielen da eine Rolle wie die Größe und das Ausgangsgewicht der Mutter (mehr als die des Vaters), ihre Lebensweise und Ernährung und ob es das erste oder das dritte Kind ist, und anderes.

Für die Diagnose Wachstumsverzögerung hat eine einzige Ultraschallmessung wenig Bedeutung, da es nicht um eine absolute Größe geht, sondern um einen Verlauf. Zeigt der Verlauf von z.B. zweiwöchigen Messungen eine Abnahme des Wachstums und damit ein Abflachen der Wachstumskurve, dann spricht das für eine Wachstumsverzögerung, und zwar meist aufgrund einer Plazentainsuffizienz. Ein kontinuierliches Wachstum mit womöglich niedrigen Einzelwerten spricht hingegen für ein normales Wachstum bei einem kleinen Kind.

Einen Eindruck über die Funktion der Plazenta kann man auch über die Bestimmung der sogenannten Plazentahormone Oestriol und HPL bekommen. Auch hierfür gilt, daß Einzelwerte weniger Aussagekraft haben als die Kontrolle von mehreren Werten.

Mit der Doppleruntersuchung läßt sich der Ernst einer Unterversorgung ermitteln. Früher als mit dem CTG ist mit Doppler eine bedrohliche Unterversorgung festzustellen. Diese Situation tritt selten auf, aber entscheidend wichtig ist die rechtzeitige Erkennung, um eingreifen zu können.

Behandlungsmöglichkeiten

Wenn ein Kind zwar etwas kleiner ist als »normal«, aber ein normales Wachstum aufweist, braucht es selbstverständlich nicht behandelt zu werden. Liegen dagegen deutliche Anzeichen einer Mangel- oder Unterversorgung vor wie Wachstumsverzögerung und eventuell auffällige Verläufe der Hormonwerte, dann ist eine intensive Betreuung und Überwachung von Mutter und Kind notwendig, des weiteren muß versucht werden, die Versorgung zu verbessern. Unter Umständen ist dafür eine stationäre Aufnahme erforderlich.

Ist die Mangel- oder Unterversorgung auf Erkrankungen der Mutter – Bluthochdruck, Gestose oder Zuckerkrankheit – zurückzuführen, müssen diese natürlich zuerst behandelt werden. Selbstverständlich muß das Rauchen eingestellt werden und die Ernährung ausgewogen und ausreichend sein. Die sonstige Behandlung besteht aus einer Verbesserung der Durchblutung des Mutterkuchens, um dessen Funktion zu fördern. Dafür kann meistens nicht mehr getan werden als Bettruhe. Durch die Ruhe wird die Durchblutung der Unterleibsorgane verbessert. Die Kräfte der Mutter werden nicht für andere Anstrengungen gebraucht und sind nur für das Kind da.

Manchmal wird zusätzlich versucht, die Durchblutung mit Medikamenten zu fördern, was aber nur in bestimmten Situationen Erfolg bringt. Es wird z. B. Magnesium und manchmal Partusisten gegeben, um die Gebärmutter optimal zu entspannen. Diese Medikamente gelten nicht als allgemeine Behandlung der Wachstumsverzögerung. Die individuellen Umstände entscheiden, ob und welche Maßnahmen nötig sind. In der anthroposophischen Medizin und in der Naturheilkunde gibt es auch andere Behandlungsansätze.

Manchmal ist es für Ärzte schwierig, als Behandlung nur Bettruhe zu »verschreiben« und sonst nichts Therapeutisches tun zu können. Genauso gibt es Patientinnen, die meinen, daß Bettruhe und Kontrollen allein unzureichend sind, und die deshalb eine »richtige« Therapie wünschen. Deshalb wird manchmal medikamentös mehr getan, als sinnvoll oder nötig ist.

Es ist leicht einsehbar, daß Anspannung, seelischer Streß und Sorgen keinen förderlichen Einfluß auf die Versorgung des Kindes haben können. Wie schwer es in solchen Situationen auch sein mag: Der Versuch, Gelassenheit und Zuversicht zu üben, wird sich lohnen. Ähnlich, wie wir das für die vorzeitigen Wehen beschrieben haben, ist eine entspannte gelöste Seelenverfassung die beste Voraussetzung für das Gedeihen des Kindes.

Zusammenfassung: Die echte Wachstumsverzögerung mit Mangel- oder Unterversorgung kann eine ernsthafte Bedrohung für das Ungeborene bedeuten. Mit den modernen diagnostischen Verfahren ist dies in der Regel rechtzeitig zu erkennen. Obwohl die Behandlungsmöglichkeiten relativ gering sind, ist im Ernstfall durch eine vorzeitige Entbindung, meistens Kaiserschnitt, zu helfen.

Die echte Wachstumsverzögerung kommt nur sehr selten vor. Durch Fehlinterpretation der Ultraschallmessungen, zu starkes Festhalten an den sogenannten Normwerten und aus Angst, eine gravierende Komplikation nicht zu erkennen, wird diese Diagnose öfter gestellt als nötig. »Besser zuviel als zuwenig« trifft hier insofern nicht zu, da die Diagnose als solche viel Angst, unnötige Kontrollen und unter Umständen sogar unnötige Eingriffe bedeuten kann.

Die Mitte zwischen Vertrauen und Kontrolle zu finden, ist bei diese Fragestellung schwierig. Es wird sowohl von der Einstellung des Arztes oder der Hebamme als auch von den werdenden Eltern abhängen, ob und wie diese Mitte gefunden wird.

Terminüberschreitung

Nur etwa 5% der Kinder werden an dem errechneten Termin geboren. Trotzdem messen viele diesem Tag ziemliche Bedeutung bei, nicht nur die werdenden Eltern, sondern auch Verwandte und Bekannte. Wenn der Tag verstrichen ist, ohne daß das Kind geboren wurde, entsteht schon eine gewisse Unruhe. Es kommen zunehmend erwartungsvolle oder neugierige Nachfragen und Anrufe, was nicht gerade zur Gelassenheit und Ruhe der Mutter beiträgt. Viele Mütter ahnen aber, daß das Kind wohl selbst wissen wird, wann es geboren werden will. Diese Mütter oder Eltern warten lieber ab und wollen sich nicht zu schnell die Verantwortung abnehmen lassen.

Die meisten Kinder werden in der Zeit zwischen zwei Wochen vor bis zwei Wochen nach dem Termin geboren. Wenn die Geburt nicht eingeleitet wird, werden etwa 5% mehr als vierzehn Tage später geboren. In den deutschsprachigen Ländern spricht man bei mehr als zehn Tagen von einer *Übertragung*, vorher ist es nur eine Terminüberschreitung. In den englischsprachigen Ländern liegt diese Grenze bei vierzehn Tagen.

Ein Problem bei der Überschreitung und Übertragung ist die Frage, wie sicher der Termin ist. Unsicher ist er, wenn die letzte Regelblutung nicht gewußt wird, wenn der Zyklus unregelmäßig war (z.B. mal 25 und mal 35 Tage), oder wenn die Schwangerschaft kurz nach Absetzen der Pille oder während der Stillzeit eingetreten ist, so daß der eigene Zyklus nicht bekannt ist. Bei solcher Terminunklarheit kann durch zwei Ultraschallmessungen in der Frühschwangerschaft ein annähernder Termin errechnet werden. Wäre eine vermeintliche Überschreitung auf einen Rechenfehler oder Meßfehler zurückzuführen (was keine Ausnahme ist), dann würde unter Umständen zu früh eine Geburtseinleitung gemacht.

Gegen Ende der Schwangerschaft treten einige Veränderungen ein. Der Muttermund wird weicher und kürzer und öffnet sich manchmal schon ein wenig, es treten vermehrt Kontraktionen oder leichte Wehen ein, die Fruchtwassermenge nimmt allmählich ab, wodurch das Kind weniger Bewegungsfreiheit bekommt, und die sogenannte Käseschmiere (Vernix) auf der Haut und im Fruchtwasser verschwindet. Wenn im Ultraschall noch viel Fruchtwasser mit Vernix zu sehen ist und der Muttermund noch fest geschlossen ist, dann wird keine Übertragung vorliegen, auch wenn die Berechnungen darauf hindeuten würden.

Grünes Fruchtwasser und Unterversorgung

Ein Grund der Unruhe, die bei den Eltern, Verwandten und manchmal auch bei den Ärzten oder Hebammen entstehen kann, wenn der Termin immer mehr überschritten wird, sind die Komplikationen, die auftreten können. Diese sind hauptsächlich das grüne Fruchtwasser und die Unterversorgung des Kindes.

Grünes Fruchtwasser entsteht durch die erste Verdauung des Kindes (Mekonium). Normalerweise hat es erst nach der Geburt seinen ersten Stuhlgang, es sei denn, es ist vor oder während der Geburt (vorübergehend) in Not geraten (es macht sozusagen »aus Angst in die Hose«). Da grünes Fruchtwasser als Zeichen einer durchgemachten Notsituation angesehen werden kann, ist es ein Grund, nicht länger zu warten und die Geburt einzuleiten. Grünes Fruchtwasser kommt nur selten bei Übertragung vor. Häufiger liegen andere Ursachen wie Unterversorgung und Sauerstoffmangel vor. Da die Geburt für die Kinder mehr oder weniger Streß bedeutet, ist grünes Fruchtwasser keine Seltenheit und kann meistens gelassen und ohne Panik hingenommen werden. Nach der Geburt werden Mundhöhle und Nase dieser Kinder meistens abgesaugt, damit das Fruchtwasser nicht in die Lunge kommt. Die *Unterversorgung* bei der Übertragung kann ebenfalls ein Problem werden. Die Versorgungsmöglichkeiten des Mutterkuchens nehmen gegen Ende der Schwangerschaft ab, dagegen nimmt der Bedarf des Kind zu, so daß irgendwann dieser Bedarf nur noch mangelhaft gedeckt werden kann. Das kann im Extremfall zur Mangelversorgung und schließlich zur Unterversorgung führen.

Was wird gemacht, wenn der Termin überschritten ist?

Die Vorgehensweise bei Terminüberschreitung wird unterschiedlich gehandhabt. Manche Ärzte bestehen schon einige Tage nach dem Termin auf einer Geburtseinleitung (s. S. 352), andere vertreten eine engmaschigere Überwachung, warten aber bei unauffälligen Befunden ruhig ab. Nach zehn bis zwölf Tagen wird dann meist doch eingeleitet. Was gemacht wird, braucht natürlich nicht nur von der Einstellung des Arztes abzuhängen. Selbstverständlich werden auch die Eltern gefragt. Im Bereich der Naturheilkunde gibt es einige Medikamente, die eine wehenfördernde Wirkung haben und bei Terminüberschreitung verabreicht werden können. Je nach Konstitution und dem geburtshilflichen Befund kann unter anderem Frauenwurzel (Caulophyllum), Wanzenkraut (Cimicifuga) oder Küchenschelle (Pulsatilla) gegeben werden.

Die Überwachungsmethoden bei Terminüberschreitung sind die normalen Vorsorgeuntersuchungen mit CTG und gegebenenfalls Ultraschall, Doppler, Plazentahormonbestimmung, CTG-Belastungstest und Fruchtwasserspiegelung. Diese letzten Methoden brauchen nicht routinemäßig eingesetzt zu werden, sondern nur bei besonderem Anlaß. Auch die Beobachtung der Kindsbewegungen ist wichtig. Wenn diese deutlich weniger oder anders werden, kann das ein Grund sein, noch einmal kontrollieren zu lassen.

Bei der *Fruchtwasserspiegelung* wird mit einem röhrenförmigen Instrument durch den leicht eröffneten Muttermund auf die Fruchtblase geschaut, um zu sehen, ob das Fruchtwasser noch klar oder schon grün geworden ist und ob noch Vernixflocken vorhanden sind. Diese Methode ist nur mäßig zuverlässig. Deshalb besteht unter den Fachleuten zunehmend Zweifel über ihren Stellenwert bei Terminüberschreitung, so daß sie von vielen nicht mehr gemacht wird.

Der *Wehen-Belastungstest* ist das medikamentöse Hervorrufen von Wehen über eine kurze Zeit, unter ständiger CTG-Überwachung, um beurteilen zu können, wie das Kind auf den Wehenstreß reagiert. Wehen sind nicht nur für die Mutter anstrengend, sondern auch für das Kind. Während einer Wehe nimmt nämlich die Blutversorgung des Mutterkuchens für kurze Zeit ab und somit auch die Sauerstoffversorgung des Kindes. Wird das Kind nur grenzwertig gut versorgt, kann ein CTG in Ruhe optimal aussehen, bei der Belastung durch Wehen aber können Zeichen der Mangelversorgung auftreten. In einem solchen Fall kann nicht länger abgewartet und muß das Kind geboren werden (meistens per Kaiserschnitt). Alternative Methoden zum Belastungstest mittels Wehentropf sind Kniebeugen oder Wehenanregung durch Brustwarzenstimulierung.

Die Häufigkeit der Untersuchungen hängt von individuellen Faktoren und von den erhobenen Befunden ab.

Lag kein Rechen- oder Meßfehler vor und ein Kind wird nach einer reellen Terminüberschreitung oder Übertragung geboren, dann wird es keine Käseschmiere mehr haben und die typischen Waschfrauenhände (und Füße) zeigen. Ohne Schutz der Käseschmiere weicht die Haut im Fruchtwasser auf und wird schrumpelig.

Zusammenfassung: Die wenigsten Kinder halten sich an den Geburtstermin. Terminüberschreitungen sind deshalb normal. Bei den wenigsten Schwangerschaften wird es zu einer echten Übertragung (mehr als 10 bis 14 Tage über Termin) kommen. Terminunklarheit, Rechen- und Meßfehler sind nicht selten die Ursache einer vermeintlichen Übertragung. Die Risiken einer Terminüberschreitung und Übertragung sind geringer, als die Intensität der Überwachung nach Verstreichen des Termins manchmal vermuten läßt.

Trotz der guten Möglichkeiten, die Geburt einzuleiten, bringt die Ahnung, aus Ehrfurcht vor dem Ungeborenen nicht unnötig den Moment der Geburt herbeizusteuern, viele zu einer abwartenden Haltung. Auch hier gilt, daß Gelassenheit im Verein mit den notwendigen Kontrollen selbst die Zeit nach dem »magischen« Termin zu einem schönen letzten Abschnitt der Schwangerschaft werden lassen kann.

Mehrlingsschwangerschaft

Wenn in Afrika Zwillinge geboren werden, ist das ein großes Fest. Kommen Drillinge, ist das ein solch besonderer Segen Gottes, daß die ganze Umgebung jubelt und singt.

Auch in unseren Regionen sind Zwillinge etwas Besonderes. Einem Kinderwagen mit Zwillingen wird auf der Straße meist mit einem Lächeln begegnet. Bei den Eltern ist die Reaktion auf die Geburt von Zwillingen oder gar Drillingen eher etwas gemäßigter und vermischt mit dem Gedanken an die Mehrarbeit, die dadurch auf sie zukommt. Es bedeutet eine größere Herausforderung als bei Einlingen.

Wie muß es für ein Ungeborenes sein, wenn es während dieser neun Monate in der dunklen, geborgenen, warmen Umhüllung nicht allein ist, wenn ein anderer auch anfängt, sich zu bewegen und Platz einnehmen will? Was haben die zwei oder drei miteinander zu tun, wenn sie schon so früh alles miteinander teilen?

Statistisch gesehen gibt es auf 85 Geburten eine Zwillingsgeburt, auf 85 mal 85 eine Drillingsgeburt und auf 85 mal 85 mal 85 Vierlinge. Dies betrifft das natürliche Vorkommen von Mehrlingen. Durch die eisprungfördernden Maßnahmen im Rahmen einer Fertilitätstherapie und auch durch die IVF (Retortenbefruchtung) sind Mehrlinge viel häufiger geworden (s. S. 186).

Eineiig oder zweieiig?

Es sind eineiige und zweieiige Zwillinge zu unterscheiden. Etwa 30% der natürlich vorkommenden Zwillinge sind eineiig, 70% zweieiig. Die Eineiigen haben genau die gleichen Erbanlagen und sind demnach immer vom gleichen Geschlecht. Die Zweieiigen können so unterschiedlich sein wie zwei normale Geschwister, sie können verschiedene Geschlechter haben oder auch das gleiche.

Die eineiigen Zwillinge entstehen, wenn eine Samenzelle eine Eizelle befruchtet und diese sich in zwei Embryoanlagen teilt. Die Zweieiigen entstehen, wenn zwei Samenzellen zwei Eizellen befruchten, d.h. es müssen zwei Eisprünge fast gleichzeitig stattgefunden haben.

Die Zwillinge mit einer gemeinsamen Fruchtblase sind immer eineiig. Wenn zwei Fruchtblasen vorliegen, gibt es zwei Möglichkeiten. Besteht die Trennwand zwischen den Fruchtblasen aus zwei Schichten, dann sind sie eineiig. Sind es vier Schichten, dann können es sowohl eineiige als auch zweieiige Zwillinge sein. Haben im letzten Fall die Kinder verschiedene Geschlechter, müssen sie zweieiig sein, haben sie das gleiche Geschlecht, so ist nicht direkt herauszufinden, ob es sich um ein- oder um zweieiige handelt.

Nur das Vorkommen von eineiigen Zwillingen hat eine vererbbare Komponente. Tritt dies in der Verwandtschaft gehäuft auf, besteht eine größere Chance, daß es wieder vorkommt.

Besonderheiten und Risiken

Mehrlinge bedeuten nicht nur nach der Geburt, sondern auch schon vorher eine besondere Belastung für die Frau, die auch eigene Risiken birgt. Die Besonderheiten und erhöhten Risiken der Mehrlingsschwangerschaft sollen hier kurz behandelt werden. Schon in der Frühschwangerschaft können die üblichen Beschwerden wie Übelkeit und Erbrechen verstärkt auftreten. Auch später werden die gängigen Schwangerschaftsbeschwerden stärker und belastender sein.

Normalerweise dauert eine Zwillingsschwangerschaft keine 40 Wochen, sondern ein paar Wochen weniger. Es treten öfter vorzeitige Wehen ein, und die verschließende Funktion des Muttermundes läßt eher nach. Demzufolge ist es öfter nötig, den Muttermund und die Gebärmutter durch Bettruhe zu entlasten. Auch andere Maßnahmen gegen vorzeitige Wehen müssen öfter getroffen werden.

Die Gestose (Ödeme, Bluthochdruck und Eiweiß im Urin) tritt bei Mehrlingsschwangerschaften auch etwas häufiger auf (s. S. 245).

Durch den erhöhten Bedarf der Kinder können Mangelzustände wie Eisenmangel schneller auftreten. Eine ausgewogene Ernährung ist hier noch wichtiger als bei Einlingen.

In sehr seltenen Fällen gibt es im Bereich des Mutterkuchens Verbindungen zwischen den Blutgefäßen der beiden Kinder, so daß eins der beiden auf Kosten des anderen schneller wächst. Das kleinere wird dann zunehmend im Wachstum zurückliegen, bis es sogar direkt gefährdet werden kann. Durch Ultraschalluntersuchungen sind solche Situationen in der Regel rechtzeitig zu bemerken.

Aufgrund der genannten Risiken werden Mehrlingsschwangerschaften intensiver kontrolliert und überwacht. Mit der häufigeren Durchführung der Vorsorge sind diese Risiken gering zu halten.

Über die Besonderheiten der Zwillingsgeburt s. S. 232.

Blutgruppe und Schwangerschaft

Bei der ersten Vorsorgeuntersuchung wird bei jeder Schwangeren die Blutgruppe bestimmt. Jede Blutgruppe zeigt bestimmte Erkennungsmerkmale (Antigene) auf den roten Blutkörperchen (Erythrozyten). Hierdurch bekommt das Blut eine beschränkt individuelle Prägung und kann nicht beliebig an andere weitergegeben werden. Es gibt zwei wichtige Antigen-Systeme: das ABO- und das Rhesus-System. Das ABO-System besteht aus den Merkmalen A und B. Jemand kann auf seinen Erythrozyten das Antigen A haben, oder B, oder A und B (nennt sich Blutgruppe AB), oder weder A noch B (nennt sich 0, null).

Das Rhesus-System bezieht sich auf das Rhesus-D-Antigen, das sowohl bei Rhesusaffen als auch beim Menschen vorkommt. Beim Menschen ist dieses Antigen auf den roten Blutkörperchen entweder vorhanden (Rhesus positiv) oder nicht (Rhesus negativ). Ungefähr 82% der Bevölkerung sind Rhesus-positiv, 18% negativ.

Diese beiden Systeme (ABO und Rhesus) bestehen unabhängig voneinander, und alle Kombinationen sind möglich (A-negativ, 0-positiv, AB-positiv, usw.). Daneben gibt es noch einige andere Merkmale, die aber nur selten von Bedeutung sind.

Die Rhesusproblematik

Für die Schwangerschaft hat vor allem der Rhesusfaktor eine Bedeutung. Wenn die Mutter Rhesus-negativ ist und der Vater Rhesus-positiv (oder umgekehrt), wird das Kind in drei von vier Fällen positiv. Man spricht in der Vererbungslehre davon, daß der Rhesusfaktor sich *dominant* vererbt. Nur die Konstellation, wenn die Mutter negativ und Vater und ungeborenes Kind beide positiv sind, kann Probleme verursachen.

Da die Blutkreisläufe von Mutter und Kind getrennt sind, können die Blutkörperchen nicht von einem zum anderen gelangen. Der Mutterkuchen läßt sie nicht durch. Trotzdem ist es möglich, daß kleine Mengen kindlichen Blutes während der Entbindung und seltener auch während der Schwangerschaft in das mütterliche Blut geraten. Auch bei einer Fehlgeburt oder einem Schwangerschaftsabbruch können kindliche rhesus-positive Erythrozyten in das Blut der Mutter gelangen. Der mütterliche Organismus kann auf diese fremden Antigene mit der Bildung von Antikörpern reagieren. Das ist eine Abwehrreaktion des Immunsystems gegen körperfremde Substanzen. Das Rhesus-Antigen ist für diese Mutter fremd.

Wenn keine vorbeugenden Maßnahmen ergriffen werden (was heute kaum noch vorkommt), bilden sich in der genannten Konstellation (Mutter neg., Vater und Kind pos.) bei etwa 4% der Fälle Antikörper bei der Mutter. Rhesus-Antikörper werden übrigens auch dann gebildet, wenn jemand mit Rhesus-negativer Blutgruppe versehentlich eine Rhesus-positive Bluttransfusion bekommt.

Diese Antikörper bleiben womöglich lebenslang erhalten. Sie sind vergleichbar mit den Antikörpern, die einen Menschen immun machen gegen eine bestimmte Infektionskrankheit. Erst bei einer nächsten Schwangerschaft werden diese Rhesus-Antikörper Probleme verursachen. Bei der ersten Schwangerschaft einer Rhesus-negativen Mutter können also keine Rhesus-Antikörper vorhanden sein (wenn kein Transfusionsfehler vorliegt). Ist das Kind bei einer nächsten Schwangerschaft wieder Rhesus-positiv und hat die Mutter Rhesus-Antikörper gebildet, kann das schwerwiegende Folgen für das Kind haben. Da Antikörper viel kleiner sind als Blutkörperchen, können diese im Gegensatz zu den Blutkörperchen von der Mutter durch den Mutterkuchen zum Kind gelangen. Mütterliche Antikörper und kindliche Rhesus-Antigene verbinden sich miteinander, dadurch werden die kindlichen Erythrozyten geschädigt und gehen zugrunde. Größere Mengen kindlicher roter Blutkörperchen werden abgebaut, und es entsteht eine

Blutarmut des Ungeborenen (Morbus haemolyticus, Krankheit des vermehrten Blutabbaus). Die Folgen der Blutarmut, die unterschiedlich ausgeprägt sein kann, sind zweierlei:

- erstens bleibt nur noch eine geringere Kapazität für den Sauerstofftransport;
- zweitens entsteht durch den erhöhten Abbau des Blutes eine hohe Konzentration des Abbaustoffes Bilirubin, ein Gelbfarbstoff.

Vor der Geburt gelangt dieser Gelbfarbstoff durch den Mutterkuchen zu der Mutter und wird von ihr ausgeschieden. Nach der Entbindung können Mutterkuchen und Mutter diesen Dienst nicht mehr übernehmen. Obwohl beim Kind nun der verstärkte Abbau durch die mütterlichen Antikörper nachläßt, ist in den ersten Tagen noch ein Überhang des Bilirubins vorhanden. Da der kindliche Organismus diesen noch nicht so schnell verarbeiten und ausscheiden kann, entsteht eine schwere Neugeborenen-Gelbsucht.

Diese ernsthafte Komplikationen sind aber heutzutage durch die Anti-D-Verabreichung eine Seltenheit geworden.

Neugeborenen-Gelbsucht (Ikterus neonatorum)

Über die Neugeborenen-Gelbsucht wurde bereits geschrieben (s. S. 139). Tritt dieses Gelbwerden innerhalb der ersten vierundzwanzig Lebensstunden auf, liegt fast immer eine Rhesus-Unverträglichkeit im Sinne des oben beschriebenen Abbaus von kindlichen Erythrozyten durch mütterliche Rhesus-Antikörper vor. Das ist die ernste Form der Neugeborenen-Gelbsucht.

Unabhängig von der Ursache können durch hohe Konzentrationen des Bilirubins kindliche Gehirnschädigungen mit bleibenden Folgen entstehen, wenn nicht rechtzeitig behandelt wird. Die Behandlung besteht bei mäßig hohen Werten aus einer UV-Lichttherapie, bei höheren Werten muß unter Umständen ein Blutaustausch gemacht werden. Der größte Teil des kindlichen Blutes wird durch gespendetes Blut mit der gleichen Blutgruppe ersetzt, um damit die zu hohen Konzentrationen an Bilirubin schneller abbauen zu können.

Blutarmut des Ungeborenen

Ist der Abbau des kindlichen Blutes durch mütterliche Rhesus-Antikörperwirkung derart, daß eine ausgeprägte Blutarmut eintritt, kann die Sauerstoffversorgung des Kindes unzureichend werden. In seltenen Fällen kommt es dadurch zu Wasseransammlungen im kindlichen Gewebe, zu Eiweißverlust und schließlich zu Organschädigungen. Das kann vor oder kurz nach der Geburt sogar zum Tode führen, wenn es nicht rechtzeitig entdeckt und behandelt wird. Abhängig von der Schwangerschaftswoche sind jedoch verschiedene Behandlungen möglich, die zu besprechen nicht mehr in den Rahmen dieses Buches gehört.

Die Anti-D-Prophylaxe

Zu den beschriebenen schweren Folgen einer Rhesus-Unverträglichkeit kommt es heute kaum noch. Dank der Anti-D-Prophylaxe (Prophylaxe = Vorbeugung) kann verhindert werden, daß die Rhesus-negative Mutter, auch wenn sie ein wenig Rhesus-positives kindliches Blut bekommt, Antikörper bildet. Wenn der Mutter innerhalb von 48 bis 72 Stunden nach der Entbindung Rhesus-Antikörper (Anti-D-Immunglobuline) gespritzt werden, verbinden sich diese zugefügten Antikörper mit den eventuell vorhandenen kindlichen Erythrozyten. So wird das kindliche Rhesus-Antigen unwirksam gemacht, noch bevor das mütterliche Immunsystem mit der Bildung von eigenen Antikörpern darauf reagieren kann. Auf diese Weise wird verhindert, daß die Mutter überhaupt gegen das Rhesus-Antigen sensibilisiert wird, d.h. Antikörper bildet.

Diese Anti-D-Spritze sollte allen Rhesus-negativen Mütter gegeben werden, die ein Rhesus-positives Kind geboren haben (deshalb wird bei den Kindern dieser Mütter direkt nach der Geburt aus dem Nabelschnurblut die Blutgruppe bestimmt), so wie allen Rhesus-negativen Frauen, die eine Fehlgeburt oder einen Abbruch hatten (wobei die Blutgruppe des Kindes natürlich unbekannt ist). Auch bei Blutungen in der Frühschwangerschaft bekommen Rhesus-negativ Schwangere Anti-D gespritzt, da auch dann schon kindliches Blut zur Mutter übertreten kann.

Außerdem wird seit einigen Jahre jeder Rhesus-negativen Schwangeren in der 28. Woche eine zusätzliche Anti-D-Prophylaxe empfohlen. Dies ist eingeführt worden, um einer Rhesus-Sensibilisierung aufgrund des selten vorkommenden Blutübertritts vom Kind zur Mutter während der letzten drei Schwangerschaftsmonate vorzubeugen. Die Wirkung dieser Prophylaxe hält etwa zwölf Wochen an, und so werden in den genannten seltenen Fällen die kindlichen Rhesus-positiven Erythrozyten von den eingespritzten Antikörpern »abgefangen«, bevor die Mutter selbst Rhesus-Antikörper bildet. Wenn mit Sicherheit bekannt ist, daß der Vater des Ungeborenen auch Rhesus-negativ ist, muß das Kind auch diese Blutgruppe haben, und es kann auf diese Prophylaxe verzichtet werden.

Der sogenannte Antikörper-Suchtest, der im Mutterpaß eingetragen wird, wird bei Rhesus-negativen Schwangeren am Anfang der Schwangerschaft und in der 28. Woche (bevor die zusätzliche Injektion gegeben wird) durchgeführt. Hiermit kann bestimmt werden, ob Antikörper bei der Mutter vorhanden sind, d.h. ob eine Sensibilisierung gegen den Rhesus-Faktor stattgefunden hat. Wenn Rhesus-Antikörper da sind, können diese bei einer vorigen Schwangerschaft (auch Fehlgeburt oder Abbruch) oder durch eine falsche Bluttransfusion entstanden sein, oder aber es hat ausnahmsweise während dieser Schwangerschaft eine Sensibilisierung durch kindliche Erythrozyten stattgefunden. In einem solchen Falle ist das Ungeborene dieser Schwangerschaft gefährdet, eine intensive Begleitung und Kontrolle ist nötig, um die oben beschriebenen Komplikationen rechtzeitig zu entdecken und zu behandeln. Durch die vorbeugenden Maßnahmen der Anti-D-Prophylaxe sind solche Komplikationen jedoch heutzutage eine Seltenheit geworden.

Das Rätsel

Es bleibt ein ungelöstes Rätsel der Natur, warum bei bestimmten Elternkonstellationen das zweite und die nachfolgenden Kinder unter Umständen lebensgefährlich bedroht werden können. Warum kann die Mutter durch das erste Kind so sensibilisiert werden, daß sie dadurch nachkommende Kinder vor der Geburt im gewissen Sinne abwehrt? Und warum passiert das dann nur manchmal und nicht immer in solch einer Konstellation? Natürlich ist diese Frage mit den Wirkungen der Rhesus-Sensibilisierung zu beantworten, so, wie man die Frage, »warum hast du mich geschlagen?« beantworten kann mit, »weil meine Hand dich so kräftig berührt hat«.

Das Leben gibt uns ständig Rätsel auf, vor allem, wenn es mit Krankheit, Heilung, Geburt und Sterben zu tun hat. Diese Rätsel brauchen nicht gelöst zu werden, um therapeutisch damit umgehen zu können. Es ist ein Segen, daß die unmittelbar verursachenden Rhesus-Wechselwirkungen erkannt wurden, so daß ein vorbeugendes Eingreifen möglich ist. Das Rätsel ist damit aber noch nicht gelöst.

Der Zuckerhaushalt in der Schwangerschaft

Der Zucker ist der wichtigste »Brennstoff« im Körper. Er wird größtenteils in Form von Kohlenhydraten aufgenommen und im Körper umgesetzt. Mit Hilfe des Hormons Insulin gelingt es dem Organismus, den Zucker weiter zu integrieren und aus dem Blut in die eigentlichen Stoffwechselprozesse in die Körperzellen aufzunehmen. So trägt Insulin dazu bei, das empfindliche Gleichgewicht zwischen zuviel und zuwenig Zucker im Blut herzustellen und zu bewahren.

Um die Bedeutung des Zuckerstoffwechsels in der Schwangerschaft und dessen Entgleisungsgefahr verständlich zu machen, gehen wir zuerst kurz auf die Zuckerkrankheit, unabhängig von der Schwangerschaft ein.

Zuckerkrankheit während der Schwangerschaft

Wie empfindlich der Körper auf den Umgang mit Zucker reagiert, zeigen die Menschen, die zuckerkrank sind. Wenn sie sich nicht an die Diätvorschriften halten und zur rechten Zeit Insulin spritzen oder Medikamente einnehmen, kann es leicht zu einem zuviel oder zuwenig an Zuckergehalt im Blut führen. Durch einen zu hohen Blutzucker können ausgeprägte Störungen des Stoffwechsels, bleibende Organschäden und im Akutfall Bewußtlosigkeit auftreten. Bei zu niedrigen Blutzuckerwerten kommt es zu Hungergefühl, Schwäche, Unruhe, Schwitzen, Zittern und auch hier im Extremfall zu Bewußtlosigkeit. Es ist vor allem das Insulin, das dafür sorgt, daß der Zucker im Blut nicht zu hoch bleibt, sondern in die Stoffwechselprozesse aufgenommen wird. Ohne Hilfe des Insulins bleibt der Zucker als eine Art Fremdstoff im Blut. Bei zu hohen Blutzuckerwerten kommt es zu einer Ausscheidung des

Zuckers mit dem Urin. So entsteht der »süße Urin« und damit der Name Diabetes mellitus (= honigsüßer Durchfluß).

Der Organismus eines Zuckerkranken kann von sich aus den Zucker nicht ausreichend aus dem Blut in den Körper aufnehmen und damit auch den Zuckergehalt im Blut nicht im richtigen Gleichgewicht halten. Er ist dafür auf helfende Maßnahmen von außen angewiesen. Manchmal ist dies mittels Diät und gleichmäßiger Verteilung der Mahlzeiten über den Tag (z.B. lieber sechs kleine Mahlzeiten als drei größere) möglich. In anderen Fällen muß regelmäßig Insulin gespritzt werden, um zu hohen Blutzuckerwerten vorzubeugen.

Die Besprechung der weiteren, zum Teil ernsthaften Folgen der Zuckerkrankheit gehört nicht mehr in den Rahmen dieses Buches.

Der Zuckerstoffwechsel in der Schwangerschaft

Das Ungeborene ist für seine Energiezufuhr hauptsächlich von dem mütterlichen Blutzucker abhängig. Störungen oder Schwankungen in der Höhe des Blutzuckers der Mutter können somit direkte Konsequenzen für das Kind haben.

Für den Organismus einer Schwangeren ist es schwieriger als sonst, den Zuckerstoffwechsel zu lenken, das Gleichgewicht des Blutzuckers zu halten und die weitere Aufnahme und Verwendung des Zuckers im Körper zu regulieren, weil während der Schwangerschaft weniger Insulin gebildet wird. Außerdem ist dieses Insulin weniger wirksam. Deshalb sind Entgleisungen des Zuckerstoffwechsels mit zu hohem Blutzuckerspiegel in der Schwangerschaft keine Seltenheit. Liegt eine Neigung zur Zuckerkrankheit vor, die sich aber bis dahin noch nicht geäußert hat, kann diese in der Schwangerschaft zum ersten Mal auftreten.

Schwangerschaftszucker (17, 18) (Gestationsdiabetes) ist in der Regel eine milde Form der Zuckerkrankheit, die sich zeitlich auf die Dauer der Schwangerschaft beschränkt. Vorher gab es sie nicht, sie entsteht im Laufe der vierzig Wochen und ist nachher wieder verschwunden. Sie kommt ungefähr bei eins auf dreißig bis fünfzig Schwangeren vor.

Wir nannten es eine milde Form, weil sie bei der Schwangeren nur selten Beschwerden verursacht. Deshalb wird sie auch häufig übersehen, wenn nicht gezielt danach gesucht wird. Für das Kind sind die Folgen jedoch meist nicht so gering. Die häufigsten Folgen sind:

- hohes Geburtsgewicht (über 4500 gr.), so daß entsprechende Probleme bei der Geburt entstehen können;
- verzögerte Reifung der Organe (vor allem der Lunge), so daß ein Neugeborenes aus der 40. Woche vielleicht die Reifung der 37. Woche hat. Speziell bei Frühgeborenen kann dies Probleme verursachen;
- Mangelversorgung des Kindes durch Beeinträchtigung des Mutterkuchens;
- direkt nach der Geburt können bei dem Kind vorübergehend Entgleisungen des Stoffwechsels eintreten;
- im späteren Alter haben diese Kinder ein gering erhöhtes Risiko, zuckerkrank zu werden;
- weiter kann es bei der Mutter häufiger zu einer Gestose (s. S. 245) kommen so wie zu Blasen- oder Nierenbeckenentzündungen.

Störungen des Zuckerstoffwechsels in der Frühschwangerschaft, was in der Regel nur bei schlecht eingestellten Patientinnen mit einem schon vorher bestehenden Diabetes vorkommt, können mit einem erhöhten Fehlbildungsrisiko einhergehen.

Die klassischen Erscheinungen der Zuckerkrankheit, wie oben beschrieben, gibt es beim Schwangerschaftszucker nicht. Deshalb wird er bei der Schwangerenvorsorge häufig übersehen. Zur Vermeidung der kindlichen Folgen ist aber die rechtzeitige Erkennung und gegebenenfalls Behandlung wichtig.

Nur aufgrund eines Zuckerbelastungstestes ist es möglich, die

Diagnose Schwangerschaftszucker zu stellen. Hierzu wird eine bestimmte Menge Zuckerwasser getrunken, einige Zeit später wird dann der Blutzuckerwert bestimmt. So wird klar, wie der Körper auf Zucker reagiert und den Blutzuckerspiegel regulieren kann.

Die deutsche Diabetes-Gesellschaft empfiehlt als Suchtest bei jeder Schwangeren einen vereinfachten Belastungstest durchzuführen. Andere meinen, daß nur bei bestimmten Risikofaktoren oder Vermutungen der Test gemacht werden sollte.

Diese Risiken sind:

- Zuckerkrankheit in der Verwandtschaft (Eltern oder Großeltern);
- Übergewicht;
- Alter über 35;
- ein voriges Kind mit einem Geburtsgewicht über 4000 g;
- bestimmte Probleme bei einer vorigen Geburt, die auf einen Schwangerschaftszucker hinweisen (s.o.);
- Zucker im Urin bei der Vorsorge.

Diese Untersuchungen werden erst seit einigen Jahren im Rahmen der Vorsorge vermehrt durchgeführt, ein allgemeiner Suchtest ist zur Zeit noch nicht generell eingeführt worden.

Liegt ein Schwangerschaftszucker vor, so ist eine Behandlung mittels Diät in der Regel ausreichend. Regelmäßige Blutzuckerkontrollen sowie eine intensive Begleitung und Überwachung der Schwangerschaft sind notwendig. Nur selten ist es nötig, mit Insulin zu behandeln.

Zusammenfassung: Schwangerschaftszucker ist eine nicht seltene Störung des Zuckerstoffwechsels, die sich auf die Zeit der Schwangerschaft beschränkt und von der Schwangeren meistens nicht bemerkt wird. Durch die erhöhten Blutzuckerwerte können zum Teil ernsthafte Folgen für das Ungeborene entstehen. Erst in den letzten Jahren werden vermehrt gezielte Untersuchungen empfohlen und durchgeführt, um diese Komplikation rechtzeitig zu erkennen und zu behandeln.

Die Schilddrüse und Jod

Die Schilddrüse befindet sich im Halsbereich und ist normalerweise nicht sicht- und tastbar. Als Drüse gibt sie Hormone ab, die mit der Intensität vieler Stoffwechselprozesse zusammenhängen. Wer eine Schilddrüsenüberfunktion hat, ist meistens mager, kann unruhig und gereizt sein und unter Herzrasen, Transpirieren und Durchfällen leiden. Bei einer Schilddrüsenunterfunktion mit zuwenig Hormonen sind die meisten Stoffwechselprozesse zu träge. Diese Menschen frieren leicht, sind oft müde und vergeßlich und neigen zu Übergewicht und Verstopfung. Auch Fruchtbarkeitsstörungen können zum Teil auf eine Schilddrüsenunterfunktion zurückzuführen sein.

Eine vergrößerte Schilddrüse ist keine Seltenheit. Sie kann bei einem Jodmangel entstehen. Jod ist ein Spurenelement, das für den Aufbau der Schilddrüsenhormone notwendig ist. Bei zuwenig Jod versucht die Schilddrüse, die erforderliche Hormonmenge doch zu bilden, und wird dadurch größer, d.h. sichtbar und tastbar. Man spricht von einem Struma oder Kropf.

Jodmangel ist weitaus die häufigste und harmloseste Ursache eines Kropfes, andere Ursachen sind Entzündungen oder Knotenbildung. In Gegenden, in denen das Trinkwasser zu wenig Jod enthält, wird häufig empfohlen, den Jodbedarf über jodiertes Speisesalz und den wöchentlichen Verzehr von Meeresfisch zu ergänzen. Meersalz ist jodarm und kann deshalb diese Aufgabe nicht übernehmen. Selten kann bei ausgeprägterem Jodmangel nicht nur ein Kropf, sondern auch eine Unterfunktion der Schilddrüse entstehen.

Während der Schwangerschaft besteht ein erhöhter Bedarf an Schilddrüsenhormonen. Gleichzeitig wird vermehrt Jod durch die Nieren ausgeschieden. Der Jodbedarf ist deshalb erhöht – auch noch während der Stillzeit –, so daß es schneller zu einem Jodmangel kommt. Ist dieser eingetreten, bekommt das Kind in der Regel auch zuwenig Jod. So kann es vorkommen, daß ein Kind mit einer vergrößerte Schilddrüse auf die Welt kommt. Auch während der Stillzeit ist das Kind für seinen Jodbedarf von der Mutter abhängig. Wenn eine Frau während der Schwangerschaft oder Stillzeit einen Kropf oder sogar Anzeichen einer Unterfunktion entwickelt, wird zuerst eine Blutuntersuchung durchgeführt und gegebenenfalls ein Ultraschall der Schilddrüse veranlaßt. Besagt das Ergebnis, daß die Hormonwerte normal sind und die Schilddrüse gleichmäßig vergrößert ist, wird in der Regel ein Jodmangel die Ursache sein.

Während der Schwangerschaft und Stillzeit wird allen Frauen empfohlen, beim Kochen jodiertes Salz zu verwenden und unter Umständen auch zusätzlich Jodtabletten (200 µg pro Tablette) einzunehmen. Der Jod-Tagesbedarf während der Schwangerschaft und Stillzeit beträgt etwa 250 µg. Zuviel Jod wird ohne Probleme von den Nieren wieder ausgeschieden, so daß die Gefahr einer Überdosierung nicht besteht. Dies ist im einzelnen mit dem betreuenden Arzt zu besprechen.

Während des ersten Halbjahres nach der Entbindung kann es außer dem Jodmangel auch noch zu einer anderen Schilddrüsenstörung kommen. Vor allem, wenn Frauen länger als etwa zehn Wochen über Müdigkeit, Niedergeschlagenheit, körperliche Schwere oder andere Anzeichen einer Über- oder Unterfunktion der Schilddrüse klagen, ist es sinnvoll, die Schilddrüsenfunktion zu überprüfen.

Zusammenfassung: Während der Schwangerschaft und Stillzeit besteht ein erhöhter Bedarf an Jod. Bei Jodmangel kann bei der Schwangeren ein Kropf entstehen, und manchmal bei den Ungeborenen auch. Deshalb ist die Verwendung von jodiertem Salz und eventuell die Einnahme von Jodtabletten anzuraten. In der ersten Zeit nach der Entbindung kann es ebenfalls zu Entgleisungen der Schilddrüse kommen, die jedoch meist von selbst nach mehreren Monaten verschwinden.

Zum Thema »Folsäure«

In den letzten Jahren ist festgestellt worden, daß ein Mangel eines bestimmten Vitamin B, nämlich der Folsäure, mit dem Vorkommen von Spina bifida, dem »offenen Rücken« zu tun hat (19). Folsäure ist ein Vitamin, das in gängiger Vollwertkost ausreichend vorhanden ist, solange nicht ein erhöhter Bedarf besteht wie z.b. bei Frauen, die anti-epileptische Medikamente einnehmen, oder bei Schwangeren. Bei Folsäuremangel entsteht eine spezielle Form der Blutarmut.

Darüber hinaus ist entdeckt worden, daß Folsäuremangel in der frühesten Schwangerschaft einen Einfluß auf die Bildung der kindlichen Wirbelsäule und des Rückenmarks hat. Bei Frauen, die während der ersten sechs Wochen der Schwangerschaft (vier Wochen nach Konzeption) einen Folsäuremangel aufweisen, soll laut umfangreicher statistischer Untersuchungen ein gering erhöhtes Risiko auf ein Kind mit Spina bifida bestehen.

Das bezieht sich in Deutschland auf etwa 1 von 1000 Schwangerschaften (0,1 %). Wenn eine Frau schon einmal ein Kind mit offenem Rücken hatte, steigt dieses Risiko auf etwa 6%.

Dieses Wiederholungsrisiko läßt sich auf etwa ein Drittel bis ein Viertel senken, wenn die Frau ab vier Wochen vor der Konzeption bis acht Wochen nachher Folsäuretabletten einnimmt. Deshalb wird jeder Frau mit dieser Vorgeschichte empfohlen, ab dem Moment, wo nicht mehr verhütet wird und sie wieder schwanger werden will, täglich Folsäure zu sich nehmen.

Ob das allgemeine Risiko in Deutschland, einem Land mit relativ guten Ernährungsgewohnheiten und -möglichkeiten (im Vergleich zu anderen Ländern), durch eine generelle Gabe von Folsäure an alle Frauen, die beabsichtigen, schwanger zu werden, noch gesenkt werden kann, ist noch nicht klargestellt. In anderen Ländern, z.B. in Ungarn, ist dies wohl nachgewiesen worden. Von mancher Seite wird diese pauschale Empfehlung deshalb schon gegeben.

Schwangerschaft bei bestehenden Krankheiten

Es gibt chronische Erkrankungen, die eine ständige Medikamenteneinnahme erfordern. Bei anderen Krankheiten ist der Spielraum des gesunden Gleichgewichtes sehr eng geworden, so daß außergewöhnliche Belastungen zu einer Verschlimmerung oder zu einem Schub führen können. Selbstverständlich kann auch bei Frauen mit solchen Erkrankungen der Wunsch nach einer Schwangerschaft und einem Kind bestehen. Nur manchmal werden sie durch die Angst (möglicherweise unbegründet), die Erkrankung könnte sich verschlimmern oder könnte einen ungünstigen Einfluß auf das Ungeborene haben, von einer Schwangerschaft abgehalten.

Welche Auswirkungen können verschiedene Krankheiten – oder deren Medikamente – auf die Entwicklung einer Schwangerschaft haben? Kann eine Schwangerschaft den Verlauf einer bestehenden Krankheit beeinflussen? Für einige Krankheiten werden wir eine orientierende Antwort auf diese Fragen geben. In Einzelfall muß dies natürlich ausführlich mit den behandelnden Ärzten besprochen werden.

Zuckerkrankheit (Diabetes mellitus)

In Vorangegangenen ist schon einiges über den Zuckerhaushalt und über die Form der Zuckerkrankheit, die nur während der Schwangerschaft auftritt, ausgeführt worden.

Bei der normalen Zuckerkrankheit unterscheidet man im wesentlichen zwei Typen: Typ 1 muß mit Insulinspritzen behandelt werden (umfaßt etwa 10% der Diabetiker); Typ 2 wird mit Diät und Tabletten, also ohne Insulin behandelt (umfaßt größtenteils übergewichtige und etwas ältere Menschen).

Für Frauen mit einer Zuckerkrankheit ist es wichtig zu wissen, welchen Einfluß ihre Krankheit auf die Schwangerschaft hat. Größere Schwankungen der Blutzuckerwerte in der Frühschwangerschaft erhöhen eindeutig das Fehlbildungs- und Fehlgeburtsrisiko des Kindes. Aus diesem Grunde sollte, wenn möglich, schon *vor* dem Eintreten der Schwangerschaft unter ärztlicher Leitung eine optimale Blutzucker-Einstellung mit Hilfe eines eigenen Blutzucker-Meßgerätes erlernt werden. Die Wirkung des Insulins ändert sich unter dem Einfluß der veränderten Umstände der Schwangerschaft. Für den Diabetes Typ 1 bedeutet dies, daß höhere Insulinmengen nötig werden, immer abgestimmt auf die gemessenen Werte.

Für den Diabetes Typ 2 bedeutet dies, daß schon vor Eintreten der Schwangerschaft die Tabletten abgesetzt und statt dessen eine Insulin-Therapie angefangen werden muß. Mit der Tabletten-Therapie ist die notwendige Stabilität des Blutzuckerspiegels nicht zu erlangen, so daß die genannten Fehlbildungen eintreten können. Ob dieses Fehlbildungsrisiko auch eine Nebenwirkung der Tabletten ist oder nur durch die Blutzuckerschwankungen zu erklären ist, ist nicht bekannt. Insulin hat keine negativen Nebenwirkungen für das Ungeborene.

Während der gesamten Schwangerschaft ist durch häufige Kontrollen der Blutzuckerwerte der wechselnde Bedarf an Insulin zu bestimmen. Die Schwangerschaft einer Diabetikerin muß unter intensiver Überwachung von spezialisierten Internisten und Frauenärzten stehen. Bei optimalem Blutzuckerspiegel ist ein normaler Verlauf der Schwangerschaft und ein normales Kind zu erwarten. So gesehen hat ein gut eingestellter Diabetes weder einen negativen Einfluß auf die Schwangerschaft noch auf das Kind. Die Schwangerschaft an sich hat auch keinen Einfluß auf den Verlauf der Zuckerkrankheit.

Das Neugeborene wird durch die erbliche Belastung, die auch vom Vater stammen kann, im späteren Leben ein erhöhtes Risiko haben, zuckerkrank zu werden.

Epilepsie

Epilepsie ist eine relativ häufig vorkommende neurologische Erkrankung. Etwa 1 von 200 Schwangeren wird wegen diese Anfallserkrankung medikamentös behandelt. Für diese Frauen oder Eltern stellen sich folgenden Fragen:

- Sind die anti-epileptischen Medikamente schädlich für das Ungeborene?
- Welchen Einfluß hat die Schwangerschaft auf die Anfallsneigung? Und hat die Epilepsie als solche einen Einfluß auf das Kind?
- Ist Epilepsie erblich?
- Darf trotz Medikamenteneinnahme gestillt werden?

Die Einflüsse der Therapie und die der Epilepsie als solcher auf das Ungeborene sind schwierig voneinander zu unterscheiden. Feststeht, daß Kinder mit einem epileptischen Elternteil ein erhöhtes Fehlbildungsrisiko haben. Wenn in der allgemeinen Bevölkerung die Fehlbildungsrate 0,1% beträgt, dann sind dies hier etwa 0,3%. Das Risiko ist damit zwar dreimal so groß, aber die Chance auf ein Kind ohne Fehlbildung liegt immer noch bei 99,7 Prozent! Der Einfluß der Medikamente scheint dabei nur zweitrangig zu sein. Die meisten antiepileptischen Medikamente können in der Schwangerschaft weiter gegeben werden, nur eine Gruppe (Valproinsäure) sollte möglichst nicht gebraucht werden. Eine engmaschige neurologische Betreuung muß auch während der Schwangerschaft gewährleistet sein, um eine optimale Dosierung der Medikation zu erzielen.

Bei einer Minderheit der epileptischen Schwangeren kann es zu einer erhöhten Anfallsbereitschaft kommen, bei den meisten bleibt diese aber unverändert.

Eine Epilepsie, die medikamentös behandelt werden muß, braucht also kein Grund zu sein, auf eine Schwangerschaft zu verzichten. Bei den meisten anti-epileptischen Medikamenten kann auch ohne Bedenken gestillt werden, bei einigen ist eine Blutkontrolle des Kindes sinnvoll.

Wenn eine Frau mit Epilepsie Kinderwunsch hat, ist es ratsam, dieses Thema vor dem Eintreten der Schwangerschaft mit dem behandelndem Neurologen und dem Frauenarzt/ärztin zu besprechen.

Myome und Schwangerschaft

Myome sind gutartige Wucherungen der Gebärmuttermuskulatur, die an beliebigen Stellen in der Gebärmutterwand wachsen können. Sie können klein sein und an mehreren Stellen gleichzeitig entstehen, können aber auch sehr groß werden (z.B. 20 cm Durchmesser). Manche wachsen schnell, andere nur sehr langsam. 20% der Frauen über 35 haben Myome, meistens aber ohne Beschwerden.

Die durch Myome verursachten Beschwerden sind in der Regel Schmerzen bei der Monatsblutung und/oder starke Blutungen. Es ist sehr unterschiedlich, ob und wie sehr Myome Beschwerden machen. In manchen Fällen sind diese so ausgeprägt oder die Myome so groß, daß eine Behandlung durchgeführt werden muß. Diese kann medikamentös (Hormontherapie), operativ oder eine Kombination von beiden sein.

Je nachdem, wo sich in der Gebärmutterwand ein oder mehrere Myome gebildet haben, können unter Umständen Probleme während einer Schwangerschaft entstehen:

– es kann sein, daß eine Schwangerschaft schwieriger eintritt, d.h. daß der Kinderwunsch nicht oder schwer in Erfüllung geht;
– bei ungünstiger Lage können Myome für ein erhöhtes Fehlgeburtsrisiko verantwortlich sein;
– in der späteren Schwangerschaft können gehäuft vorzeitige Wehen eintreten;
– es kommt öfter zu eine abweichenden Lage des Kindes, wie z.B. eine Querlage.

Wie groß dieses Risiko ist, läßt sich nicht pauschal sagen, da es von vielen individuellen Umständen abhängt. Im allgemeinen kann man sagen, daß die meisten Schwangerschaften trotz Myomen gut ausgetragen werden können, wobei gegebenenfalls eine wehenhemmende Therapie notwendig sein kann. Das Vorhandensein von Myomen ist nur sehr selten ein Grund, von einer Schwangerschaft abzuraten. Bei ausgeprägter Myombildung kann eine medikamentöse oder operative Behandlung *vor* Eintreten der Schwangerschaft sinnvoll sein, um die Risiken zu verringern.

Der Einfluß einer Schwangerschaft auf das Wachstum von Myomen ist nicht eindeutig vorauszusagen. In den ersten 12 Wochen können Myome größer werden, wobei das selten ein echtes Wachstum ist, sondern sich eher um eine Anschwellung handelt. Im Wochenbett bilden sie sich aber zurück.

Bei der Entbindung kommt es häufiger als normal zu einem Kaiserschnitt, da die Wehentätigkeit beeinträchtigt sein kann. Auch kann ein Myom direkt »im Wege« liegen.

Überwachung, Komplikationen und Besonderheiten bei der Geburt

Die Geburt

Die Geburt ist der lang erwartete Höhepunkt der Schwangerschaft. Die neun Monate Erwartung werden Erfüllung. Das Verborgene und sorgfältig Behütete wird sichtbar. Das Kind, das in jeder Hinsicht von der Mutter abhängig war, wird geboren und muß jetzt selbst atmen und Nahrung aufnehmen. Die Mutter darf diese Aufgaben nun abgeben, sie *muß* sie abgeben, sie muß sich trennen und das Kind gebären. Der »Ausnahmezustand« Schwangerschaft wird damit beendet. Die kleineren oder größeren Schwangerschaftsbeschwerden hören auf und das »normale« Leben fängt wieder an, jetzt aber bereichert und erweitert durch die Sorge um das neue Kind.

Die Geburt bedeutet für die werdende Mutter eine Hochleistung. Große körperliche und seelische Anstrengung und Ausdauer werden von ihr verlangt. Sie wird an die Grenze dessen kommen, was sie für sich für möglich und erträglich hält. Deshalb ist für viele Frauen die Geburt auch mit Angst und Ungewißheit verbunden. Bei einer guten Begleitung der Geburt, wenn nötig mit einer angepaßten Schmerzlinderung, kann dieses Grenzerlebnis zu einem wirklichen Höhepunkt werden.

Für das Kind ist die Geburt ein richtiger Grenzübergang. Es muß die dunkle, warme, nasse, eng umhüllte kleine Welt verlassen und wird dafür in eine helle, kalte, trockne, laute und große Welt gestoßen, wo die Arme und Beine keinen Halt mehr in der Umgebung finden. Aus dem schwimmenden, schwerelosen Zustand gerät es in die Erdenschwere. Das eigne Leben fängt an, die eigne Atmung, der eigne Hunger, der eigne Schmerz und die eigne Freude. Aber bevor es soweit ist, muß auch das Kind die Geburt durchmachen und durchleiden. Nicht nur für die Mutter ist dieses Ereignis anstrengend und werden alle Kräfte gefordert, auch das Kind muß sehr viel aushalten. Mit einer enormen Kraft zieht sich die »wehende« Gebärmutter zusammen und drückt auf das Kind, immer wieder neu mit nur kurzen Erholungspausen. Die Sauerstoffversorgung über den Mutterkuchen kann während einer Wehe etwas nachlassen. Die Anforderungen an das Kind und der Streß, dem es ausgesetzt ist, können so groß werden, daß auch das Kind es kaum aushält.

Die Geburt ist eine Hochleistung für Mutter und Kind. Dies gilt vor allem für eine erste Geburt. Beim zweiten oder dritten Kind ist der Weg schon einmal gebahnt, und es ist für die Mutter auch nicht mehr neu und unbekannt. Trotzdem gilt für jede Geburt, daß die Anforderungen an alle Reservekapazitäten für beide groß sind.

Sie können aber auch *zu* groß werden. In manchen Fällen kann es sein, daß der Streß für das Kind *zu* viel wird, daß der Wehendruck auf das Kind *zu* groß wird, daß die Sauerstoffversorgung *zu* mangelhaft wird oder daß die Geburt *zu* lange dauert. So können unter Umständen (lebens)gefährliche Situationen für das Kind entstehen.

Auch für die Mutter ist eine Geburt nicht ohne Risiken. Auch bei ihr können Komplikationen auftreten, die ohne Behandlung bedrohlich werden.

Geburtshilfe

Geburtshilfe ist die Kunst und die »Kunde« von der Art und Weise, Kind und Mutter bei der Geburt so zu begleiten, daß Überforderungen und bedrohliche Situationen rechtzeitig gesehen werden, um zu helfen, zu lindern oder einzugreifen. Deshalb muß der

Geburtshelfer das Befinden von Mutter und Kind intensiv verfolgen und beurteilen. Gibt es Anzeichen, daß es dem Kind nicht mehr gut geht, oder daß sich bei der Mutter Komplikationen ankündigen, muß entsprechend gehandelt werden. Wird die Geburt der Natur überlassen, was in vielen Ländern noch der Fall ist, ist sowohl die kindliche als auch die mütterliche Sterblichkeit während oder kurz nach der Geburt noch relativ hoch.

Der Mensch ist durch seine Entwicklung in die Lage gekommen, sich ein umfangreiches Wissen über die Natur anzueignen und auf sie einzuwirken. Dadurch ist eine Kultur entstanden, die den Menschen aus seiner unmittelbaren Abhängigkeit von der Natur befreit hat. Er ist der Natur nicht mehr ausgeliefert, er kann eingreifen, lenken, fördern, aber auch vernichten. Daß diese Entwicklung neben den positiven Seiten auch viele Schattenseiten hat, die unter Umständen katastrophale Folgen haben können, braucht hier nicht weiter erläutert zu werden.

Es ist die *Kunst* der Geburtshilfe, die natürlichen Vorgänge geschehen zu lassen und zu beobachten. Und es ist die *Kunde* der Geburtshilfe, die richtige Hilfe im richtigen Moment zu leisten, wenn sich Schwierigkeiten anbahnen.

Betreuung und Überwachung

Wie ist ein zuverlässiger Eindruck vom Befinden des Kindes unter der Geburt zu bekommen? Wie ist die Geburt so zu begleiten und zu betreuen, daß Mutter und Kind sich geborgen und sicher fühlen – und dies auch sind?

Eine erfahrene Hebamme kann bei einer Geburt oft nicht sagen, woher ein gutes oder ein ungutes Gefühl über den Geburtsverlauf kommt. Sie bildet sich ihr Urteil aufgrund vieler kleiner Anzeichen und Beobachtungen an der Frau, und natürlich aufgrund ihrer Erfahrungen. Je intensiver sie Kontakt mit der Gebärenden hatte, desto zuverlässiger wird ihre Aussage sein.

Ein erfahrener Frauenarzt oder Geburtshelfer weiß, daß er den Eindruck oder das Urteil mancher Hebamme mindestens genau so ernst nehmen muß wie die Ergebnisse der medizinisch-technischen Geburtsüberwachung. Im Idealfall können sich beide Methoden, die der einfühlsamen Beobachtung oder intuitiven Beurteilung und die der apparativen Überwachung, gut ergänzen.

Eine »Nebenwirkung« der modernen apparativen Überwachung ist die Tatsache, daß die Notwendigkeit einer intensiven Kontaktsuche und Wahrnehmung nicht mehr so zwingend gegeben ist. Deshalb drohen diese mehr intuitiven Fähigkeiten bei Hebammen und Ärzten zu verkümmern. Die technische Überwachung und die Notwendigkeit, sich »objektiv« abzusichern, haben zur Folge, daß die Geburtshelfer sich nicht mehr so auf ihre Intuition verlassen.

Geburtsmedizin und Geburtskunst

Mit der fortschrittlichen Entwicklung der Geburtshilfe in den letzten Jahrzehnten ist die Zahl der Komplikationen bei Mutter und Kind sehr zurückgegangen. Dies ist nicht nur auf die verbesserte medizinische Ausbildung oder auf das Wissen und Können der Ärzte und Hebammen zurückzuführen. Eine ebenso große Rolle spielen die zivilisatorischen Errungenschaften und der allgemein gestiegene Lebensstandard, aber natürlich auch die Tatsache, daß die Vorsorgeuntersuchungen heute von fast allen Schwangeren in Anspruch genommen werden.

Mit den modernen medizinischen Möglichkeiten im Kreißsaal – wie CTG-Überwachung, Mikroblutuntersuchungen des Ungeborenen und Ultraschall usw. – können Notsituationen wie Sauerstoffmangel unter der Geburt rechtzeitig entdeckt werden. Durch eine schnelle Beendigung der Geburt, nötigenfalls mittels Kaiserschnitt, läßt sich die negative Auswirkung eines Sauerstoffmangels auf das kindliche Gehirn vermeiden.

Mit diesen Errungenschaften ist aber auch eine Einstellung zur Geburtshilfe entstanden, die die Geburt für ein Hochrisiko-Geschehen hält, das unter ständiger Intensivüberwachung stehen muß. Dabei hat sich die Ansicht verbreitet, die Geburt dürfe nicht länger primär der Natur überlassen werden, sondern gehöre in den Bereich der Intensivmedizin. Das geht auch mit einem starken Anstieg der Kaiserschnitte einher, was zum Teil auf eine Überbehandlung aus Vorsicht zurückzuführen ist. Diese extreme Richtung, die in manchen Kliniken noch betrieben wird, ist allerdings schon wieder über ihren Höhepunkt hinweg.

Außerdem wurde zunehmend erkannt, daß die kalte technisch-medizinische Umgebung und die mangelnde einfühlsam-persönliche Betreuung auf die Gebärende und damit auf den Geburtsverlauf keine günstige Auswirkung hat.

Auch andere Schattenseiten dieser Entwicklung wurden mehr und mehr sichtbar und öffentlich kritisiert, sowohl von seiten der Eltern als auch der Hebammen. Die werdenden Eltern konnten intime und emotionale Aspekte der Geburt im Kreißsaal kaum noch er- und ausleben. Den Hebammen wurde bewußt, daß ihnen ihre eigentliche Arbeit geraubt worden war und sie zu Handlangern der Geburtstechnik gemacht wurden.

Gegenbewegungen wie »Zurück zur Natur« und »Natürliche Geburtshilfe ohne Technik« kamen auf. Alternative Geburtshäuser wurden gegründet und Hausgeburten wieder neu gelobt. Manchmal wurden dabei wiederum die Vorteile und Errungenschaften der Medizin übersehen.

Wie oben schon angedeutet, kann eine moderne und humane Geburtshilfe zur Synthese von Kunst und Kunde werden; die intime Wahrnehmung von Mutter und Kind könnte durch die nüchternen apperativen Ergebnisse ergänzt werden. Dies setzt eine intensive Zusammenarbeit von Hebamme und Arzt voraus.

In Abhängigkeit von den Umständen muß immer wieder neu und undogmatisch eine Mitte zwischen menschlich-natürlicher Geburtshilfe und apperativer Geburtsmedizin gefunden werden. Im offenen Gespräch zwischen den Eltern, der Hebamme und dem Arzt kann über den Ort der Entbindung gesprochen werden (s. S. 107). Erfahrene Hebammen können auch in häuslicher Umgebung mit nur wenigen Hilfsmitteln das Befinden von Mutter und Kind beurteilen.

Es geht weniger um die Frage des Wo als um das Wie und mit Wem. Unser Anliegen ist eine Geburtshilfe, die in der Geburt ein intimes Wunder der Menschwerdung sieht und zugleich die Möglichkeiten der modernen Medizin akzeptiert, um für Risiken gerüstet zu sein.

In folgendem Kapitel wollen wir die gängigen Überwachungsmethoden, die Komplikationen, die unter der Geburt eintreten können, und die übliche Behandlungsmethoden besprechen.

Die Dauer der Geburt

Wie lange darf eine Geburt dauern? Warum dauert sie manchmal zu lange? Was wird getan, wenn sie zu lange dauert?

Schon solche einfachen Fragen sind nicht immer eindeutig zu beantworten. Jede Geburt hat ihre eigene Prägung, ihren Charakter und ihre eigene Dauer. Dieser Dauer ist von vielen Faktoren abhängig. Erstens ist zu unterscheiden zwischen Erstgebärenden und Mehrgebärenden. Eine erste Geburt dauert meistens länger, aber auch da gibt es Ausnahmen. Weiter ist sie von der Stärke der Wehen, von der Häufigkeit der Wehen, von der Größe des Kindes, aber auch von der Entspannung der Frau abhängig. Ist die Gebärende ängstlich, verkrampft und vielleicht sehr müde, so wird der Muttermund sich viel langsamer öffnen als bei einer völlig entspannten Verfassung. Hier hat auch die Umgebung (Partner, Hebamme, Arzt, Ärztin) einen Einfluß auf die Geburtsdauer. Eine zuversichtliche ruhige Stimmung im Kreißsaal trägt sehr zu einem günstigen Geburtsverlauf bei. Aber so, wie es träge Kinder und Draufgänger gibt, so gibt es auch Kinder, die sich unter der Geburt Zeit nehmen, und andere, die schnellstens heraus wollen. Natürlich gibt es Richtlinien, wie lange eine Geburt dauern darf. Dies sind aber nur Richtlinien, die im individuellen Fall ganz anders aussehen können. So gilt für Erstgebärende, daß die Zeit vom *richtigen* Beginn der Wehen bis zur vollständigen Eröffnung des Muttermundes zehn bis zwölf Stunden dauern kann. Danach muß das Köpfchen noch tiefer in das Becken herunter kommen, bevor die Preßwehen anfangen. Diese Phase kann etwa eine Stunde dauern. Nach einer Stunde Preßwehen sollte das Kind geboren sein. Bei Mehrgebärenden sind diese Zeiten wesentlich kürzer.

Der Grund, warum eine Geburt nicht *zu* lange dauern darf, liegt darin, daß die Belastung für das Kind unter dem Wehendruck zu groß werden kann und daß es auch für die Mutter zu einer Überforderung wird. Wann dieser Zeitpunkt eintritt, ist im Einzelfall abhängig vom Befinden des Kindes und der Mutter.

Die Wehen

Die Geburtsdauer ist das Ergebnis des Zusammenspiels der Wehen mit der Spannung im Muttermund und auch des Verhältnisses zwischen der Größe des Kindes und dem mütterlichen Becken.

Die Häufigkeit und Qualität der Wehen kann die Hebamme beurteilen, wenn sie ihre Hand auf den Bauch legt. Auch mit dem Wehenschreiber bekommt man in der Regel einen Eindruck von der Wehentätigkeit. Wie stark die Frau die Wehen empfindet, ist nicht immer als Maß der Wehenstärke zu nehmen. Schwache Wehen können unter Umständen starke Schmerzen verursachen. Wenn nichts Außergewöhnliches vorliegt und gute Wehen vorhanden sind, eröffnet sich (bei Erstgebärenden) der Muttermund stündlich um etwa einen Zentimeter weiter. Um den Geburtsfortschritt zu beurteilen, wird die Hebamme deshalb regelmäßig untersuchen, wie weit der Muttermund geöffnet ist. Geht die Geburt aufgrund von zu schwachen Wehen nicht weiter, gibt es mehrere Methoden, diese zu unterstützen. Manchmal hilft Herumlaufen oder ein warmes Bad. Auch gibt es homöopathische oder pflanzliche wehenfördernde Mittel. In manchen Situationen kann es sinnvoll sein, die Fruchtblase zu öffnen, und wenn es nicht anders geht, kann ein Wehentropf nötig sein.

Durch den Wehentropf wird das Hormon Oxytocin sorgfältig verdünnt und dosiert gegeben. Dieses Hormon unterstützt das körpereigene Oxytocin bei der Förderung der Wehentätigkeit. Wenn ein Wehentropf nötig ist, bedeutet das keineswegs ein Versagen. Die Wehenkraft bleibt die eigene selbsterzeugte Tätigkeit, die nur durch das von außen zugeführte Oxytocin etwas unterstützt wird. Die Wehen werden auch nicht plötzlich viel stärkere Schmerzen bereiten. Lassen bei der werdenden Mutter nach langem Geburtsverlauf die Kräfte nach, kann es hilfreich sein, auf diese Weise die Wehen zu unterstützen.

Die Größe von Mutter und Kind

Eine weitere Ursache für einen verzögerten Geburtsverlauf bei guten Wehen ist ein relativ großer kindlicher Kopf in Vergleich zu einem relativ engen mütterlichen Becken. Manche Frauen haben ein schmales Becken, ohne daß dies etwas mit der Körpergröße zu tun hat. Wenn eine Frau mit engem Becken ein Kind mit großem Kopf bekommt, verläuft die Geburt oftmals schwieriger und länger. Ist das Mißverhältnis zu groß, kann es auch sein, daß die Geburt per Kaiserschnitt beendet werden muß. Vor der Geburt lassen sich solche Mißverhältnisse mit Ultraschall nicht mit Sicherheit vorhersagen. Erst unter der Geburt bei guter Wehentätigkeit wird deutlich, ob das Köpfchen durchpaßt.

Eine vergleichbare Situation kann entstehenn wenn das Köpfchen sich im mütterlichen Becken ungünstig gedreht hat. Gewöhnlich kommt das Kind mit dem Hinterkopf zuerst und hat das Gesicht zum Rücken der Mutter gerichtet. Bei anderen Kopfstellungen kann das Köpfchen sich manchmal noch drehen. Bleibt die Lage weiterhin ungünstig, weil das Kind »sich querstellt«, muß je nach Situation ein Kaiserschnitt gemacht werden oder ist die Hilfe der Saugglocke oder der Geburtszange nötig (s. S. 339).

Komplikationen des Kindes unter der Geburt

Die Herzfrequenz

Zur Beurteilung des kindlichen Befindens unter der Geburt stehen in erster Instanz die kindlichen Herztöne zur Verfügung. Was früher mit dem Holzrohr gehört wurde, wird heute fast ausschließlich mit dem CardioTokoGramm (CTG, s. auch S. 211) registriert. Der Vorteil der CTG-Überwachung ist, daß jetzt eine kontinuierliche Beurteilung der Herzaktion des Kindes möglich ist, wobei vor allem der Einfluß der Wehen auf die Herzfrequenz wichtig ist. Es ist in der Regel nicht nötig, daß während der ganzen Eröffnungsperiode CTG geschrieben wird. Oft sind es Absicherungsgründe, die dazu führen, daß in vielen Kliniken doch durchgehend kontrolliert wird. Für viele Frauen ist es eine Erleichterung, wenn sie auch »unverkabelt« liegen oder herumlaufen können. Nur bei kritischen Verläufen kann es nötig sein, daß ohne Unterbrechungen die Herzfrequenz registriert werden muß.

Auch während der Geburt ist es üblich, die Herzfrequenz über die Bauchdecke der Mutter zu überwachen.

In Ausnahmesituationen, d. h. wenn es schwierig ist, das CTG über die Bauchdecke zu registrieren (z.b. bei einer dickeren Bauchdecke oder einem sehr beweglichem Kind), kann die Herzfrequenz auch über eine sogenannte Schädelelektrode abgeleitet werden. Dazu wird ein feines Kabel in der Kopfhaut des Kindes befestigt. Hiermit werden die elektrischen Veränderungen, die durch den Herzschlag erzeugt werden, registriert und die Herzfrequenz daraus abgeleitet. Diese Elektrode am Kopf wird für das Kind zumindest unangenehm oder schmerzhaft sein, wobei dies aber vielleicht im Vergleich zu den Schmerzen, die durch den Wehendruck entstehen, eher gering ist. Zwingende Gründe für diese sogenannte interne Ableitung gibt es allerdings selten. In manchen Fällen kann es auch Bequemlichkeit des Kreißsaalpersonal sein, um nicht immer wieder über die Bauchdecke die Herztöne suchen zu müssen.

Wie schon in der Einleitung erwähnt, ist die Geburt nicht nur für die Mutter, sondern auch für das Kind eine große Anstrengung. Erstens wird durch die Wehen viel Druck ausgeübt, der sich vor allem auf den kindlichen Kopf konzentriert, indem dieser den Muttermund langsam weitet. Dieser zarte kindliche Kopf muß den straffen Muttermund und den engen Geburtskanal dehnen und öffnen. Wenn der Wehendruck sehr groß ist, oder wenn das Köpfchen nicht soviel aushalten kann – z.b. bei einer Frühgeburt –, kann die Herzfrequenz während der Wehen niedriger sein. Anschließend erholt das Kind sich wieder. Wird es aber zuviel oder hält zu lange an oder ist ein baldiges Ende der Entbindung noch nicht abzusehen, kann dieser Herzfrequenzabfall während oder auch nach einer Wehe zu einer Sauerstoffmangel- oder unterversorgung des Kindes führen. In diesem Falle muß die Geburt per Kaiserschnitt oder, wenn der Muttermund schon ganz geöffnet und das Köpfchen tief genug ist, mit der Saugglocke oder der Zange beendet werden.

Es ist aber sicher nicht so, daß es dem Kind bei jedem Herzfrequenzabfall schlecht geht. Auch in diesem »Alter« haben die Kinder einige Reserven und können schon viel ertragen. Anhand von mehrere Kriterien im CTG kann beurteilt werden, ob in Ruhe weitergemacht werden kann oder ob eingegriffen werden muß. Im Zweifelsfall besteht die Möglichkeit, während der Geburt einige Tröpfchen Blut vom kindlichen Kopf zu entnehmen. Durch diese Blutuntersuchung kann festgestellt werden, wie die Sauerstoffversorgung ist und ob es dem Kind damit noch gut geht. Man nennt das eine MikroBlutUntersuchung (MBU). In manchen Kliniken werden solche Blutuntersuchungen relativ häufig gemacht.

Der Mutterkuchen

Eine andere Ursache für eine Mangel- oder Unterversorgung während der Geburt ist eine nachlassende Funktion des Mutterkuchens. Gegen Ende der Schwangerschaft nehmen die Reserven des Mutterkuchens ab. Trotzdem wird die Versorgung des Kindes im Ruhezustand noch optimal sein.

Während einer Wehe ist die Durchblutung der Plazenta vermindert. Bei ausreichenden Reserven ist die Versorgung des Kindes gewährleistet. Reichen diese jedoch nicht mehr aus, kann es während oder nach einer Wehe zu einer kurzfristigen Unterversorgung und damit zu einem Herzfrequenzabfall kommen.

Auch hier hängt es vom Ausmaß und der Dauer der Unterversorgung und von der gesamten geburtshilflichen Situation ab, wie weiter verfahren wird. Manchmal muß mit Kaiserschnitt, Glocke oder Zange eingegriffen werden, manchmal kann weiter abgewartet werden.

Mit großer Sorgfalt wird versucht, dem Eintreten eines Sauerstoffmangels unter der Geburt vorzubeugen, um somit dem Kind einen optimalen »Grenzübergang« zu ermöglichen. Aus diesem Grund wird der Verlauf der kindlichen Herzfrequenz während der Geburt behutsam überwacht.

Die Nabelschnur

Eine dritte Ursache von kindlicher Unterversorgung ist die Nabelschnurkomplikation. Am bekanntesten ist die Nabelschnurumschlingung um den Hals des Kindes. Während der Schwangerschaft hat das Kind viel Platz, um sich in der Fruchtblase zu bewegen. Es kann auch mit der Nabelschnur »spielen« und diese sich um den Hals oder um einen anderen Körperteil schlingen.

Wenn es zur Geburt kommt und die Wehen einsetzen, wird das Kind heruntergedrückt. Dabei kann die Nabelschnur unter Spannung geraten und sich während des Wehendrucks zuziehen oder zugedrückt werden. In dem Moment läßt die Blutzufuhr zum Kinde nach, es entsteht ein Herzfrequenzabfall und gegebenenfalls ein Sauerstoffmangel. Sobald die Wehe vorbei ist und der Druck auf die Nabelschnur aufhört, normalisiert sich die Frequenz wieder. Je nach Ausprägung dieser Frequenzveränderungen und angesichts der übrigen geburtshilflichen Situation kann der Geburtshelfer beurteilen, ob ein Abwarten noch zumutbar für das Kind ist oder ob eingegriffen werden muß.

Die Lage des Kindes und die Mehrlingsgeburt

Es ist eine bemerkenswerte Geste, daß das Ungeborene gegen Ende der Schwangerschaft meistens mit dem Kopf nach unten liegt. Das Köpfchen liegt relativ fest und unbeweglich halb auf und im Becken der Mutter, die Beine sind frei beweglich nach oben gerichtet. Es ist genau das Gegenbild zur Haltung der Mutter. Wenn das Kind geboren wird, kommt es mit seinem Kopf zuerst auf die Erde, der Körper kommt nach.

Der Kopf ist bei der Geburt der Körperteil, der schon am meisten »fertig« ist. Er hat schon mehr als die Hälfte seiner endgültigen Größe erreicht. Somit wird er im Vergleich zum übrigen Körper nur noch wenig wachsen.

Warum liegt das Kind mit dem Kopf nach unten, warum kommt es meistens mit dem Kopf zuerst? Eine »pragmatische« Antwort kann sein, daß es für den Geburtsvorgang am günstigsten ist, wenn der harte Kopf den Muttermund aufdehnt. Aber es ist vielleicht nicht die einzige Antwort. Wahrscheinlich will die Natur mit dieser Geste noch mehr über das Wesen des Ungeborenen und sein Verhältnis zur Erde ausdrücken.

Die Schädellage

Die »normale« und weitaus häufigste ist alo die Schädellage. Es ist die günstigste Lage für die Geburt. Der Kopf ist der härteste Körperteil und damit läßt sich der Muttermund am einfachsten aufdehnen. Außerdem ist der Kopf der größte Körperteil, und wenn dieser durch den Geburtskanal hindurchgekommen ist, folgt der Rest problemlos.

Die Steißlage

Etwa 7% der Kinder liegen gegen Ende der Schwangerschaft mit dem Kopf nach oben. Auch ein Kind in Steißlage kann in den meisten Fällen problemlos spontan geboren werden.

Die Steißlagegeburt hat aber zwei Aspekte, die ungünstig sein können:

– weil der Muttermund von dem weichen Po aufgedehnt wird, kann die Eröffnung länger dauern als bei der Schädellage;
– echte Probleme entstehen, wenn der Po und ein Großteil des Körpers geboren ist und der Kopf durch seine Größe nicht oder

nur verzögert folgt. Wenn der Durchtritt des Kopfes durch das mütterliche Becken mühevoll ist und viel Zeit kostet, kann die Sauerstoffversorgung über die Nabelschnur unzureichend werden, da diese dabei zugedrückt ist.

Was bei der Entbindung aus Steißlage Probleme verursachen kann, sind die Größenverhältnisse und damit die Sauerstoffversorgung.

Aus diesem Grunde war es längere Zeit hierzulande in den meisten Kliniken üblich, bei Steißlage häufig von vornherein einen Kaiserschnitt zu machen. Beim ersten Kind wurde bis vor einigen Jahren fast immer ein Kaiserschnitt durchgeführt. Heute ist die allgemeine Einstellung der Frauenärzte/-ärztinnen zu der Steißlagengeburt differenzierter. Gegen Ende der Schwangerschaft wird mit Ultraschall sorgfältig die Größe des kindlichen Kopfes gemessen und mittels einer gynäkologischen Untersuchung ein Eindruck über die Größenverhältnisse des mütterlichen Beckens gewonnen. Sind diese und andere Voraussetzungen günstig, steht im Prinzip einer spontanen Steißgeburt nichts im Wege.

Es wird dann, auch wenn es das erste Kind ist, ausführlich mit den Eltern über beide Entbindungsmöglichkeiten mit ihren Vor- und Nachteilen gesprochen. Aus heutiger Sicht sind beide Wege gleichwertig, und es kann von der Mutter oder den Eltern in Absprache mit dem Geburtshelfer frei der eine oder andere Weg gewählt werden. Dies setzt natürlich eine gute Aufklärung über die Risiken sowohl der Steißlagenentbindung als auch des Kaiserschnitts voraus. Ein Vorteil der normalen Entbindung liegt darin, daß die Anstrengung und die Empfindungen während der Geburt sowohl für die Mutter als auch für das Kind eine lebenswichtige Erfahrung sein können. Es ist andererseits nicht zu verneinen, daß die Risiken für das Kind bei einer Geburt aus Steißlage etwas höher sind als bei der Schädellagengeburt. Die Risiken eines Kaiserschnitts sind wiederum für die Mutter auch heute noch deutlich höher als bei der normalen Geburt.

In einigen Kliniken wird in geeigneten Fällen versucht, das Kind in der Gebärmutter mit bestimmten Handgriffen und Druck von außen zu drehen. Hierzu wird die Gebärmutter meistens mit einem Medikament optimal entspannt, um die beste Wendungschancen zu bekommen. In mancher Situation kann diese Wendung als dritte Alternative neben der normalen Geburt und dem Kaiserschnitt gelten. Aber auch diese Wendung hat ihre Risiken. Wie schließlich entschieden wird, hängt von vielen individuellen Umständen ab und muß im Gespräch und in sorgfältigen Überlegungen abgewägt werden.

Ein alternativer »Wendungsversuch« kann mit der »indischen Brücke« vorgenommen werden. Hierbei geht es darum, daß das Becken der Schwangeren höher liegt als ihr Oberkörper, so daß das Kind aus dem Becken »hochrutscht« und sich dann drehen kann. Wenn es nach der 34./35. Woche immer noch in Steißlage liegt, können ein- oder zweimal pro Tag für ca. 10 Minuten ein paar Kissen unter das Becken gelegt werden. Genausogut kann die Frau, liegend auf dem Bett, ihre Beine über die Schultern des vor ihr knieenden Partners legen, so daß ihr Becken auf seinem Schoß ruht. Zu steil braucht es nicht zu sein und anstrengend soll es auch nicht werden. Wichtig dabei ist eine optimale Enstpannung. Häufig ist hierdurch eine Drehung zu erreichen.

Anfangs haben wir uns über die Gebärde der Schädellage gewundert und stellten die Frage, was diese nach unten gerichtete Haltung wohl ausdrücken will. Warum gibt es nun andere Kinder, die während der letzten Schwangerschaftsmonate auf ihrem Po »sitzen«, den Kopf nach oben haben, wie die Mutter? Es ist bestimmt ein anderes »auf die Welt kommen«, ob zuerst mit dem Kopf oder zuerst mit dem Po oder sogar mit den Beinen. Manchmal ist es fruchtbar, sich solche Fragen zu stellen, auch wenn eine Antwort noch nicht in Sicht ist.

Die Querlage

Es gibt noch eine seltene Lage, die Querlage, wobei das Kind quer in der Gebärmutter liegt, sozusagen in der horizontalen, statt in der vertikalen Richtung. Aus dieser Lage ist selbstverständlich keine normale Geburt möglich und muß ein Kaiserschnitt gemacht werden. Die Ursache einer Querlage kann in einer untypischen Lage des Mutterkuchens liegen oder in einer untypischen Form der Gebärmutter, gegebenenfalls entstanden durch Myome. Aber das Kind kann sich auch ohne nachweisbaren Grund »quer stellen«. Auch ist manchmal eine Drehung in Schädellage möglich.

Die Zwillingsgeburt

Bei der Zwillingsgeburt gibt es verschiedene Lagemöglichkeiten. Es können alle Variationen der genannten Lagen vorkommen, wobei es manchmal nötig ist, von vorneherein einen Kaiserschnitt zu machen. Am häufigsten sind beide Kinder in Schädellage, am zweithäufigsten ist eins in Schädellage und das andere in Steißlage. Aber es können auch beide quer liegen.

Eine Zwillingsgeburt erfordert natürlich eine doppelte Sorgfalt, da sie anfälliger für Komplikationen ist. Häufiger als normal wird ein Wehentropf zur Unterstützung benötigt, wenn die große ausgedehnte Gebärmutter selbst nicht mehr genug Kraft aufbringen kann. Da es unter Umständen schwierig ist, die Herzfrequenz beider Kinder zu registrieren und zu beurteilen, kann es nötig sein, die Frequenz des ersten Kindes mit der erwähnten Schädelelektrode (s. S. 326) abzuleiten.

Trotz erhöhter Wachsamkeit und aufgrund der Tatsache, daß bei einer Zwillingsgeburt mehr Menschen (meistens zwei Hebammen, zwei ÄrztInnen, manchmal zwei KinderärztInnen) anwesend sind, herrscht im Kreißsaal häufig eine freudig heitere, erwartungsvolle Stimmung von einer Art, wie es sie bei Einlingsgeburten nicht gibt.

Der Mutterkuchen; Aufgabe, Lage und Komplikationen

Der Mutterkuchen ist als Ernährungs- und Versorgungsorgan des Kindes aufzufassen. Er ersetzt alle Funktionen, die später von den eigenen Organen selbständig übernommen werden. In der frühen Schwangerschaft entwickelt sich die erste Anlage der Plazenta so, daß sie etwas in das mütterliche Gewebe der Gebärmutter eindringt. Hierdurch entsteht eine gut durchblutete, im gewissen Sinne wunde Stelle (d.h. in diesem Falle offene), an der die Plazenta direkt aufliegt. Wie eine nach außen gestülpte Lunge (und Darm) mit einer langen Verbindungsschnur zum Nabel des Kindes liegt der Mutterkuchen auf dieser Wunde in der Gebärmutterwand und nimmt aus dem mütterlichen Blut das, was er braucht, um es dem Kind zukommen zu lassen. Sobald das Kind dieses Organ nicht mehr braucht, nämlich nach der Geburt, wird es abgelegt oder besser gesagt, zurückgelassen. Die eigenen Organe müssen jede seine Aufgaben übernehmen: Die Lunge muß sich sofort entfalten, der Darm kann sich etwas mehr Zeit lassen.

In der frühen Schwangerschaft liegt der Mutterkuchen um das ganze Embryo herum, im Laufe der Zeit wächst er weniger schnell als die Fruchtblase und konzentriert sich so an einer Stelle. Ab der Mitte der Schwangerschaft kann man von einer deutliche Lage des Mutterkuchens sprechen. Diese Lage ist mit Ultraschall zu sehen. Man spricht von einer Vorderwandplazenta, wenn der Mutterkuchen in Richtung der mütterlichen Bauchdecke an der Gebärmutterwand haftet. Bei der Hinterwandplazenta liegt er in Richtung des mütterlichen Rückens. Er kann auch seitlich oder oben liegen. Für den Schwangerschaftsverlauf und für die Geburt spielt das keine wesentliche Rolle.

Liegt er aber halb oder ganz vor dem Muttermund, also vor dem Ausgang, dann wird es Probleme geben. Bei 1 auf 250 Geburten kann dies vorkommen.

Der vorliegende Mutterkuchen (Plazenta prävia)

Die Gefahren eines vorliegenden Mutterkuchens sind von zweierlei Art:

- Während der Schwangerschaft kann es zu Blutungen kommen, wenn sich durch Dehnung der Gebärmutter oder Druck auf den Muttermund der Mutterkuchen etwas ablöst. Aus der wunden Stelle der Gebärmutter kann es dann zu leichten bis stärkeren Blutungen kommen. Dies wiederum kann die Entstehung von vorzeitigen Wehen fördern.
- Wenn der Mutterkuchen auch gegen Ende der Schwangerschaft noch vor dem Muttermund liegt, kann das Kind nicht auf normalem Wege geboren werden. Weil der »Ausgang versperrt« ist, muß ein Kaiserschnitt gemacht werden.

Treten bei vorliegendem Mutterkuchen schon in der Mitte der Schwangerschaft Blutungen ein und besteht eine Wehenbereitschaft, kann strenge Bettruhe mit gegebenenfalls Wehenhemmung über viele Wochen nötig sein. Dies ist oft nur im Krankenhaus mit der notwendigen Überwachung zu gewährleisten.

Die vorzeitige Lösung

Unabhängig von der Lage des Mutterkuchens kann es in seltenen Fällen vor der Geburt zu einer teilweise oder kompletten Lösung der Plazenta von der Gebärmutterwand kommen.

Plötzlich auftretende sehr starke Schmerzen, ein harter Bauch und manchmal, aber nicht immer Blutungen können ein Hinweis darauf sein. Für Mutter und Kind kann dies eine akut bedrohliche Situation bedeuten. Direkte Kontrolle in einer Geburtsklinik ist angesagt.

Die Ursachen für solch eine Lösung sind meisten unbekannt. Das Vorkommen ist glücklicherweise nur selten: etwa 1-2 auf 1000.

Geburtshilfliche Eingriffe:
Kaiserschnitt, Saugglocke, Zange

Wenn das Kind während der Geburt in Not gerät, wenn es für das mütterliche Becken zu groß ist oder aus einem anderen Grund nicht auf natürlichem Wege geboren werden kann, gibt es einige Hilfsmittel. Entweder durch den Kaiserschnitt, wenn der Muttermund noch nicht vollständig geöffnet und das Köpfchen noch nicht tief genug ins mütterliche Becken eingetreten ist, oder sonst mit der Saugglocke oder der Geburtszange kann Kind und Mutter geholfen werden.

Sollte dies nötig sein, verläuft die Geburt anders, als die Eltern es sich vorgestellt haben. Da aber das Befinden und unter Umständen sogar das Leben des Kindes (und in Ausnahmefällen auch das der Mutter) auf dem Spiel stehen, gehört diese Maßnahme dann zu dem individuellen Geburtserlebnis dazu. Es ist als eine große Errungenschaft der Medizin anzusehen, daß uns diese Möglichkeiten zur Verfügung stehen.

Hier darf nicht unerwähnt bleiben, daß die Zahl der geburtshilflichen Eingriffe in den letzten zwei Jahrzehnten deutlich gestiegen ist. Eine Erklärung hierfür sind die zunehmend verbesserten Möglichkeiten der Geburtsüberwachung, durch die auch kürzere Phasen der Mangelversorgung registriert werden können. Ein erhöhtes Sicherheitsbedürfnis und die Angst, irgend etwas unbeachtet zu lassen und später dafür vielleicht angeklagt zu werden, bringt Geburtshelfer dazu, auf der »vorsichtigeren« Seite zu bleiben und lieber einen Kaiserschnitt zuviel als einen zuwenig zu machen. In den USA, wo die finanziellen Schadensersatzforderungen der Eltern nach einem vermeintlichen Geburtsschaden wesentlich höher sind als in Europa, wird zur Zeit ungefähr jedes vierte Kind durch Kaiserschnitt geboren. In Deutschland ist das etwa jedes sechste.

Erst in jüngster Zeit entstehen hier und da Bedenken über diese Entwicklung. Überwachung und Sicherheitsdenken sind sinnvoll und berechtigt. Damit kann man aber auch über das Ziel hinausschießen. Wer alle Risiken ausschließen möchte, darf eigentlich nicht schwanger werden. Das Leben wie auch Schwangerschaft und Geburt bedeuten in gewissem Sinne ein Wagnis. Hierzu braucht es Mut, Hoffnung und Zuversicht.

Aus kritischen Kreisen wird immer wieder der Vorwurf laut, daß die intensive Überwachung als solche durch Spannungen bei der Gebärenden und bei den Geburtshelfern bedrohliche Situationen herbeiführen kann, so daß gerade dadurch Eingriffe notwendig werden. Wie bei vielen medizinischen Möglichkeiten kommt es immer darauf an, wie damit umgegangen wird.

Von den drei gängigsten Eingriffe seien hier die wichtigsten Aspekte wie Notwendigkeit, Durchführung und eventuelle Risiken besprochen.

Kaiserschnitt

Wenn von vornherein klar ist, daß eine normale Geburt nicht möglich ist – z.b. bei vorliegendem Mutterkuchen, bei Querlage und manchmal bei Steißlage des Kindes –, wird ein sogenannter primärer Kaiserschnitt gemacht. Primär heißt hier, daß eine normale Geburt gar nicht erst versucht wird. Ein primärer Kaiserschnitt kann in Ruhe besprochen und dann geplant werden. Meist wird ein Zeitpunkt einige Tage vor dem errechneten Termin gewählt, es sei, es treten schon vorher Wehen ein.

Sekundär nennt man einen Kaiserschnitt, wenn zuerst eine normale Geburt angestrebt wurde und sich im Verlauf der Entbindung dann herausstellt, daß es auf diesem Wege doch nicht geht. Der Grund dafür kann beim Kind liegen, oder aber bei der Mutter. Ein kindlicher Grund wäre z.B. eine zunehmende Verschlechterung der Herzfrequenz. Je nach Ernst der Lage gibt es einen mehr oder weniger großen Zeitdruck. Unter Umständen kann ein sehr eiliger Kaiserschnitt notwendig sein.

Wenn der Mangelzustand kurz vor der Geburt eintritt, also bei vollständig eröffnetem Muttermund, und der Kopf schon tief in das mütterlichen Becken gekommen ist, dann ist ein Kaiserschnitt meist nicht nötig, da das Kind in diesem Falle mit der Saugglocke oder Geburtszange geholt werden kann (s.u.).

Ein anderer Grund für einen sekundären Kaiserschnitt ist gegeben, wenn sich im Laufe der Geburt zeigt, daß das Köpfchen nicht durch das mütterliche Becken paßt. Es kann entweder für dieses Becken absolut zu groß sein, was meistens nicht vor der Geburt festzustellen ist, oder der Kopf dreht sich während der Geburt in eine ungünstige Stellung. Normalerweise kommt der Kopf mit dem Hinterkopf zuerst, das Angesicht zum Rücken der Mutter gewendet. Diese Haltung ist für den Geburtsvorgang am günstigsten. Liegt das Kind anders, kann es entweder schwieriger werden oder unmöglich. Dann ist der Kaiserschnitt die einzige Lösung.

Wahrscheinlich war der römische Kaiser Caesar nicht das erste Kind, das durch einen Kaiserschnitt geboren wurde, aber es war wohl das erste Kaiserschnitt-Kind, das berühmt wurde. Laut Überlieferung hat seine Mutter diese Operation sogar überlebt. Sie starb erst, als der Sohn zehn Jahre war.

Durch die operativen Fortschritte und durch die Narkosemöglichkeiten haben aber erst seit etwa 100 Jahren die Risiken des Eingriffs für die Mutter deutlich abgenommen.

Vorgehen: Als Vorbereitung auf die Operation muß die Schambehaarung rasiert werden. Ein Dauerkatheter wird in die Harnblase gelegt, und in die Armvene kommt ein Tropf. Die Narkose kann entweder eine Vollnarkose sein oder eine Periduralnarkose (s. dazu S. 346). Wenn Zeitdruck besteht, wird die Vollnarkose bevorzugt. Bei der eigentlichen Operation werden zuerst die Haut und die Bauchdecke oberhalb der Schamhaargrenze eröffnet, um so in die Bauchhöhle zu gelangen. Die Gebärmutter wird im unteren Bereich quer aufgeschnitten und das Kind durch diese Öffnung herausgeholt und gleich abgenabelt. Von der anwesenden Hebamme wird es in Empfang genommen und versorgt. Nachdem auch der Mutterkuchen herausgenommen ist, können die verschiedenen Schichten wieder vernäht werden. Ein unkomplizierter Kaiserschnitt dauert in der Regel 30 bis 45 Minuten.

Nach der Operation können während der ersten zwei bis drei Tage, wie nach jeder anderen Bauchoperation, noch etwas Wundschmerzen auftreten. Langsamer Kostaufbau und Infusionen, bis der Darm sich von dem Eingriff erholt hat, sind erforderliche Maßnahmen. Nach drei bis vier Tagen ist das körperliche Befinden meist schon gut, die Seele braucht oft noch etwas länger. Normalerweise spricht nichts dagegen, am Tag der Operation schon mit Anlegen und Stillen anzufangen. Der Wochenfluß ist nach einem Kaiserschnitt viel weniger und schneller vorbei als nach einer normalen Geburt.

Heutzutage sind die Risiken eines Kaiserschnittes sehr gering. Jede(r) Ärztin(Arzt) ist jedoch angewiesen, die Patientin über den Eingriff und seine Risiken aufzuklären und eine schriftliche Einwilligung mittels Unterschrift zu erbitten. In einer Notsituation ist dies natürlich nicht nötig, zumal in diesem Falle keine andere Wahl besteht. Der Umfang der Aufklärung ist in den verschiedenen Kliniken, auch abhängig von der Situation, unterschiedlich. Erwähnt werden meistens die allgemeinen Risiken einer Operation, nämlich:

– eine verstärkte Blutung, die in Ausnahmefällen die Notwendigkeit einer Bluttransfusion erfordert;
– das Infektionsrisiko, dem man in manchen Kliniken durch eine kurze antibiotische Behandlung vorbeugt;
– das Thromboserisiko, das durch Stützstrümpfe, möglichst rasches Aufstehen und gegebenenfalls Heparinspritzen verringert wird;
– und schließlich die Verletzung von Organen in der Nähe der Gebärmutter sowie von Blase oder Darm.

Der Spruch »einmal Kaiserschnitt, immer Kaiserschnitt« gilt heute nicht mehr. Wer ein- oder auch zweimal einen Kaiserschnitt hatte, kann bei einer nächsten Schwangerschaft im Prinzip auch normal entbinden, wobei dies natürlich von den Gründen abhängt, die den Kaiserschnitt erforderlich machten. Es wird aber meistens empfohlen, mit einer erneuten Schwangerschaft mindestens ein Jahr zu warten, um den Narben in der Gebärmutterwand Zeit zum Abheilen zu geben. In der Regel bleibt eine Frau nach einem Kaiserschnitt etwa sieben bis zehn Tage stationär. Obwohl die erste Erholung recht schnell geht, kann es noch lange dauern, bis sie sich wieder fit und kräftig fühlt. Schonung und Zurückhaltung sind in der ersten Wochen deshalb ratsam, um einen Rückschlag zu vermeiden. In Deutschland lag 1993 die durchschnittliche Kaiserschnittrate bei gut 16% (1).

Saugglocke und Geburtszange

Wenn der Muttermund ganz eröffnet ist und das Köpfchen schon tief genug in das mütterlichen Becken eingetreten ist, kann die Phase der Preßwehen anfangen, und das Kind ist bald geboren. Auch in dieser Phase können noch Situationen eintreten, die Hilfe von außen erforderlich machen. Gründe hierzu können sein:

– eine Verschlechterung der Herzfrequenz und damit ein möglicher Sauerstoffmangel beim Kind;
– eine unzureichende Wehen- und Preßkraft, vor allem, wenn das Kind einen großen Kopf hat oder das Köpfchen nicht günstig liegt und dadurch schwerer durch das Becken hindurchkommt.

In der Regel ist in dieser Geburtsphase kein Kaiserschnitt mehr nötig. Es reicht eine Unterstützung für den normalen Geburtsweg. Dies kann die Saugglocke oder die Geburtszange sein, mit der während einer Preßwehe der Kopf gelenkt und etwas mitgezogen wird. Eine aktive Beteiligung der Gebärenden, d.h. kräftiges Mitpressen, ist dabei die Voraussetzung. So wird von der Mutter von oben geschoben und gepreßt und vom Geburtshelfer gleichzeitig von unten gezogen.

Wenn ein Sauerstoffmangel der Grund für das Eingreifen ist, wird selbstverständlich schneller gehandelt als bei einem »Kraft- und Größenproblem«.

Die *Saugglocke* (Vakuum-Extraktor) besteht aus einem großen Saugnapf aus Metall oder Kunststoff. Sie wird auf den kindlichen Kopf aufgesetzt und bleibt dann durch Unterdruck kräftig haften. Während einer Preßwehe kann dann sorgfältig mit der Saugglocke gezogen und gelenkt werden.

Wenn das Kind geboren ist, ist häufig an der Stelle, wo die Glokke saß, eine Beule zu sehen. Dies ist eine harmlose Schwellung, die in der Regel nach ein bis drei Tagen wieder abgeklungen ist. Ein wenig Arnika-Salbe unter dem Mützchen wirkt lindernd.

Die Vakuumextraktion ist eine Methode, die erst seit ungefähr vierzig Jahren in dieser Form zur Verfügung steht, Versuche in dieser Richtung gab es aber schon vor zweihundert Jahren.

Die *Geburtszange* besteht aus zwei »Löffeln«, die um das Köpfchen gelegt werden, an die Schläfen des Kindes. Der Kopf wird umfaßt, indem die Stiele der beiden Löffel zusammengefügt werden. So kann, während die Gebärende in einer Wehe mitpreßt, mit der Zange behutsam gezogen und gelenkt werden.

Nach der Geburt kann das Kind in Ausnahmefällen eine Druckmarke des Löffels am Kopf haben, auch diese ist nach einigen Tagen wieder verschwunden.

Im Gegensatz zu der Saugglocke gibt es die Geburtszange schon seit fast eintausend Jahren.

Wann wird die Saugglocke und wann die Geburtszange benützt?

Diese Frage klingt so einfach, aber die Antwort ist nicht so eindeutig zu geben. Als allgemeine Faustregel gilt, daß die Glokke gebraucht wird, wenn das Köpfchen noch etwas höher im Becken steht. Wenn es tiefer gekommen ist und schon auf den Damm drückt, ist sowohl die Glocke als auch die Zange geeignet.

Es gibt Geburtshelfer, die mit der Geburtszange »großgeworden« sind und damit sehr geschickt und schonend einem Kind bei der Geburt helfen können, andere verstehen das Handwerk mit der Saugglocke besser. So hängt es von der Fähigkeit und der Ausbildung des Arztes ab, ob im Einzelfall für die Saugglocke oder die Geburtszange entschieden wird. In vielen Situationen sind beide Methoden gleichwertig.

In jedem Fall gilt, daß ein Dammschnitt gemacht wird, um größeren Rissen vorzubeugen (s. S. 342).

In bezug auf *Risiken* für Kind und Mutter ist zu bedenken, daß der Einsatz von Glocke oder Zange seinen Grund hat: nämlich, um einen Sauerstoffmangel oder einen zu großen Geburtsstreß abzuwenden. Wenn die Risiken der Hilfe größer sind als die, die verhindert werden sollen, dann würde man natürlich nicht eingreifen. Bei schweren und schwierigen Geburtsverläufen können unter Umständen durch den Zug und die Manipulationen an der Kopfhaut des Kindes Verletzungen entstehen, sowohl bei Gebrauch der Zange als der Glocke. Das aber ist eine geringere Schädigung als die Folgen eines langen Sauerstoffmangels.

Inwiefern tut man dem Kinde mit der Zange oder mit der Glocke weh? Selbstverständlich spürt das Kind diese Geräte am Kopf, und es tut ihm auch weh, aber auch ohne Glocke oder Zange ist der Durchtritt des Kopfes durch das mütterliche Becken ein schmerzhafter Prozeß. Die große Kraft, mit der die Mutter preßt und das Köpfchen durch den engen Ausgang drückt, bedeutet Streß und Schmerz für das Kind. Bei zu großem Streß oder Sauerstoffmangel kann deshalb eine Verkürzung dieser Phase durch Glocke oder Zange sehr sinnvoll sein.

Die Häufigkeit von Saugglocken- und Zangengeburten liegt bei etwa 15%.

Dammriß und Dammschnitt

Kurz bevor das Köpfchen geboren wird, drückt es auf den Damm, um diesen zu dehnen. Der Damm muß während der Geburt enorm aufgedehnt werden. Die Hebamme bemüht sich, den Kopf nur langsam kommen zu lassen, um damit dem Damm Zeit zum Dehnen zu geben und den erforderlichen Platz entstehen zu lassen. Wenn das Dammgewebe straff ist und die letzte Phase der Geburt mit kräftigen Preßwehen sehr schnell verläuft, hat der Damm nicht die Zeit, nachzugeben und wird möglicherweise reißen, wenn nicht vorher geschnitten wird.

Erst in dem Moment, wenn der Damm den Kopf straff umspannt, also bei der letzten oder vorletzten Preßwehe, ist einzuschätzen, ob er genügend nachgeben wird und der Kopf am Damm vorbeigeführt werden kann, oder ob ein Schnitt nötig ist, um einem größeren Riß vorzubeugen.

Es ist nicht nötig, mittels eines Dammschnitts jeden Riß zu verhindern. Wenn kleinere Dammrisse gut vernäht werden, heilen diese mindestens ebenso gut und beschwerdefrei ab wie kleine Dammschnitte. Größere Risse können sowohl beim Nähen als auch bei der Heilung Schwierigkeiten bereiten. Deshalb ist es sinnvoll, diese durch einen rechtzeitig gesetzten Schnitt gar nicht erst entstehen zu lassen.

Wenn der Damm so aufgedehnt ist und unter Spannung steht, ist die Empfindlichkeit des Gewebes stark herabgesetzt. Deshalb wird das Schneiden oder Reißen oft gar nicht gespürt. Da die Empfindlichkeit des Gewebes aber individuell sehr verschieden sein kann, gibt es Hebammen und Ärzte, die eine örtliche Betäubung vor einem Dammschnitt bevorzugen.

Nach der Geburt der Placenta wird der Schnitt oder Riß genäht. Hierbei wird immer eine örtliche Betäubung gemacht.

Die Häufigkeit von Dammschnitten ist in den verschiedenen Kliniken und Geburtshäusern sehr unterschiedlich, sie variiert von 10% bis 80%, im Durchschnitt etwa 60%.

Schmerzen und Schmerzlinderung unter der Geburt

Die Geburt als Grenzerlebnis

Warum tut eine Geburt weh? Warum muß dieses schöne Erlebnis der Schwangerschaft durch so schmerzhaften Wehen abgeschlossen werden?

Die Geburt bedeutet, daß Kind und Mutter sich körperlich voneinander trennen müssen. Die Mutter kann sich körperlich dem Kinde nicht länger so vollständig zur Verfügung stellen. Die Schwangerschaft wird ihr mehr und mehr zur Last, sie schläft schlecht, die etwas verträumte Stimmung nimmt ab, und sie merkt, daß es langsam »reicht«. Sie will wieder körperlich nur sich selbst gehören. Die Geburt kündigt sich an.

Aber auch dem Kind »gefällt« es im Mutterleib immer weniger, es wird zu groß, um sich noch länger wohlzufühlen. Das, womit die Mutter es bis jetzt versorgt hat, reicht nur noch gerade aus. Das Kind braucht langsam mehr, und vor allem etwas anderes.

Die enge Einheit geht zu Ende. Die Mutter muß sich körperlich wieder selbst behaupten können. Sie muß das Kind leiblich aus sich heraus setzen, um ihm seelisch, als Mutter zum Kind oder als Mensch zu Mensch begegnen zu können. Die Geburt ist die Überleitung von einer Art organischen Symbiose zu einer seelischen Beziehung. Die umhüllende Hingabe der Schwangerschaft muß Platz machen für Wehen, das heißt für ein Heraussetzen, ein Herausbefördern auf die leibliche Ebene. Diese abweisende Gebärde der Wehen oder der Geburt wird begleitet von der freudigen Erwartung, das Kind jetzt auf neue Weise aufnehmen zu können. Die seelische Beziehung zwischen Mutter und Kind, die ja schon vorher bestanden hat, bekommt nach der Geburt eine ganz andere Bedeutung.

343

Die Mutter wird körperlich wieder mehr sie selbst, und gerade das drückt sich in dem Geburtsschmerz aus. Im Schmerz wird das Selbst und das eigene Leibliche erlebt. Nicht jemand anderes wird erlebt, sondern das Erlebnis des Schmerzes ist auf sich selbst gerichtet. Schmerz ist auch als gesteigerte leibliche Empfindung zu verstehen. Mit diesem Schmerz wird für das Kind der Weg in die Welt freigemacht. Mit jeder schmerzhaften Wehe wird die Pforte (der Muttermund) zum Erdenleben des Kindes etwas mehr geöffnet. Damit hat dieser spezieller Schmerz seine Erfüllung, seinen Sinn. Er kann anders erlebt und ertragen werden als Schmerzen, die durch eine Verletzung oder eine Krankheit entstanden sind.

Auch das Kind erlebt auf seine Weise mehr und mehr sich selbst, behauptet sich, indem es ebenfalls durch den Streß, den Schmerz und die Bedrängnis der Geburt hindurchgeht. Aber es wird diesen Geburtsschmerz wahrscheinlich nicht so leiblich empfinden wie die Mutter. Bei ihm steht ein großartiger »Grenzübergang« im Vordergrund.

Durch den Schmerz und die Anstrengung kommen viele Frauen unter der Geburt an einen Punkt, wo sie sagen, nicht mehr weiter zu können. Nicht nur das Kind, sondern auch die werdende Mutter erreicht eine Grenze: Sie fühlt sich völlig erschöpft und kann nicht mehr. Die Geburtssituation führt sie bis an eine Grenze des Möglichen, oder dessen, was sie für sich für möglich hält, und oft sogar darüber. Vielleicht werden in diesem Schwellenerlebnis nicht nur die Grenzen der körperlichen Kräfte erlebt, sondern auch etwas von der neuen Grenze zwischen ihr und dem Kind. Vielleicht ist es sogar einen Abglanz von den Erfahrungen des Kindes. Die Vielschichtigkeit der Erlebnisse, vom größten Schmerz und vollkommener Erschöpfung zu höchstem Glück und Ekstase spiegelt etwas von der Bedeutung des Geschehens.

Die Geburt ist nicht nur für die Frau, sondern auch für den Partner und somit für ihre Beziehung etwas Außergewöhnliches und Neues. Wird das vom Partner erkannt und ahnend verstanden, kann das für die Partnerschaft auch neue Impulse bedeuten.

Schmerzlinderung

Jede Geburt bringt außergewöhnliche Schmerzen mit sich. Aber wie diese Schmerzen von jeder einzelnen Frau ertragen werden, ist unterschiedlich. Es hängt mit der leiblichen Konstitution zusammen, mit der Müdigkeit und mit der Dauer der Geburt. Aber auch die innere und äußere Stimmung und die eigene Verfassung haben ihre Wirkung. Die Stimmung im Kreißsaal, bei den Menschen, die mit dabei sind, kann unterstützend, aber auch störend auf die Verfassung der Gebärenden wirken. Drohende Komplikationen, Angst, strenge Überwachung mit wenig Bewegungsmöglichkeiten sind nur einige von den vielen negativen Einflüssen auf die Schmerzertragungsgrenze.

Im vorangegangenen (S. 126) sind einige schmerzlindernde und entspannende Maßnahmen beschrieben worden wie ein Bad, Massage, der Pezzi-Ball oder bestimmte Haltungen und Bewegungen. Wenn dies nicht zu dem gewünschten Erfolg führt, kann die Situation eintreten, daß Schmerz und Verspannung sich gegenseitig verstärken. Durch die Verspannung geht der Muttermund nur sehr verzögert auf, und die Geburt kommt nur langsam voran. Die werdende Mutter wird mit den Schmerzen nicht fertig und braucht *Schmerzlinderung*.

Zur Verfügung stehen: pflanzliche und homöopathische Medikamente, Akupunktur, allopathische schmerzlindernde Medikamente, Periduralanästhesie (PDA) und Pudendusblock. Leider werden die allgemein entspannenden Maßnahmen nicht immer ausreichend eingesetzt, so daß Methoden wie PDA schnell zur Anwendung kommen.

Es würde den Rahmen dieses Buches sprengen, auf die einzelnen Medikamente einzugehen. Allgemein kann zu den pflanzlichen und homöopathischen Mitteln gesagt werden, daß es in dieser Gruppe Medikamente zur Schmerzlinderung, zur Verstärkung der Wehen und zur Entkrampfung gibt. Nicht jede Frau spricht gleich gut hierauf an. Die Kunst, für die einzelne Frau das richtige

Medikament zu finden, ist leider nur wenigen Geburtshelfern gegeben. Eine intensive Beschäftigung mit dieser Heilmethode und ihren Medikamenten ist Voraussetzung. Benützt werden unter anderem Frauenwurzel (Caulophyllum), Jasmin (Gelsemium), Küchenschelle (Pulsatilla) und Tollkirsche (Belladonna). Das gleiche trifft im wesentlichen auch für die Akupunktur zu. Sie bietet manchen Frauen eine deutliche Schmerzlinderung. Von beiden Methoden sind keine Nebenwirkungen oder negativen Einflüsse auf das Kind bekannt. Nicht nur in Geburtshäusern, sondern auch in immer mehr Krankenhäusern werden diese, zu der Alternativ-Medizin gehörenden Behandlungen angeboten.

Die allopathischen Medikamente, die zur Schmerzbehandlung eingesetzt werden, sind krampflösende Mittel und leichte bis starke Schmerzmittel. Letztere sollten zurückhaltend genommen werden, da sie sowohl für die Mutter als auch für das Kind eine allgemein dämpfende betäubende Wirkung haben können.

Periduralanästhesie

Die Periduralanästhesie (PDA) ist eine Methode der lokalen Betäubung. Die Nerven, die aus dem Rückenmark austreten, werden auf einer bestimmten Höhe betäubt. Dadurch wird sowohl die Schmerzempfindung als auch in geringerem Ausmaß die Muskelkraft vermindert. Je nach Dosierung des Betäubungsmedikamentes ist eine Schmerzlinderung, aber auch eine vollkommene Schmerzfreiheit zu erreichen.

Die Periduralanästhesie wird manchmal Rückenmarkspritze genannt. Diese Bezeichnung ist falsch, denn es wird nichts *in* das Rückenmark gespritzt. Um das Rückenmark herum befindet sich ein mit Flüssigkeit gefüllter Raum (auch Liquor genannt), in dem das Rückenmark und auch das Gehirn »schwimmen«. Dieser Raum wird nach außen hin abgeschlossen durch eine Art Bindegewebsschicht, Dura genannt. Um diese Duraschicht befindet sich wiederum ein schmaler freier Raum, der sogenannte Periduralraum. Zwischen den verschiedenen Wirbelkörpern treten Nerven aus dem Rückenmark heraus und durchqueren die Dura und den Periduralraum, um sich dann weiter im Körper zu verzweigen. Wenn in diesen Periduralraum ein Betäubungsmittel gespritzt wird, werden die dort verlaufenden Nerven betäubt. Das bedeutet, daß diese Nerven keine Schmerzempfindung weiterleiten können und auch die Motorik zum Teil oder ganz ausfällt.

Bei der Periduralanästhesie wird also mit einer Spritze zwischen zwei Wirbelkörpern hindurchgegangen und bis zu diesem Periduralraum vorgedrungen. In diesen wird ein betäubendes Medikament hineingespritzt. Meistens wird ein sehr dünner Schlauch (Peridural-Katheter) eingeführt, der nach Entfernung der Nadel dort liegenbleibt. Läßt die Wirkung der ersten Dosis nach etwa zwei bis drei Stunden nach, kann einfach durch diesen Katheter wieder etwas nachgegeben werden. Gegen Ende der Geburt, wenn die Preßphase ansteht, sollte die Wirkung der Betäubung fast oder ganz vorbei sein, da sonst das Mitpressen kaum möglich ist.

Vorteile der PDA

Das betäubende Medikament wirkt fast ausschließlich örtlich in diesem Periduralraum, so daß keine weitere Wirkung bei Mutter oder Kind auftritt.

Bei verzögerten Geburtsverläufen mit schmerzhaften Wehen und einer Neigung zur Verkrampfung kann die PDA Schmerzlinderung und Krampflösung bringen, um damit die Wirkung der Wehen zu verstärken und die Geburt schneller voranzubringen.

Die PDA kann auch zur Narkose bei einem Kaiserschnitt gemacht werden. Bei höherer Dosierung des Mittels wird eine vollständige Betäubung der unteren Körperhälfte erreicht, so daß schmerzfrei operiert werden kann. Manchmal merkt die Frau zwar, daß etwas gemacht wird, jedoch ohne Schmerzen. Auf diese Weise kann die Mutter das Kind, direkt nachdem es geboren ist, sehen und hören. Bei einem eiligen Kaiserschnitt wird eine Vollnarkose bevorzugt, da dies wesentlich schneller geht.

Nachteile und Risiken der PDA

Wer zum Teil in der unteren Körperhälfte betäubt ist, erlebt den Geburtsvorgang anders, weniger intensiv. Das Gefühl der Eröffnung und das Tiefergehen des Kindes wird zum Teil von der Frau nicht bemerkt. Wenn˜eine PDA wirklich nötig ist, wird gerade durch diesen Effekt der Teufelskreis »Schmerz-Spannung-Verspannung« durchbrochen. Wenn es vielleicht auch ohne PDA gutgegangen wäre, könnte vor allem im Nachhinein ein Bedauern über das Versäumte empfunden werden. Ein Nachteil ist auch, daß bei höheren Dosierungen die Muskelkraft abnimmt, so daß die Gebärende vorübergehend nicht mehr gut herumlaufen kann.

Manchmal kann es beim oder kurz nach dem Spritzen zu einer Kreislaufschwäche kommen, die in seltenen Fällen auch eine vorübergehende Kreislaufschwankung des Kindes verursachen kann.

Äußerst selten ist die Überempfindlichkeit (Allergie) gegen das eingesetzte Medikament. Um hier sicher zu gehen, wird zuerst eine ganz geringe Menge gespritzt.

Unter schwierigen Verhältnissen kann es vorkommen, daß die erwähnte Duraschicht mit der Nadel verletzt wird. Das Medikament kann dann nicht mehr gegeben werden und unter Umständen tritt etwas Liquor aus. Dies kann einige Tage Kopfschmerzen verursachen und muß mit flacher Bettruhe behandelt werden. Dann schließt sich die Öffnung von selbst. Aber auch diese Komplikation ist sehr selten.

Zusammenfassung: Die Periduralanästhesie kann als sehr geeignete und hilfreiche Schmerzlinderung für langwierige und schwere Geburten betrachtet werden. Abhängig von der Klinik wird sie bei 5% bis 40% der Entbindungen eingesetzt (im Durchschnitt 20%).

Pudendus-Blockade

Die Pudendus-Spritze ist eine örtliche Betäubung, die nur noch selten unter der Geburt benützt wird. Der Pudendusnerv, der für die Schmerzempfindlichkeit des unteren Scheidenbereiches und des Dammes zuständig ist, kann durch die Scheidenwand hindurch mit einer Spritze erreicht und betäubt werden. Der direkte Wehenschmerz wird dadurch nicht gelindert, wohl aber die Schmerzen, die durch die Dehnung des Dammes entstehen.

Vor allem bei einer Geburt mit der Saugglocke oder der Geburtszange kann die Pudendus-Betäubung sinnvoll sein.

Der Umgang mit Schmerzen

Keine Frau kann vorher sagen, wie sie die Geburtsschmerzen verarbeiten wird. Wer sonst nicht sehr schmerzempfindlich ist, kann vielleicht plötzlich schlecht mit den Wehenschmerzen umgehen, und auch das Umgekehrte kommt vor. Bei der Geburt wird die Frau in eine Situation versetzt, die mit nichts zu vergleichen ist. Sie weiß nicht, wie sie da reagieren wird.

Manche Frauen nehmen sich ganz bewußt vor, auf alle Schmerzmittel zu verzichten, und wollen eine natürliche Geburt. Solche Überlegungen sind sehr wichtig und stärken für eine schwierige Situation. Während der Geburt selbst geht es aber um die Kunst, sich auf das Geschehen einzulassen und manchmal den Empfehlungen der begleitenden Hebamme zu folgen, auch wenn diese nicht ganz mit den eigenen Vorstellungen übereinstimmen. Zu strenge Vorstellungen können einem auch im Wege stehen.

Die Geburt führt Mutter und Kind an eine Grenze. Trotz Anstrengung, Schmerz und Streß kann dieses Erlebnis ein einmaliger Höhepunkt werden, für die Mutter bewußt erlebbar, für das Kind bedeutungsvoll als Eintritt in das eigene Leben.

349

Blasensprung

Die Fruchtblase ist eine dünne, durchsichtige Haut, aus zwei aufeinanderliegenden Schichten bestehend. Sie birgt das Fruchtwasser, gegen Ende der Schwangerschaft etwa ein Liter. Fruchtwasser ist eine klare Flüssigkeit, mit einigen kleinen weißen Käseschmiereflocken durchsetzt und von süßlichem Geruch. Außerdem schützt die Fruchtblase ihren »Inhalt«, das Ungeborene und das Fruchtwasser, gegen Einflüsse von außen. Bakterien und Viren können nicht (oder selten) aus der Scheide in die Fruchthöhle eindringen. Diese umhüllende und schützende Aufgabe erfüllt die Fruchtblase normalerweise so lange, bis der Zeitpunkt der Geburt erreicht ist.

Bei den meisten Schwangeren öffnet sich die Fruchtblase während der Geburt. Manchmal wird sie aufgemacht, um die Wehen etwas anzuregen, oder wenn die Blase bei vollständig geöffnetem Muttermund noch nicht von selbst aufgegangen ist.

Trotzdem ist es keine Seltenheit (etwa bei jeder fünften Schwangeren), daß unerwartet Fruchtwasser abgeht, noch bevor Wehen eingesetzt haben. Man nennt dies einen vorzeitigen Blasensprung.

Befindet die Schwangerschaft sich bei einem vorzeitigen Blasensprung noch nicht in der 37. Schwangerschaftswoche, so ist eine Frühgeburt wahrscheinlich. In der Regel bedeutet Fruchtwasserabgang den Beginn der Entbindung. Durch den Blasensprung werden meistens Wehen angeregt. Früher war das absichtliche Öffnen der Blase eine bewährte Methode zur Geburtseinleitung. Nur wenn zu früh in der Schwangerschaft etwas Fruchtwasser abgeht und lediglich ein kleiner Riß in der Fruchtblase war, kann es sein, daß diese sich unter strenger Bettruhe wieder schließt.

Deshalb soll bei einem Blasensprung vor der 37. Woche ohne viel Zögern ein Krankenhaus aufgesucht werden. Mit einem längeren stationären Aufenthalt ist zu rechnen, da man versuchen wird, es nicht zur Geburt kommen zu lassen. Die Behandlung wird aus strenger Bettruhe und meistens wehenhemmenden Mitteln bestehen. Manchmal ist eine antibiotische Therapie nötig, um einer Infektion des Ungeborenen vorzubeugen. Die größte Gefahr eines länger bestehenden Blasensprunges ist die Infektion, da jetzt Bakterien aus der Scheide ungehindert »hochwandern« können. Wenn die Wehen nicht mehr aufzuhalten sind, oder wenn erste Zeichen einer beginnende Infektion auftreten, wird es zur Geburt kommen. Für ein Frühgeborenes bedeutet eine solche Infektion (Sepsis) eine schwere Sonderbelastung, die aber in den meisten Fällen, je nach Schwangerschaftswoche, mit Intensivtherapie gut zu behandeln ist.

Bei Fruchtwasserabgang vor der 37. Woche ist also kein Geburtshaus aufzusuchen oder eine Hausgeburt ins Auge zu fassen, sondern ist es nötig, in einer Klinik die Möglichkeiten der moderne Medizin in Anspruch zu nehmen.

Auch ab der 37. Woche muß bei Fruchtwasserabgang etwas unternommen werden. Die Schwangere soll sich auf den Weg zum Krankenhaus oder zum Geburtshaus machen oder bei einer geplanten Hausgeburt die Hebamme benachrichtigen. Panik und große Eile sind keineswegs nötig. Von Bedeutung ist hier, ob der Kopf des Kindes schon fest im Becken ist und den Ausgang sozusagen abschließt. Während der letzten Vorsorgeuntersuchungen kann der Arzt/ärztin gefragt werden, wie weit der Kopf schon im Becken sitzt oder ob er noch beweglich drüber ist. Saß der Kopf fest, kann jetzt beim Blasensprung noch in Ruhe die Tasche gepackt (wenn die noch nicht fertig war) und können andere Kinder noch untergebracht und anderes geregelt werden. War der Kopf noch beweglich über dem Beckeneingang zu tasten, dann besteht im Prinzip die Gefahr, daß ein Teil der Nabelschnur mit dem Fruchtwasser herausschwimmt und dann zwischen Kopf und Becken abgeklemmt wird. Man nennt dies einen *Nabelschnurvorfall.* Obwohl auch bei beweglichem Kopf ein Nabelschnurvorfall sehr selten ist, können die Folgen für das Kind fatal sein. Deshalb ist die Empfehlung, bei Blasensprung und beweglichem Kopf lie-

gend ins Krankenhaus gefahren zu werden, gegebenenfalls mit
dem Krankenwagen. Wenn dort festgestellt wird, daß das Kind in
Ordnung ist und der Kopf jetzt gut abdichtet und fest ist, kann
wieder aufgestanden werden.

Bei einem Blasensprung kurz vor oder am Termin können die erwarteten Wehen auch ausbleiben. Besteht ein Blasensprung am
Termin länger als 24 Stunden, steigt auch hier das Risiko der Infektion. Aus diesem Grunde wird in den meisten Kliniken, wenn
nach einiger Zeit noch keine Wehen eingetreten sind, die Geburt
medikamentös eingeleitet. Mit etwas Geduld und gegebenenfalls
einem Bad, einem Einlauf oder einem pflanzlichen Medikament
bekommen fast alle Frauen mit Blasensprung am Termin von
selbst Wehen. Zuviel Zeit gibt es aber aus den genannten Gründen
nicht, so daß im Einzelfall je nach Situation gehandelt werden
muß.

Auf jedem Fall ist Fruchtwasserverlust oder auch vermeintli-
cher Fruchtwasserabgang ernst zu nehmen, unabhängig von der
Schwangerschaftswoche. Der Arzt kann feststellen, ob es sich tatsächlich um Fruchtwasser oder möglicherweise nur um einen verstärkten wässeriger Ausfluß handelt.

Geburtseinleitung

Es gibt mehrere Gründe, die es nötig machen können, eine Geburt
medikamentös einzuleiten. Diese sind:

– Blasensprung um den Termin herum ohne eigene Wehen (s.o.);
– Terminüberschreitung, Übertragung bei sicherem Termin (s. S.
  292) und dabei Hinweise auf drohende Mangelversorgung;
– Wachstumsstillstand und andere Zeichen einer Unterversorgung durch den Mutterkuchen (s. S. 288).

Auch wenn in der Regel viele Gründe für einen eigenen natürlichen Geburtsbeginn sprechen, gibt es Situationen, in denen es für das Kind einfach besser ist, nicht länger zu warten. Wir würden aber vielen Geburtshelferinnen und -helfern etwas mehr Geduld wünschen, um dem Kind und der Frau eine Chance zu bieten.

Im Bereich der anthroposophischen oder homöopathischen Medizin gibt es einige Medikamente, die wehenfördernd sind. Manche Frauen sprechen gut darauf an. Als echte Geburtseinleitung reicht es aber nicht immer aus. Ein Einlauf kann auch wehenanregend sein.

Die Möglichkeiten der Geburtseinleitung mit gängigen Medikamenten haben sich in den letzten Jahren deutlich verbessert. Wo früher nur der sogenannte Wehentropf (mit Oxytozin) zur Verfügung stand, wird heute hauptsächlich mit Scheidenzäpfchen oder Gel (Prostaglandin) eingeleitet. Prostaglandin wirkt primär auf den Muttermund und macht diesen reif und weich, so daß er sich langsam öffnet. Als Folge dieser Veränderung am Muttermund reagiert der Körper von selbst mit Wehen. So kommt die Geburt in Gang. Zwischen Einführen des Medikamentes und Beginn der Wehen können etwa vier bis vierundzwanzig Stunden liegen. Alle sechs bis acht Stunden kann die Medikamentengabe wiederholt werden, wenn bis dahin noch keine Wehen eingetreten sind.

Eine Geburt, eingeleitet mit Prostaglandin, kann häufige und starke Wehen haben, so daß Frauen sich oft etwas überrumpelt fühlen. Die Geburtseinleitung mit dem Wehentropf wird nur dann vorgenommen, wenn der Muttermund schon reif, weich und etwas geöffnet ist.

Komplikationen bei der Nachgeburt

Wenn das Kind geboren und abgenabelt ist, muß noch auf die Nachgeburt, den Mutterkuchen, gewartet werden. Nachdem das Kind die Gebärmutter verlassen hat, zieht diese sich schnell zusammen. Normalerweise löst sich der Mutterkuchen schon durch diese Kontraktion und wird durch Wehen herausgestoßen. Mit dem gelösten Mutterkuchen kommt auch Blut. An der Stelle der Gebärmutter, wo der Mutterkuchen saß, entsteht eine wunde blutende Stelle. Da die Gebärmutter sich ständig zusammenzieht, ist diese Blutung nur gering. Von der Geburt des Kindes bis zur Geburt des Mutterkuchens kann es dreißig Minuten oder länger dauern.

In diesem scheinbar einfachen Ablauf können manchmal solche Komplikationen stecken, daß es ohne medizinische Hilfe sogar zu Sterbefällen kommen kann. Wenn es früher oft hieß,»die Mutter starb bei der Geburt ihres Kindes«, handelte es sich meistens um Komplikationen in dieser Phase. Das ist auch der Grund, warum der Mutter eigentlich erst nach der Geburt des vollständigen Mutterkuchens gratuliert werden sollte. Dann erst ist die Geburt vorbei und überstanden.

Wir stehen hier wieder vor einem der vielen Rätsel der menschlichen Natur. Was hat es zu bedeuten, wenn nach einer normalen Schwangerschaft und einer normalen Geburt das Leben der Mutter für kurze Zeit so dem Schicksal ausgeliefert ist und möglicherweise in Gefahr kommt? Nachdem die Mutter sich in der Schwangerschaft körperlich der kindlichen Entwicklung so zur Verfügung gestellt und sich während der Geburt so angestrengt und bemüht hat – wie ist so eine Situation zu begreifen? Auch wenn die Risiken durch die moderne Medizin äußerst gering geworden sind, stellt der natürliche Verlauf einen doch vor Rätsel, die nur schwer zu lösen sind.

Die Komplikationen, von denen hier die Rede ist, werden wir kurz einzeln besprechen.

Der unvollständige Mutterkuchen

Wenn der Mutterkuchen nur unvollständig herauskommt, muß also noch ein Teil in der Gebärmutter haftengeblieben sein. Hebamme oder Arzt/Ärztin untersuchen den Mutterkuchen deshalb immer sorgfältig auf Vollständigkeit, da auch kleine Reste große Folgen haben können. Bleibt ein Teil der Plazenta unbemerkt in der Gebärmutter, können in den darauffolgenden Tagen verstärkte und anhaltende Nachblutungen sowie eine Infektion der Gebärmutter entstehen. Durch den manchmal hohen Blutverlust wird der Widerstand der Frau geschwächt und damit die Infektionsanfälligkeit gesteigert. Deshalb muß bei einem unvollständigen Mutterkuchen immer gleich, nachdem das festgestellt wurde, eine Ausschabung der Gebärmutter gemacht werden. Meisten wird dies in einer kurzen Vollnarkose getan.

Der ungelöste Mutterkuchen

Es kommt auch vor, daß der Mutterkuchen sich gar nicht löst, auch nicht nach medikamentöser Behandlung der Gebärmutter. Dabei kann es zu einer verstärkten Blutung kommen. Wenn es nicht blutet, kann ein bis zwei Stunden gewartet werden, bevor in Narkose der Mutterkuchen durch den Geburtskanal, also ohne Schnitt, geholt werden muß. Wenn es blutet, kann nicht so lange gewartet werden und wird sofort eingegriffen. Dieser Eingriff dauert ungefähr zehn Minuten und findet meistens im Kreißsaal statt. Manchmal gelingt es, mit Akupunktur einen ungelösten Mutterkuchen herauszuholen.

Die verstärkte Nachblutung

Eine seltene und gefürchtete Komplikation ist die sogenannte *atonische Nachblutung*. Wenn der Mutterkuchen normal und vollständig gekommen ist, nimmt die Blutung aus der wunden Haftstelle in der Gebärmutter durch das Zusammenziehen der Muskulatur (Nachwehen) schnell ab. Zieht sich die Gebärmutter aus irgendeinem Grund nicht zusammen, kommt die Blutung aus der Stelle, wo der Mutterkuchen saß, nicht zum Stillstand. Dann kann in kurzer Zeit eine lebensbedrohliche Menge Blut verloren werden, wenn nicht eingegriffen wird. Die atonische (= ohne Spannung) Nachblutung muß deshalb schnell mit starken wehenfördernden Mitteln behandelt werden. Wird diese Blutung durch Blutgerinnungsstörungen zusätzlich kompliziert, müssen Gerinnungsstoffe gegeben werden. Mit den heutigen Möglichkeiten der Intensivmedizin sind aber auch diese bedrohlichen Situationen im allgemeinen gut zu behandeln.

Eine ganz andere Ursache einer verstärkten Nachblutung ist ein Riß im Muttermund. Mit einer einfachen Untersuchung ist dies festzustellen und meistens ohne großen Aufwand zu nähen.

Um das Auftreten der erwähnten Komplikationen auszuschließen, wird in vielen Kliniken jeder Frau generell nach der Geburt des Kindes ein wehenförderndes Mittel gegeben, um somit die Nachgeburt schnell kommen zu lassen. Gegebenenfalls wird danach, wenn der Mutterkuchen vollständig ist, nochmals eine Spritze gegeben, um den Blutverlust gering zu halten und das Risiko der atonischen Nachblutung zu verringern. Ein individuelleres Vorgehen wäre es, wenn diese Medikamentengabe vom Geburtsverlauf und dem Zustand der Gebärmutter nach der Geburt abhängig gemacht würden, da sie häufig schon kräftig vorhandene Nachwehen deutlich verstärken.

Komplikationen im Wochenbett

Einleitung

Während der Schwangerschaft ist die Konzentration und die Erwartung auf die Geburt gerichtet. Die Geburt gilt als Höhepunkt und Abschluß der Schwangerschaft, dann kommt das Kind endlich wirklich auf die Erde. Über die unmittelbare Zeit danach, das Wochenbett, wird meistens nicht viel nachgedacht. »Erst die Geburt und dann sehen wir weiter.« Aber so wie die Geburt eine lange Vorbereitung hatte, so hat sie auch eine »Nachbereitung«. Diese Phase gehört deshalb nicht weniger zu dem ganzen Geschehen dazu als die Schwangerschaft selber. Und auch noch in dieser Phase können Komplikationen eintreten, die manchmal sogar sehr ernst zu nehmen sind.

Das Wochenbett ist eine Zeit der Umstellung, der Erholung, aber auch eine Zeit mit Streß. Die Umstellung betrifft sowohl den Körper als auch die Seele. Körperlich hört der Zustand der »anderen Umstände« auf, die üblichen Beschwerden der letzten Schwangerschaftswochen wie Sodbrennen, Wassereinlagerungen, schlecht schlafen, sind vorbei. Der Körper »normalisiert« sich wieder. Die Gebärmutter wird mit den Nachwehen schnell kleiner, mit dem Wochenfluß kommen die Blut- und Wundsekretauscheidungen. Die Brust stellt sich um auf das Stillen.

Diese Zeit wird oft die der Hormonumstellung genannt, wobei diese Hormonveränderung auch wiederum eine *Folge* von der Beendigung der Schwangerschaft ist. So gesehen kann sie nicht die erklärende *Ursache* von Veränderungen im Wochenbett sein.

In kurzer Zeit finden sehr viele eingreifenden Veränderungen statt. Die Veränderung, jetzt wirklich Mutter zu sein (wenn es das erste Kind ist) und ein Kind sich gegenüber zu haben, statt in sich, kommt noch dazu. Und dieses Kind wird weiterhin viel von der Mutter verlangen. Waren die Nächte in den letzten Schwangerschaftswochen unruhig, so sind es die nach der Geburt aus anderen Gründen erst recht. Deshalb ist es schwierig, die notwendige Erholung tatsächlich zu finden, vor allem wenn es eine lange schwere Geburt oder ein Kaiserschnitt war.

Während der Schwangerschaft akzeptiert es die Umgebung, wenn die Frau nicht voll belastbar ist und diese oder jene Beschwerden hat. Aber nach den ersten zehn Tagen des Wochenbetts soll das vorbei sein. Häufig wird von der jungen Mutter erwartet, daß sie sich spätestens nach zwei bis drei Wochen doch von der Entbindung erholt haben müßte. »Dann braucht sie doch nicht mehr über Müdigkeit, Streß und Kopfschmerzen zu klagen!« Bei vielen Frauen dauert diese Zeit aber drei bis fünf Monate. Solange kann es dauern, bis sie sich an das neue Leben mit dem neuen Alltag gewöhnt hat und bis sie wieder zu Kräften gekommen ist. Viele junge Mütter haben während dieser Zeit wiederholt Beschwerden wie Kopfschmerzen, Rückenschmerzen, Stimmungsschwankungen, Gereiztheit, Konzentrationsschwierigkeiten oder Schlafstörungen und fühlen sich schneller erschöpft. Da dies aber von der Umgebung wenig akzeptiert wird, ist es auch für die betroffene Frau schwieriger, damit umzugehen. Sie schämt sich vielleicht sogar dafür, fühlt sich unfähig oder meint, daß es womöglich krankhaft sei. Den meisten Frauen ist schon viel geholfen, wenn ihnen erklärt wird, daß solche Beschwerden dazugehören und ganz normal sind, und daß sie nicht die einzige Frau ist, die *nicht* »immer strahlend in einem aufgeräumten Haushalt freudig für Kind und Mann sorgt«.

In welcher Umgebung eine Wöchnerin sich während der ersten Woche am besten erholen und auf die neue seelische und körperliche Situation einstellen kann, ist individuell sehr verschieden. Manche finden sich auf einer gut geführten Wochenstation am besten zurecht, andere wollen nichts lieber als so schnell wie möglich nach Hause. Mit geeigneter Hilfe und der Unterstützung vom Partner, einer Freundin oder Verwandten kann das Wochenbett zu Hause optimal verlaufen.

Während der ersten Zeit kann die Frau noch sehr labil sein, anfällig für Stimmungen und auch für Infektionen. Außerdem kann sie sich gegen gutgemeinte *Über*versorgung (z.B. von der Mutter oder Schwiegermutter) manchmal schlecht wehren. Diese Labilität ist normal und verschwindet im Laufe der Zeit.

Für manche Frauen kommt es in den ersten Wochen bis Monaten nach der Geburt zu Krisensituationen, wenn Besuche keine Ruhe geben, wenn das Kind ständig weint, wenn die Milch nicht reicht oder sich schmerzhaft staut und sie einfach total erschöpft sind. Diese Schwankungen zeigen, wie sehr alles miteinander zusammenhängt: das Verhalten des Kindes mit der Verfassung der Mutter, die Spannungen zwischen den Erwachsenen mit dem Milchstau, die Blähungen des Kindes mit den Stimmungen, usw.

Abgesehen von diesen Veränderungen und Umstellungen können auch mehr oder weniger ernsthafte Komplikationen entstehen. Einige der wichtigsten Komplikationen des Wochenbettes werden hier besprochen.

Probleme im Unterleib

Nachwehen

Die große Wunde in der Gebärmutter, wo die Nachgeburt saß, scheidet zuerst blutiges und dann immer heller werdendes Sekret aus. In der ersten Woche ist dieser Wochenfluß meist noch blutig, in der zweite Woche bräunlich gelblich und danach wird er immer heller. Nach vier bis sechs Wochen ist es meistens vorbei. Bei Erstgebärenden hält der Wochenfluß meist länger an als bei Mehrgebärenden. Nach einem Kaiserschnitt ist er oft kurz und schwach.

Durch die Nachwehen wird die Wundfläche kleiner, und der Wochenfluß wird herausgedrückt. Deutlich spürbare und schmerzhafte Nachwehen treten nur während der ersten vier Tage nach der Geburt auf. Bei Mehrgebärenden sind sie schmerzhafter als bei Erstgebärenden. Für manche Frauen sind diese Nachwehen sogar noch schmerzhafter als die eigentlichen Wehen. Dieses Zusammenziehen der Gebärmutter wird durch das Stillen, durch Kälte und durch Bewegung angeregt. Deshalb wird bei zu geringer Rückbildung der Gebärmutter manchmal eine Eisblase auf dem Unterleib (nicht zu lang und zu oft, sonst entsteht noch eine Blasenentzündung) und ausreichend Bewegung empfohlen. Umgekehrt hilft bei zu starken Nachwehen eine Wärmflasche (nicht zu lange!). Auch Arnika D6 kann Linderung bieten.

Wochenflußstau

Wenn der Wochenfluß unzureichend herauskommt, entsteht eine Stauung. Dies tritt innerhalb der ersten zehn Tagen auf. Dabei ist die Gebärmutter groß und schlaff, der Wochenfluß fließt nicht ab und das wenige, das doch kommt, riecht unangenehm. Die Wöchnerin fühlt sich schlapp (und bleibt deshalb in Bett liegen), hat gering erhöhte Temperatur bis leichtes Fieber und bekommt oft Kopfschmerzen. Der gestaute Wochenfluß ist eine fruchtbare Umgebung für Bakterien, so daß sich hier schnell eine Entzündung entwickeln kann.

Um eine solche Stauung rechtzeitig zu entdecken, wird von der Hebamme oder vom Arzt die Rückbildung der Gebärmutter am Anfang regelmäßig kontrolliert. Zur Behandlung stehen die erwähnte Bewegung und die Eisblase zur Verfügung sowie einige pflanzliche Mittel und Methergin® als allopathisches Medikament zur Kontraktion der Gebärmutter. Dadurch werden die Nachwehen angeregt, die Gebärmutter entleert sich und die Beschwerden verschwinden rasch. Allgemein zur Förderung der Gebärmutterrückbildung und zur Vorbeugung eines Staus dient der Rückbildungstee (Frauenmantel und Hirtentäschel), 1 - 2 Tassen täglich während der ersten 10 Tage nach der Entbindung.

Wochenbettfieber

Wird eine solche Stauung nicht rechtzeitig bemerkt und adäquat behandelt, kann sich rasch eine Entzündung entwickeln. Im Ernstfall kann es zu dem gefürchteten Wochenbettfieber kommen. Dies war früher (und ist in einigen Länder noch immer) eine nicht seltene Todesursache bei Wöchnerinnen. Nicht nur die Innenseite, sondern die ganze Gebärmutter entzündet sich. Es entsteht hohes Fieber mit starken Bauchschmerzen. Die Wöchnerin ist schwerkrank. Ihr kann nur mit einer Intensivtherapie geholfen werden.

Durch eine gute Wochenbettbetreuung kommt es heute nur noch äußerst selten zu dieser ernsthaften Komplikation. Natürlich darf nicht jedes Fieber im Wochenbett als Wochenbettfieber gedeutet werden. Die Ursache dafür kann auch ein Wochenflußstau sein, ebenso ein Milchstau oder eine Brustdrüsenentzündung.

Dammnaht-Beschwerden

Wenn nach einem Dammschnitt oder -riß genäht wird, heilt dieser in der Regel problemlos ab. Manchmal kann es entlastend sein, in der ersten Woche einen Sitzring zu benützen. Auch werden häufig Sitzbäder empfohlen, obwohl dies bei einer normalen Abheilung nicht nötig ist. Zur Unterstützung der Heilung können während der ersten 5 Tage nach der Entbindung Arnika-Tropfen (D6) eingenommen werden.

Zweierlei Dammnaht-Probleme können auftreten: Sie kann groß, geschwollen und schmerzhaft sein, oder sie kann aufgehen.

Bei schmerzhafter Rötung und Schwellung ist es sinnvoll, Ruhe einzuhalten, um den Damm so wenig wie möglich zu belasten. Weiter empfiehlt sich, die Naht regelmäßig mit Eisbeuteln oder Quarkkompressen zu kühlen. Wenn nach zwei bis drei Tagen keine Linderung eingetreten ist, müßte die Hebamme oder der Arzt nachschauen.

Wird die Schwellung durch einen Bluterguß verursacht (lilablaue Verfärbung), ist Kühlung mit Arnika-Gel am besten.

Sollte die Naht aufgehen (selten), muß vom Arzt oder der Hebamme beurteilt werden, ob sie neu genäht werden muß. Manchmal heilt es von selber ab und wirken unterstützende Sitzbäder mit Salz oder Ringelblumen. Bei einer größeren Naht ist es besser, wenn sie (eventuell in einer kurzen Vollnarkose) neu genäht wird.

Sind bei der Geburt nur Schürfungen entstanden oder ein kleiner Riß, der nicht genäht zu werden brauchte, empfiehlt es sich, täglich ein Sitzbad zu nehmen. Als Zusatz geeignet sind in diesem Fall z.B. Eichenrinde (Tannolact®) zur Gärbung, so daß es nicht so schmerzt, oder Ringelblume (Calendula-Tinctur) zur Förderung der Abheilung.

Probleme mit der Brust

Das Stillen

Wieviel Milch die Brust geben kann, liegt zum größten Teil bei dem Kind. Wenn es kräftig und regelmäßig trinkt, gibt die Brust meistens genau die Menge, die es braucht. »Die Nachfrage bestimmt das Angebot.« Natürlich dauert es einige Zeit, bis das Kind sich an die Brust und an das Trinken gewöhnt hat, so wie auch die Brust sich auf das Kind und auf die Milchproduktion einstellen muß. Der Rhythmus des Stillens wird somit vom Kind und von der Mutter bestimmt. Wenn dieses gegenseitige Sich-Kennenlernen erfolgreich war, entstehen in der Regel keine Stillprobleme mehr.

Aber auch die Mutter muß sich auf das Stillen einstellen. Sie muß bei sich und bei dem Kind herausbekommen, in welcher Umgebung, in welcher Haltung und in welchem Rhythmus dies am besten geht.

Sie wird auch herausfinden, daß sie mit ihrer eigenen Trinkmenge die Milchbildung beeinflussen kann. Fördernd ist der Milchbildungstee (max. 3 - 4 Tassen pro Tag), bestehend aus: Anisfrüchten, Brennesselblättern, Fenchelfrüchten und Kümmelsamen. Die Mutter kann merken, was sie für sich tun muß, um nachher wieder genug geben zu können, ohne »ausgesaugt« zu werden. Auch wird sie erfahren, wie sehr Stimmungen, Spannungen und Streß einen unmittelbaren Einfluß auf die Menge und auf das Fließen der Milch haben. Bei manchen Frauen ist dieser Zusammenhang deutlich ausgeprägter als bei anderen. Manchmal bedeutet eine seelische Spannung auch eine Spannung in der Brust, die Milch kann nicht mehr fließen, wird festgehalten und staut sich. Aber nicht bei jeder Frau ist der Zusammenhang zwischen einem Milchstau und der Seele so offensichtlich.

Milchstau

Unter einem Milchstau verstehen wir, daß in einem Teil der Milchdrüse die Milch nicht mehr gut abfließt. Es entsteht ein harter, schmerzhafter und später auch roter Knoten. Dieser kann unterschiedlich groß sein, er kann sogar ein Viertel der Brust einnehmen. Ein Milchstau ist schnell wieder wegzubekommen durch Kühlung *nach*, Wärme *vor* dem Stillen und Massage (zart) *während* dessen. Außerdem hilft es, das Kind oft anzulegen, die Brust gut leertrinken zu lassen und selbst auch reichlich zu trinken.

Brustdrüsenentzündung

Wenn es nicht gelingt, den Milchstau zu lösen, können die gestaute Milch und das Brustdrüsengewebe sich leicht entzünden. Es entsteht eine zunehmend schmerzhafte Rötung. Der entzündete Teil der Brust fühlt sich sehr fest und warm an. Die Frau entwickelt hohes Fieber und fühlt sich schlapp und krank. Es handelt sich dann um eine Brustdrüsenentzündung (Mastitis).

Wie das behandelt werden muß, hängt davon ab, wie ausgeprägt die Entzündung ist. Wenn möglich, wird zuerst die gleiche Behandlung wie beim Milchstau fortgesetzt oder angesetzt. Voraussetzung für eine Heilung ist Bettruhe. Solange Fieber besteht und die Brust rot und schmerzhaft ist, müssen der Frau der Haushalt und die Sorge für die Kinder abgenommen werden (Partner, Haushaltshilfe). Sie muß in Ruhe schlafen, stillen, trinken und sich ausheilen lassen können. Nach dem Stillen wird am besten ein Quarkwickel auf die entzündete Brust gelegt. Quark kühlt gleichmäßig und lang, da seine Flüssigkeit langsam verdampft. Für den Wickel wird Magerquark etwa 1 - 2 cm dick auf eine Stoffwindel verteilt (über einen etwa handtellergroßen Bereich), die Windel übergeschlagen und auf die Brust gelegt. Das geht nur im Liegen! Nach etwa 1 - 2 Stunden ist der Quark trocken und kühlt nicht mehr. Dann unter einer gut warmen Dusche abwaschen und weiterhin warm halten.

Geteilte Meinungen bestehen über die Frage, ob das Kind die Milch aus der entzündeten Brust trinken darf. Es ist nämlich möglich, daß sich Bakterien in dieser Milch befinden. Da diese Bakterien aber normalerweise harmlos sind und häufig auf der Haut oder in der Mundhöhle sowohl von Kindern als auch von Erwachsenen vorkommen, werden sie auch beim Trinken keine Probleme verursachen. Kommen diese Bakterien allerdings irgendwohin, wo sie nicht hingehören, z.B. in die Milchdrüsen, dann können eitrige Infektionen entstehen. Deshalb vertreten wir den Standpunkt, daß auch bei einer fieberhaften Brustdrüsenentzündung normal weiter gestillt werden darf.

Es ist für die Heilung nötig, daß die Brust immer wieder ganz leer getrunken oder gepumpt wird. Die Vermutung, daß die Brust mit einer elektrischen Milchpumpe besser leer wird als mit dem trinkenden Kind, trifft meistens nicht zu. Wenn die Mutter weiter stillen möchte, ist es vor allem wichtig, auf reichliches Trinken zu achten. Da eine Brustentzündung meistens in einer Phase auftritt, in der der Mutter sowieso schon alles zu viel zu werden scheint, ist sie oft der Versuchung nahe, mit dem Stillen aufzuhören. Eine Entzündung ist an sich aber kein Grund, das Stillen aufzugeben, bei guter Anleitung und Begleitung geht es nach Abklingen der Entzündung in der Regel wieder problemlos. Es ist ratsam, bei einer Brustentzündung die Hilfe einer Hebamme einzuholen. Wenn solche oder andere Probleme oder Komplikationen vorliegen, werden die Hebammenleistungen bis acht Wochen nach der Geburt von den Kassen bezahlt.

Fast immer ist die Entzündung mit den genannten Methoden zu heilen. Wenn aber zu spät mit der Behandlung angefangen wird oder wenn sie doch erfolglos bleiben sollte, ist in Ausnahmefällen eine antibiotische Behandlung notwendig. Bei den gängigen Antibiotika kann trotzdem weitergestillt werden, da diese kaum in die Milch übergehen. Manchmal wird aber doch empfohlen, abzustillen, obwohl es auch möglich ist, abzupumpen, die Milch zu vernichten und nach der antibiotischen Therapie wieder weiter zu stillen.

Brustdrüsenabszeß

Selten bildet sich als Folge einer heftigen Brustdrüsenentzündung ein Abszeß, eine mit Eiter gefüllte Höhle. Hier ist die Behandlung ausschließlich operativ. Eine antibiotische oder homöopathische Behandlung hilft da nicht weiter. In Vollnarkose wird die Höhle eröffnet und gespült, anschließend muß die Wunde langsam wieder zuwachsen. In einem solchen Fall sollte aus der Brust nicht weitergestillt werden.

Zusammenfassung: Wenn bei einem beginnenden Milchstau oder einer Entzündung schnell fachliche Hilfe (Hebamme!) hinzugezogen wird, dann ist diese Komplikation in der Regel, ohne das Stillen aufgeben zu müssen, gut zu behandeln. Wenn Probleme oder Komplikationen vorliegen hat die Frau bis zu acht Wochen nach der Entbindung Anspruch auf Hebammenhilfe!

Sonstige Probleme
Haarausfall

Die Mehrheit der Frauen klagen nach der Entbindung über Haarausfall. Bei stillenden Müttern ist dies noch etwas mehr der Fall als bei nicht-stillenden.

Diese Reaktion des Körpers ist normal und hört immer ohne Behandlung von selbst wieder auf. Keine Frau wird dadurch kahl. Manchmal kann es bis zu sechs Monaten dauern, bis der Haarausfall aufhört.

Die Zeit der Schwangerschaft ist gekennzeichnet von einer deutlich erhöhten Vitalität des Körpers. Der Körper ist eingestellt auf Bildung und Aufbau und weniger auf Abbau und Absterben. Dies drückt sich auch auf der hormonellen Ebene aus, in der das Östrogen (das vor allem mit Aufbau und Vitalität zu tun hat) in hohen Konzentrationen vorhanden ist.

Was die Funktionen im Körper betrifft, so findet hier ein ständiger Aufbau und Abbau statt, der im Gleichgewicht gehalten werden muß. So wachsen auch ständig neue Haare, aber es sterben ungefähr gleich viele ab und fallen aus. Während der Schwangerschaft überwiegt die Aufbau-Tendenz im Körper, so daß deutlich mehr Haare dazukommen als ausfallen. Nach der Entbindung verschwindet dieser »Vitalitätsüberschuß«, und es tritt das ursprüngliche Gleichgewicht wieder ein. Manchmal ist sogar die Stillzeit von einer Betonung des Abbaus im Körper geprägt.

Für die Haare bedeutet dies, daß nach der Geburt zuerst viel mehr Haare ausfallen werden als neue dazukommen. Bis sich das wieder ausgeglichen hat, können Monate vergehen.

Haarausfall ist somit ein normales Zeichen des »Ent-schwange-rungs-vorgangs«, was deshalb nicht mit medizinischen Haarlotio-nen oder anderen Medikamenten behandelt werden muß.

Die Schilddrüse

Während des ersten halben Jahres nach der Entbindung kann es neben dem bereits erwähnten Jodmangel (s. S. 309) auch zu einer anderen Schilddrüsenstörung kommen. Vor allem, wenn Frauen länger als etwa zehn Wochen über Müdigkeit, Niedergeschlagen-heit, Schwermut, Gereiztheit, Vergeßlichkeit, Konzentrations-schwäche, Lustlosigkeit oder andere Anzeichen klagen, könnte eine Über- oder Unterfunktion der Schilddrüse vorliegen. Dann ist es sinnvoll, eine Blutuntersuchung vornehmen zu lassen. Bei nicht wenigen Frauen (etwa 1 von 15 bis 20) kann nach der Ent-bindung eine Entgleisung der Schilddrüsenfunktion entstehen, wobei sowohl eine zu starke als auch eine zu schwache Wirkung (oder erst zu stark und dann zu schwach) eintreten kann. Diese Entgleisung ist fast immer vorübergehend, sie hört von selbst nach einigen Monaten wieder auf (in Ausnahmefällen kann sie bis zu einem Jahr anhalten). Eine hormonelle Behandlung ist meistens nicht notwendig. Im Rahmen einer anthroposophischen Therapie gibt es mehrere Behandlungsmöglichkeiten, die aber nicht nur auf die Funktion der Schilddrüse gerichtet sind.

Für Frauen, die es noch lange nach der Geburt schwer haben, kann es eine Erleichterung sein, wenn festgestellt wird, daß eine »echte« Ursache vorliegt. Die anhaltende Müdigkeit und andere Beschwer-den können nämlich dazu führen, daß die betroffene Frau anfängt, an sich selbst zu zweifeln. Die Tatsache, daß eine Schilddrüsener-krankung, die von selber wieder weggeht, mit im Spiel ist, kann das

Selbstvertrauen wieder etwas stärken und sie von dem »Verdacht« befreien, daß sie unfähig sei und durch alles überfordert würde.

Über die Ursache dieser Entgleisung kann folgendes gesagt werden. Die Abwehrlage, die während der Schwangerschaft herabgesetzt ist und so die Entwicklung eines »fremden« Körpers erlaubt, wird nach der Entbindung wieder aktiviert. In bezug auf die Schilddrüse bedeutet dies, daß es vorübergehend zu sogenannten Autoimmunreaktionen kommen kann, d.h. daß die wieder verstärkten Abwehrkräfte eigenes Gewebe (in diesem Falle Schilddrüsengewebe) antasten.

Außerdem wird sich das ursprüngliche Gleichgewicht zwischen Körper und Seele, so wie es vor der Schwangerschaft bestanden hat, nach der Entbindung wieder einpendeln. Der Körper und die Stoffwechselprozesse hatten sich auf eine losere Verbindung eingestellt und werden jetzt wieder mit einer engeren Zusammenfügung leben müssen. Man kann sich vorstellen, daß dieses Wiedereinfinden in die eine oder andere Richtung durchschlagen kann.

Zusammenfassung: Bei Schwäche, Müdigkeit, Schwermut und ähnlichen Beschwerden, die nach der Geburt länger als etwa zehn bis zwölf Wochen anhalten, sollte an die Schilddrüse gedacht werden. Es könnte sich um eine Funktionsentgleisung der Schilddrüse handeln, die meistens ohne Behandlung von selbst vorübergeht.

Unglücklich nach der Geburt

Eine schwangere Frau ist in Erwartung, sie freut sich über das heranwachsende Leben, sie freut sich auf das Kind. In der häufig etwas verträumten Stimmung einer Schwangeren erwartet sie nicht nur dieses Kind, sondern auch ein neuer Abschnitt ihres eigenen Lebens. Wie sehr ihr Leben sich ändern wird, kann sie sich in der

Regel schlecht vorstellen, vor allem, wenn es sich um das erste Kind handelt.

Bei den meisten Schwangeren sind vor allem in den letzten Monaten die Vorstellungen von dem Leben nach der Geburt eher rosig. Die werdenden Eltern werden oft von einer gehobenen erwartungsvollen Stimmung getragen.

Der »Heultag«

Die Geburt ist eine Hochleistung für die Frau, aber auch der Abschluß der Zeit der Erwartungen. Die Erwartung hat der Realität Platz gemacht.

Die Wöchnerin ist zuerst erschöpft und versucht sich langsam auf die neue Situation einzustellen. Die Umstellungen und Probleme des Wochenbetts wurden bereits beschrieben. Viele Frauen haben während der ersten zehn Tage nach der Geburt einen oder mehrere »Heultage«. Es handelt sich meistens um Weinen ohne deutlichen oder nur einen banalen Anlaß. Dazu kommen häufig Gereiztheit oder Trauer. Manchmal fließen die Tränen aber auch einfach so, aus Erschöpfung oder weil die Frau sich nicht mehr von der Erwartung getragen fühlt. Durch Weinen kommt die junge Mutter zur Ruhe, sie kommt zu sich und möchte eben auch einmal wieder allein sein. Ungehindertes Weinen kann dabei helfen.

Natürlich fühlen manche Frauen sich wegen solcher Gefühlsäußerungen unbegründet schuldig, da die Umgebung vielleicht von ihr erwartet, daß sie glücklich und fröhlich ist. Trotzdem ist es normal (zwei von drei Wöchnerinnen haben solche Heultage) und hat nichts mit einer Wochenbettdepression zu tun. Es sind eben die Heultage, und es kann am nächsten Tag schon wieder vorbei sein.

Der Alltag

Wie schon im vorigen Kapitel angedeutet, bringt die erste Zeit nach der Geburt viele Veränderungen für die Mutter mit sich. Sie wird nicht mehr getragen von der Zweisamkeit der Schwangerschaft. Trotz Schwere im Körper gaben die »anderen Umstände« ihrer Seele auch eine gewisse Leichtigkeit. Außerdem durfte sie gegen Ende der Schwangerschaft nicht mehr so viel tun, sie wurde mehr oder weniger geschont.

Nach der Geburt ist die Zeit der Zweisamkeit im Körperlichen vorbei. Die Frau muß wieder zurückkommen, zurück in den Alltag des normalen Lebens. Im Vergleich zum schwangeren Zustand kann dieser Alltag aber mit einem Mal grau und nüchtern erscheinen.

Es ist sehr unterschiedlich, wie das Leben mit dem neuen kleinen Menschenkind aufgenommen und angenommen wird. Den meisten Frauen fällt der Einstieg in das veränderte Dasein nicht sehr schwer. Sie freuen sich über ihr Kind und an den neuen Aufgaben.

Für andere kann diese nüchterne Normalität abstoßend werden. Die Frau merkt im Laufe der ersten Wochen und Monate, wieviel das Kind von ihr fordert. Dabei hat sie doch während der Schwangerschaft und Geburt schon so viel von sich gegeben! Außerdem fehlt ihr die Hilfe, die in den ersten Wochen von Verwandten oder Bekannten geboten wurde. Merkt die junge Mutter dann auch noch, daß der Vater doch eher eine konventionelle Rollenverteilung befürwortet, wird alles doch ganz anders, als sie erwartet hat. Sie fühlt sich einsam und isoliert, und es gelingt ihr dann schlecht, die Verbindung zum Kind, zum Partner und zu sich selbst in der richtigen Weise zu leben.

Der neue Alltag fordert einen hohen Einsatz. Das Kind will gefüttert, gebadet und gewickelt werden, es braucht Aufmerksamkeit, schläft vielleicht nachts noch nicht durch, schreit vielleicht viel, will getragen werden, usw. Die Wäscheberge türmen sich, der

Haushalt will versorgt sein, die Einkäufe müssen erledigt werden. Das Leben als Mutter kann dann darin bestehen, daß sie sich nur noch mit dem Kind beschäftigt, keine freie Kapazität mehr für andere Interessen hat, abends nur noch müde ist, nicht mehr zum Lesen kommt und keine Freunde mehr besucht. Wenn der Partner ihr jetzt nicht entgegenkommt oder sie sich selbst nicht aufrafft oder es sich nicht gönnt, wirklich Zeit für sich zu haben und etwas nur für sich zu tun, dann können das Einsamkeitsgefühl und die innere Leere größer werden. Es können erneut Heultage und eine große Traurigkeit eintreten, was der Frau dann wieder ein schlechtes Gewissen verursacht.

In den ersten Wochen nach der Geburt muß die junge Mutter einen neuen Zugang zu ihrem Leben finden. Die »Ausnahmesituation Schwangerschaft« ist vorbei, und neue Forderungen werden an sie gestellt. Wenn die inneren und äußeren Umstände ungünstig sind und ihr bei diesem Einstieg nicht genügend Hilfe und Verständnis entgegengebracht wird, kann diese Situation sehr problematisch werden.

Oft wird die Mutter von den Erfordernissen überrumpelt. Eine Vorbereitung auf das, was sich während der Geburt abspielt, und eine innere und äußere Vorbereitung auf die Zeit danach kann verhindern, daß sie sich der neuen Situation zu sehr ausgeliefert fühlt. Vorbereitet zu sein gibt ihr eine innere Stärke, auch wenn sie nicht weiß, wie es wirklich sein wird. Diese Vorbereitung betrifft natürlich beide Eltern.

Ungünstig ist auch die Situation, wenn die Frau meint, allein für alles zuständig zu sein, vor allem, wenn sie dies im stillen anders erwartet und erhofft hatte. Sie sollte sich regelmäßig einen freien Abend gönnen können, Freunde besuchen oder mal ohne Kind in die Stadt gehen. Für das Kind ist es schon besser, wenn es nicht allzufrüh überall hin mitgenommen wird und statt dessen in Geborgenheit gedeihen kann. Das muß aber nicht bedeuten, daß die Mutter das Haus ebensowenig verlassen soll.

Hat sie nach der Entbindung das Gefühl, der Situation ausgeliefert zu sein und nicht mehr hinterherzukommen, dann fehlt der Impuls, sich aktiv mit den neuen Umständen zu verbinden. Der Wille, sich bewußt und gezielt zu engagieren, wird zunehmend geschwächt. Und gerade dieser Wille ist aber während dieser Wochen von der Mutter, aber auch von dem Vater gefordert. Meistens sind die Umstände günstig, und beide schaffen es, sich in den neuen Verhältnissen zurechtzufinden. Gelingt es jedoch nicht, sich den Forderungen zu stellen und sich außerdem eigene Freiräume zu schaffen, kann durchaus eine Spirale aus Einsamkeit, Leerheit und Gefühllosigkeit entstehen.

Viele Mütter erleben ab und zu etwas von diesen Stimmungen, schaffen es aber trotzdem, an dem Teufelskreis vorbeizukommen. Nur selten sind diese Barrieren so groß, daß professionelle Hilfe notwendig ist, um wieder von Herzen ja zum Leben sagen zu können.

Die Depression

Die Wochenbettdepression ist weder eine mysteriöse unverständliche Krankheit, die einen plötzlich überfällt, noch primär die Folge der Hormonumstellung oder anderer organischer Veränderungen. Es ist keine Krankheit, gegen die man wehrlos wäre. Nach der »Ausnahmesituation« der Schwangerschaft ist es ist die extreme Form des Unvermögens, sich wieder in das »normale« Leben, jetzt ergänzt durch den anstrengenden Alltag mit einem Säugling, einzufinden. Es ist für jeden nachvollziehbar, was da passieren kann.

Bei dieser Depression verselbständigen sich die Beschwerden. Die Frau wird schwermütig, hat das Gefühl, daß sie nichts mehr betrifft, was in ihrer Umgebung vor sich geht. Sie will und kann sich zu nichts mehr aufraffen, empfindet Selbstzweifel und Aussichtslosigkeit, aber auch Müdigkeit, und sie leidet unter Schlaf- und manchmal Eßstörungen. Bestehen mehrere dieser Beschwerden über längere Zeit (z.B. mehr als zwei Wochen), spricht man von der postnatalen Depression. Diese tritt nicht gleich nach der Entbindung auf, sondern eher etwa zwei bis drei Monate später. Es ist keine sehr seltene Komplikation. Obwohl die Depression in der Regel im Laufe der Zeit wieder verschwindet, ist es doch dringend zu empfehlen, Hilfe zu suchen, darüber zu sprechen und die Beschwerden nicht z.b. vor dem Partner verheimlichen oder verharmlosen zu wollen. Hilfe kann beim Arzt/Ärztin oder bei einer psychologischen Beratungsstelle gefunden werden. Bei schweren Depressionen kann es nötig sein, medikamentös zu behandeln.

Warum die eine Frau empfänglich für eine Depression ist und eine andere nicht, ist im einzeln nicht zu sagen. Sicher hängt es mit vielerlei Faktoren zusammen wie der körperlichen Konstitution, einer familiären Belastung, der sozialen Umgebung und der Partnerschaft.

Auch vorbeugend läßt sich einiges regeln. Wenn beide Eltern schon während der Schwangerschaft folgendes berücksichtigen, werden zumindest günstige Voraussetzungen geschaffen:

– dem Gefühl, »ausgeliefert zu sein«, schon während der Schwangerschaft so viel wie möglich eine eigene Aktivität entgegensetzen, durch Engagement, Vorbereitung, Information und eigene Urteilsbildung (damit ist auch ein Anliegen dieses Buches formuliert);
– gute Absprachen über eine Verteilung der Aufgaben nach der Geburt können die notwendigen Freiräume ermöglichen. Regelmäßig »mal ganz raus kommen« muß für die junge Mutter möglich sein!
– das Gefühl, »hinter den Dingen her zu laufen« und so vom Alltag bestimmt zu werden, kann durch eine eigene Planung, Regie und Gestaltung des Tages überwunden werden.

373

Die Wochenbettpsychose

Sehr selten kann während der ersten Wochen nach der Entbindung (also früher als die Depression) eine psychiatrische Krankheitssituation eintreten, für die oft keine äußeren Ursachen zu finden sind. Dabei treten Realitätsverlust und Wahnvorstellungen auf. Die Außen- und Innenwelt werden anders erlebt und wahrgenommen. Emotionen, auch Aggressionen, können unberechenbar sein. Frauen mit dieser ernsthaften psychiatrischen Erkrankung müssen fast immer klinisch behandelt werden.

Zusammenfassung: Nach der Entbindung vollzieht sich eine Fülle von Veränderungen, sowohl im Körperlichen und Seelischen als auch im Sozialen. Außerdem kommen viele neue Aufgaben, vor allem auf die junge Mutter, aber auch den Vater zu. Sie können leicht als Überforderung empfunden werden oder es tatsächlich sein. Wenn die Mutter darüber manchmal verzweifelt ist und in Ruhe gelassen werden will, dann ist das normal. Die Kunst für die ersten Monate nach der Entbindung ist es, die Herausforderungen des neuen Alltags anzunehmen, ohne davon bestimmt und überwältigt zu werden.

Nur sehr selten kommt es zu der ernsthaften seelischen Entgleisung der Wochenbettpsychose. Etwas häufiger ist die postnatale Depression, die erst nach zwei bis drei Monaten eintritt und besser zu behandeln ist.

Ausklang

Wir haben die breite Palette der leichteren und auch schwerwiegenden Probleme, die im Laufe einer Schwangerschaft, Geburt oder im Wochenbett auftreten können, besprochen. Angesichts der Vielzahl dieser möglichen Komplikationen könnte man geneigt sein, zu vergessen, daß die problemlose Schwangerschaft und Geburt das Normale ist. Das Bewußtsein für die Schwierigkeiten kann aber auch die ehrfurchtsvolle Bewunderung für die Tatsache wecken, daß es fast immer gut geht, daß jeden Tag Hunderte von Kindern lebend und gesund zur Welt kommen.

Wie ein gut gesteuertes Schiff, das auf einer langen Meeresreise zwischen scharfen Klippen und gefährlichen Strömungen hindurchfährt, wird das Kind durch die Schwangerschaft geleitet. Und wie das Schiff durch die hohen Wellen und die gewaltige Kraft der Brandung mal sachte oder mal mit einem Ruck auf den Strand gesetzt wird, so wird das Kind mit der wellenartigen Bewegung der Wehen aus dem Wasser auf die Erde geboren.

Es ist, als ob das Kind während dieser Zeit, die schon vor der Empfängnis beginnt, von einem Engel begleitet und dann in unsere Verantwortung übergeben wird. Der Engel läßt es mit der Geburt nicht im Stich, er ist ihm von diesem Zeitpunkt an auf andere Weise nah. Und wenn die Reise eine für uns unerwartete oder auch schmerzhafte Wendung nimmt, braucht das nicht zu bedeuten, daß dies für den Engel mit seinem Kind auch unerwartet und ungewollt war. Im Gegenteil, der Engel weiß, was für das Schicksal dieses Kindes das Richtige ist.

Während der Schwangerschaft und der Geburt können wir als werdende Eltern und Geburtshelfer mit allen uns zur Verfügung stehenden Mitteln versuchen, die Fahrt zu überwachen und bei der Landung zu helfen. Wir bemühen uns, die Klippen rechtzeitig zu erkennen, und können tatsächlich manchmal rettend eingreifen. Aber wir dürfen nicht vergessen, daß es in erster Linie das Kind und sein Engel sind, die den Kurs bestimmen. Wenn wir uns als Helfer verstehen, die die Schwangerschaft begleiten und Zeugen werden vom Wunder des Eintritts eines Menschens auf die Erde, dann können wir wahrscheinlich viel mehr für dieses Kind tun, als wenn wir ständig daran denken, »alles unter Kontrolle« haben zu wollen.

Das Leben gibt uns immer wieder Rätsel auf. Es gibt vieles, was wir mit unserem normalen Verstand nicht begreifen. Wer dies anerkennt, erlebt diese Rätsel als fragenden Lichtblick in eine andere, größere Welt. Am Beginn und am Ende eines Lebens werden wir mit diesen Fragen oft in erschütternder Weise konfrontiert. Sie scheinen uns auf die Beschränktheit unseres Alltagsbewußtseins hinweisen zu wollen. So kann auch ein Gefühl der Ehrfurcht erwachen, wenn uns die Verbindung bewußt wird, die jedes Kind während der Schwangerschaft und zur Stunde seiner Geburt zwischen dieser und jener Welt schafft.

III. Anhang

Adressen

Krankenhäuser mit einer anthroposophisch orientierten geburtshilflichen Abteilung

Filderklinik
Haberschlaiheide 7, 70794 Filderstadt

Kreiskrankenhaus Germersheim
Am Frontekarl 2, 76726 Germersheim

Gemeinschaftskrankenhaus Herdecke
Beckweg 4, 58313 Herdecke

Ita-Wegman-Klinik
CH-4144 Arlesheim

Paracelsus-Spital
Bergstr.16, CH 8805 Richterswil (bei Zürich)

Hebammenverbände

Bund deutscher Hebammen
Postfach 1724, 76006 Karlsruhe

Bund freiberuflicher Hebammen e.V.
Freiheitsstraße 11, 41352 Korschenbroich

(Adressen von Hebammen können bei den beiden Verbänden sowie den örtlichen Gesundheitsämtern erfragt werden.)

Beratungstelle für natürliche Geburt
Richard-Wagner-Str. 9, 80333 München

Beratungsstellen und Selbsthilfegruppen

Arbeitskreis Down-Syndrom e.V.
Am Schäferhof 27, 27308 Kirchlinteln. Tel.04236-264

Arbeitsgemeinschaft Spina bifida und Hydrozephalus e.V.
Münsterstr. 13,44145 Dortmund. Tel.0231-834777

Bundesarbeitsgemeinschaft »Hilfe für Behinderte« e.V.
Kirchfeldstr. 146,40215 Düsseldorf. Tel.0211-310068

Bundesverband für Körper- und Mehrfachbehinderte e.V.
Brehmstr. 5-7, 40239 Düsseldorf

Bundesvereinigung Lebenshilfe für geistig Behinderte e.V.
Raiffeisenstr. 18, 35043 Marburg

CARA e.V.- Beratungsstelle zur vorgehurtlichen Diagnostik
Große Johannesstraße 110, 28199 Bremen. Tel. 0421-591154
(Beratung, auch telefonisch, zur vorgeburtlichen Diagnostik, um
Frauen und ihren Partnern eine reflektierte Entscheidung zu er-
möglichen)

Mutter-Kind-Stiftung (vergibt Bundesmittel, wenn finanzielle
Gründe die Fortsetzung einer Schwangerschaft erschweren, jedoch kein Rechtsanspruch). Für die örtlichen Adressen wende
man sich an die Beratungsstellen für § 218 (z.B. Pro Familia), Dia-
konisches Werk oder Caritasverband am Ort.

Nationale Kontakt- und Informationsstelle zur Anregung
und Unterstützung von Selbsthilfegruppen
Albrecht-Achilles-Straße 65, 10709 Berlin. Tel.030-8914019

Notmütterdienst (Vermittlung von Adressen von sog. »Notmüttern« im Falle von Krankheit oder Abwesenheit) Sophienstr. 28, 60487 Frankfurt. Tel. 069-776611

Pro Familia – Deutsche Gesellschaft für Sexualberatung und Familienberatung
Cronstettenstraße 30, 60322 Frankfurt
(Büros von Pro Familia sind in den meisten Städten, siehe Telefonbuch)

Verband alleinerziehender Mütter und Väter e.V.
Kasernenstr. 79, 53111 Bonn. Tel.0228-352995

Versandadressen für natürliche Babykleidung (unvollständig)

Asmuß Naturtextilien
Postfach 30, 74377 Ingersheim

Hess Naturtextilien
Postfach, 35504 Butzbach

Wickelkiste/Maas Naturwaren
Hallerstraße 52
33334 Gütersloh-lsselhorst

Zum Thema Fehlgeburt, Todgeburt und früher Kindstod

Initiative Regenbogen »Glücklose Schwagerschaft e.V.«
Hauptkontaktstelle für BRD:
Barbara Künzer-Riebel
Burgstr. 6
73614 Schorndorf
Hier ist eine Liste mit regionalen und örtlichen Gruppen zu erhal-

ten. Regelmäßige Gruppentreffen, Hilfe und Beratung. Das Buch *Nur ein Hauch vom Leben* (Fischer) ist im Buchhandel erhältlich.

Regenbogen Schweiz - Eltern, die um ein verstorbenes Kind trauern. Rosengasse 14, CH-8555 Müllheim

Kontakt- und Informationsstelle »Verwaiste Eltern in Deutschland«
Esplanade 15, 20354 Hamburg

Kontakt- und Informationsstelle »Verwaiste Eltern in Österreich«
Landstraßer Hauptstraße 144/21, A-1030 Wien

Sonstiges

Gesellschaft Anthroposophischer Ärzte e.V.
Trossinger Straße 53
70619 Stuttgart
(Adressen von anthroposophisch orientierten Frauenärztinnen und -ärzten erhältlich)

Verein für ein erweitertes Heilwesen
Johannes-Kepler-Straße 56-58
75378 Bad Liebenzell

Bundesministerium für Familie und Senioren
Postfach 120609, 53175 Bonn
(kostenlose Broschüren zum Thema Erziehungsgeld, Erziehungs-urlaub und Kindergeld)

Bundesministerium für Frauen und Jugend
Postfach 200220, 53175 Bonn
(kostenlose Broschüren zum Thema Mutterschutzgesetz)

Bundeszentrale für gesundheitliche Aufklärung
51101 Köln, Tel.0221-89921

Quellenangaben

1. Perinatalstatistik Niedersachsen und Westfalen-Lippe 1993
2. *Jansen C.A.M.*: Zelfintoxicatie en fertiliteit, in: Slager E. et al: Fertiliteitsonderzoek en behandeling anno 1994. Oss 1994
3. *Buekens P. et al:* randomised controlled trial of routine cervical examinations in pregnancy. Lancet 1994; 344: 841 – 844
4. *Kuntner L.*: Die Gebärhaltung der Frau. Schwangerschaft und Geburt aus geschichtlicher, völkerkundlicher und medizinischer Sicht. Marseille Verlag, München;1985.
5. *Socol M.L. et al*: Depressed apgar-scores, acid-base status und neurological outcome. Am Journal Obst Gyn 170, 4; 991-997
6. *Beller F.K.*: Die »Cerebral Palsy Story«: Ein Mißverständnis und seine Folgen. Geburtsh u Frauenheilk 54, 1994; 194-195
7. *Tietze K.W.*: Die Credé-Prophylaxe - Bericht einer Kommision des Bundesgesundheitsamtes. Perinatalmedizin 1994, 6; 33-36
8. *Petersen E.E.*: Infektionen in Gynäkologie und Geburtshilfe. Stuttgart 1994.
9. *Procter & Gamble* Informationsbroschüre
10. *Fremdl G.:* Stillen – ausreichender Konzeptionsschutz, wenn... TW Gynäkologie 1944; 7: 365 - 366
11. *Rjosk H.K. et al*: IVF und GIFT Ergebnisse in Deutschland 1992, Fertilität 1994; 10: 54 - 61.
12. *Amtenbrink B.*: Schwangerschaftsabbruch und ausführender Arzt. In: Petersen P (Hsg): Psychosomatische Gynäkologie und Geburtshilfe. Berlin 1993
13. *Salvesen et al*: Routine Ultrasonography in utero and subsequent handedness and neurological development. Br Med J 1993; 307:159 *Campbell J.D. et al.* Can Med Assoc J 1993; 149:1435-1440

14. *Ewigman B.G. et al*: Effect of prenatal ultrasound screening on perinatal outcome. N Engl J Med 1993; 329: 821-827

15. *Bucher H.C. et al*: Does routine ultrasound scanning improve outcome in pregnancy? Meta-analysis of various outcome measures. Br Med J 1993;307:13-17

16. *Huch R. et al*: Sicherheitsaspekte der Ultraschall- und Ultraschall Doppler-Sonographie in der Schwangerschaft. Der Frauenarzt 1993; 34: 261 – 263.

17. *Hillebrand B..*: Gestationsdiabetes – eine Herausforderung für den Geburtshelfer. Gynäkol Praxis 17, 1993: 609-612

18. *Arbeitsgemeinschaft Diabetes und Schwangerschaft*: Diabetes in der Schwangerschaft. Der Frauenarzt 34, 1/1993

19. *Rinke U., Koletzko B*: Prävention von Neuralrohrdefekten durch Folsäure in der Frühschwangerschaft. Deutsches Ärzteblatt 1994; 91

Benützte Fachliteratur

Chalmers I., Enkin M: Effective care in pregnancy and childbirth. Oxford 1990

Dittmar F.W., Loch E.G.: Naturheilverfahren in der Frauenheilkunde und Geburtshilfe. Stuttgart 1994

Enders G.: Infektionen und Impfungen in der Schwangerschaft. München 1991

Hinrichsen K.V.: Human-Embryologie. Berlin 1990

Pschyrembel W., Dudenhaus J.W.: Praktische Geburtshilfe. Berlin 1991

Spielmann H. et al: Taschenbuch der Arzneimittelverordnung in der Schwangerschaft und Stillperiode. Stuttgart 1992

Valet A. et al: Klinik Leitfaden Gynäkologie und Geburtshilfe. Stuttgart 1992

Weiterführende Literatur

Allgemein zur anthroposophischen Menschenkunde und Medizin

Bühler W.: Der Leib als Instrument der Seele. Stuttgart 1993

Fintelmann V.: Intuitive Medizin. Stuttgart 1988

Glöckler M., Schürholz J., Walker M. (Hsg): Anthroposophische Medizin. Stuttgart 1993

Goebel W., Glöckler M.: Kindersprechstunde. Stuttgart, 11. überarb. u. erw. Auflage 1995

Steiner R.: Gebete für Mütter und Kinder, 6. Aufl. Dornach 1987

– : Gesundheit und Krankheit. Themen aus dem Gesamtwerk 10. Stuttgart 1992

– : Wie erlangt man Erkenntnisse der höheren Welten? 23. Aufl. Dornach 1982, GA 10

Wolff O.: Anthroposophisch orientierte Medizin und ihre Heilmittel. Stuttgart 1994

Allgemein zu Schwangerschaft und Geburt

Evy, R.: Die Lamaze-Methode. Der Weg zu einem positiven Geburtserlebnis. München 1979

Hassauer, W: Die Geburt der Individualität. Stuttgart 1984

Leboyer, F.: Der sanfte Weg ins Leben. Geburt ohne Gewalt. 6. Aufl. München 1990.

Linden, W. zur: Geburt und Kindheit: Pflege, Ernährung, Erziehung. 8 Aufl. Frankfurt 1991.

Zum Thema »Wiedergeburt und Kindesankunft«

Read, D.: Mutterwerden ohne Schmerz. Die natürliche Geburt. Hamburg 1977

Wilberg, G.: Zeit für uns. Ein Buch über Schwangerschaft, Geburt und Kindheit. München 1980

Bauer D., Hoffmeister M., Görg H.: Gespräche mit Ungeborenen. Stuttgart 1991

Bock E.: Wiederholte Erdenleben. Stuttgart 1995

Steiner R.: Wiederverkörperung. Themen aus dem Gesamtwerk 9. Stuttgart 1993

– : Inneres Wesen des Menschen und Leben zwischen Tod und neuer Geburt. 5. Aufl. Dornach 1978, GA 153.

Verbrugh HS.:...wiederkommen. Erfahrungen des Vorgeburtlichen und der Reinkarnation. Stuttgart 1982

Zum Thema »Sterben und Umgang mit Verstorbenen«

Boogert A.: Wir und unsere Toten. Stuttgart 1993

Boogert A.: Beim Sterben von Kindern. Stuttgart 1986

Lothrop H.: Gute Hoffnung – jähes Ende. München 1993

Meyer R.: Vom Sinn des Todes. Stuttgart 1985

Schilling K.: Der Tod meines Kindes. Stuttgart 1992

Steiner R.: Die Verbindung zwischen Lebenden und Toten. Dornach 184, GA 168.

– : Der Tod als Lebenswandlung. Dornach 1986, GA 182.

Zum Thema »Fertilitätsbehandlung«

Petersen P.: Retortenbefruchtung und Verantwortung. Stuttgart 1984

Zum Thema »Pränatale Diagnostik«

Denger J. (Hsg): Plädoyer für das Leben. Stuttgart 1994

Die Welt des Nigel Hunt. Tagebuch eines mongoloiden Jungen. München 1974.

Hertl M. u. R.: Kranke und behinderte Kinder in Schule und Kindergarten. Stuttgart 1979

Kindl C. (Hsg): Behindertes Leben oder verhindertes Leben. Bern 1993

Korselt T.: Matthias – unser mongoloides Kind. Stuttgart 1987

Neuer-Miebach T., Tarneden R. (Hsg.): Vom Recht auf Anderssein. Düsseldorf 1994

Totzeck H.: Wer ist dieser Mensch. Sozialarbeit mit Schwerstbehinderten. Stuttgart 1993

Zum Thema »Embryologie«

Blechschmidt E.: Sein und Werden. Die menschliche Frühentwicklung. Stuttgart 1982

Schad W.: Die Vorgeburtlichkeit des Menschen. Der Entwicklungsgedanke in der Embryologie. Stuttgart 1982

Zum Thema »Schwangerschaftsabbruch«

Petersen P.: Schwangerschaftsabbruch – unser Bewußtsein vom Tod im Leben. Stuttgart 1986

Glöckler M., Schily O., Debus M.: Lebensschutz und Gewissens-
entscheidung. Stuttgart 1992

Zum Thema »HIV und AIDS«

Debus M., McKeen T., Schad W., Treichler M.: AIDS, Krankheit
unserer Zeit. Stuttgart 1989

Koster M. (Hsg): Warum Ich? Aids-Kranke über sich selbst. Stuttgart 1993

Zum Thema »Frühgeburt«

Rinnhofer / Marcovich: Hoffnung für eine Handvoll Leben. 1995

Sachregister